天津市科协自然科学学术专著基金资助

中国健康养生论通考

主编　王泓午　杨雪梅　于春泉

中国中医药出版社
·北　京·

图书在版编目（CIP）数据

中国健康养生论通考/王泓午，杨雪梅，于春泉主编 . —北京：中国中医药出版社，2014.8
ISBN 978 - 7 - 5132 - 1740 - 8

Ⅰ.①中…　Ⅱ.①王…　②杨…　③于…　Ⅲ.①养生（中医）-文化-研究-中国
Ⅳ.①R212

中国版本图书馆 CIP 数据核字（2013）第 282286 号

中 国 中 医 药 出 版 社 出 版
北京市朝阳区北三环东路 28 号易亨大厦 16 层
邮政编码　100013
传真　010 64405750
廊坊祥丰印刷有限公司印刷
各地新华书店经销

＊

开本 787×1092　1/16　印张 25.25　字数 401 千字
2014 年 8 月第 1 版　2014 年 8 月第 1 次印刷
书　号　ISBN 978 - 7 - 5132 - 1740 - 8

＊

定价　99.00 元
网址　www.cptcm.com

《中国健康养生论通考》
编 委 会

序 一

健康是指一个人在身体、精神和社会适应等方面都处于良好的状态，是人生的第一财富。晚近学界在健康养生领域取得了一些比较重要的研究成果，特别是在中国传统文化的研究方面更加突出。中医药学作为中华传统优秀文化的重要载体，在科学养生、维护健康、防治疾病中发挥了重要作用。

养生是中医药学的重要组成部分。养生作为一门专门的学问，其历史源远流长，对中华民族的健康长寿、繁衍生息做出了卓越贡献，在世界范围内产生了深刻的影响。

众所周知，"治病必求于本"是中医学的重要理念之一。中医主张治疗疾病时需寻找发病根本原因，从根本上治疗。病之生也有因，病之变也有机，病之证也有其主次真假，唯从病之根本和关键入手施治，临床庶可全功。此即《素问·阴阳应象大论》示人"治病必求于本"的精义所在。

养生同样必须"必求于本"。此"本"有两方面含义：就养生者而言，应该根据自身特点，选择适宜的养生方法，不可轻信盲从；就从业者而言，还应该辨章学术，考镜源流；勤求古训，博采众长；留心医药，精究方术。如此健康养生学方能枝繁叶茂，蓬勃发展；从业者才有可能"拯黎元于仁寿，济羸劣以获安"，使民众"尽其天年，度百岁乃去"。

本书作者鉴于当今健康养生研究方兴未艾，诸说杂陈，良莠不齐，鱼龙混杂，是非难辨，中医学者有责任与义务对其表层和内核进行研究，以正本清源。中医养生是一门涉及多学科的学问，学派林立，诸说并存是正常现象。人们需要的是基于科学分析的优选，而不是简单的肯定或否定。对中医药宝库的尊重与敬畏、继承与发扬应该是当今学人义不容辞的责任与使命。

健康的问题就是生命问题，和每个人息息相关。而现代健康观念实

1

乃根植于 18 世纪以来以解剖学、生理学为基础的现代科学理论。直至 1948 年世界卫生组织（WHO）在宪章中指出："健康不仅免于疾病和虚弱，而且是保持身体上、精神上和社会适应方面的完美状态。"这一概念改变了以往健康仅限于无生理功能异常，免于疾病的单一性状况，明确地概括出健康是生物—心理—社会的医学模式。因此，健康主要包括身体健康、精神健康、社会适应和自然适应四个方面。这就远远超越了现代医学所涵盖的自然科学范畴，涉及哲学、社会学、人类学等人文学科的范畴。健康观念的改变，必将引发健康技术的进步。

中国健康养生源自上古，渐至明清，发展到近现代，已经浸润融汇了儒、释、道、医各家之主张，本身已构成中国传统文化的一部分。其理论以更高的位置与视角看待人的生命问题与健康问题，对构建 21 世纪健康生态医学，将提供全新的思路和理论构架。

然就现今而言，目前对健康养生文化的研究还很薄弱，无论养生者还是从业者都存在着"重术轻道"现象。中国文化主张"学术并重"、"道术兼顾"而尤其"重学"、"重道"，因为"术可暂行一时，道则流传千古"。从这个角度来说，《中国健康养生论通考》立足于文献资料的加工整理，其编写出版是有意义有价值的。

王泓午、杨雪梅、于春泉等奋志掉摩，发编纂之志，撰写《中国健康养生论通考》一书在这一方面做了最基础的工作。本书对中医健康养生的学术渊源、理论特点及形成发展历史做了简要回顾与系统梳理，对传统养生以及现代健康研究的文献辑考，跨越古今，打破自然科学与人文科学的界限，广收博采，选择精要，总结历代各家各派之宗旨，有史料，有观点，可当古人"记注藏往"、"撰述知来"之用。书中"旁征"、"述评"及所附文选，不仅能够贯通古今，实乃有裨益于当世，可为当代研究的参考。

老子《道德经·第三十八章》云："大丈夫处其厚，不居其薄；居其实，不处其华。"做人治学，同样应该具备这种精神境界。在书成付梓之际，作者邀余作序，感编者之仁心，仅志数语，乐观厥成。

王永炎

2013年11月

序　二

　　医学的主题从来都是关乎生命，但医学的方向却是不断变化的。现代医学诞生仅百余年，其方向和主要任务大致经历了三个阶段：开始是一次世界大战时期的救死扶伤，其后是二次世界大战后的防病治病，直到 20 世纪末，世界卫生组织（WHO）确定"维护健康"是 21 世纪医学的宗旨。

　　健康，是一个永恒的话题，从古至今，人类追求健康长寿的脚步从未停止过。自 20 世纪末以来，世界范围内对健康的研究已从单纯的预防医学范畴延伸至整个医学领域，受到广泛重视。西方国家采取全民健康生活方式教育，普及疫苗接种、口服维生素、健身运动及旅游等方法来达到维护健康的目的。中医药两千年来一直重视和维护人体健康，并积累了丰富的经验和方法，逐渐形成了一门"健康养生"的学科。英国近代著名科学技术史专家李约瑟博士曾说：在世界文化当中，唯独中国人的养生学是其他民族所没有的。

　　中医健康养生理论有着深厚的中国古代哲学底蕴，历经千百年，不断丰富发展，历久弥新，随着现代科学技术进步和生命科学研究的深入，愈发彰显出其深邃的科学内涵。中国健康养生理论的内涵与现代健康理念契合。如贵"生"的思想与注重生命质量的观念相近，"天人合一"理论与当代的人与自然和谐统一观点相同，"脏腑相关"、"形神一体"的学说与系统生物学及整体医学不谋而合。尤其是其核心理论所强调的阴平阳秘动态平衡、辨证论治的个体诊疗、调平承治的干预策略都蕴含着中华文化的杰出智慧。

　　中国传统养生文化博大精深，理论、经验完备，堪称为宝藏，可为现代人的健康养生提供理论依据和实践指导。中医健康养生理论历代虽有总结，但更多内容散落在儒、释、道、医、艺等浩瀚的古籍经典之中。深入挖掘整理古代名家养生学说，系统疏注诠释养生理论，将为现代中

1

医健康养生学术传承创新奠定基础。书肆之中养生之书众多，然鲜有潜心对之进行系统整理研究者；当前关于健康养生的研究方兴未艾，值得关注的是，有关健康养生之论却百态杂陈，乱象频现，颇有让人无所适从之感。更有甚者，借健康养生之名，行欺世骗财之实。今有我校王泓午、杨雪梅、于春泉等同仁知难而往，几经春秋，撰写《中国健康养生论通考》一书，对传统养生理论及现代健康研究文献认真辑考，跨越古今，融自然科学与人文科学为一体，广收博采，慎择精要，总结历代各家学派之养生宗旨，可充古人"记注藏往"、"撰述知来"之用。

书中"旁征"、"述评"及所附文选，亦能贯通古今，实有裨益于当代，可开启读者思路。此书之作，当益惠广大群众，也为健康养生学术发展贡献力量，当为赞贺。

书将付梓，先睹为快，有感而发，权充为序。

张伯礼

甲午·初春于津门

2

自 序

　　无论东方还是西方，人类意欲提高生命质量、延长寿命的愿望，未有甚于今日者！中国传统健康养生研究随即日益隆兴。然，养生有术亦有道。各种研究，或重术轻道，专门于某术，或集腋攒录，连篇累牍，枝蔓纷杂，源流难辨。其术可知，其道难明。古人所言"辨章学术，考镜源流"实为治学第一要旨。故欲明其道，非有一番梳理考察之功不可。

　　追溯历史，无论帝王百官还是布衣书生，抑或高蹈隐士，皆有凝神修炼者的身影。中国养生远自上古，近至明清，已构成中国传统文化的一部分，融儒、释、道、医各家之论说。故材料搜求至为广泛，历代经史、笔记、医籍、道藏、佛典皆有所涉。然则古籍汗牛充栋，若搜罗殆尽，以几人之力，数载之时，难于毕其功，读者也定会生望洋之叹。因此广收博采之外，还须选择精要，提要钩玄，所重在一家一派之宗旨，使读者一开卷，即了然于心，至于检索查阅之便犹为其末。

　　是书冠以"健康"二字，因古之养生与今之"健康"研究相类，可以互相沟通发明。为此特设"旁征"之例，将古今学人之研究心得，并列比次，参互对照。前人论说已成永恒，后贤阐释当为活学问。另，既为"通考"，不但贯通历代各家，更须贯通古今，因此全面收集现代研究论文，择优选良，附于书中。

　　史家有杜佑《通典》、郑樵《通志》、马端临《文献通考》之"三通"，医家有丹波氏《医籍考》，今有郭霭春《分省医籍考》，吾辈欲追随先贤之例，为养生之论做专门"通考"。然吾等学力尚浅，亦是勉为其难，屡作屡辍，幸同仁共助，时更柒载，完成是编。古人治史，既须有沉潜考索之功，又当备笔削独断之学，是编若能当其十之一二，亦为幸甚！初为尝试，若有疏漏不当处，愿质高明。

　　若您对本书内容有建议和意见，请与王泓午联系，tjwanghw55@163.com

1

　　本书出版与国家科技部"十一五"支撑计划"中医干预心理性亚健康状态前瞻性队列研究"和国家重点基础研究发展计划"中医健康状态精气神辨识法研究"2个课题支撑密不可分。感谢天津市科协自然科学学术专著基金对本书出版支持。

2013 年 8 月
编者谨识

编写说明

本书出版与国家科技部"十一五"支撑计划"中医干预心理性亚健康状态前瞻性队列研究"和国家重点基础研究发展计划"中医健康状态精气神辨识法研究"2个课题支撑密不可分。全书编写情况如下：

一、全书共四卷，每卷设多个专题进行论述。

各专题之首设"原文"之例，精选历代健康养生经典之论。然古籍汗牛充栋，既广收博采，还须择选精要，提要钩玄，使读者一开卷，即了然于心，至于检索查阅之便犹为其末。

"原文"后设"旁征"之例，意将古今学人对原文养生主旨的研究心得并列比次，参互对照，旨在互相沟通发明。

"旁征"后设"述评"之例，为作者对"原文""旁征"之综论。前人论说已成永恒，后贤阐释当为活学问，既为说明原文，沟通旁证，亦为总结历代各家各派之养生宗旨。贯通古今、辨章学术、撰述知来，为是书第一要旨，以期有裨益于当世，为当代研究的参考。

书中附录节选自不同历史时期代表性养生专篇，鉴于原文中偶有生僻难懂之字词，选加"注释"。

二、书中凡引先秦诸子百家书籍及经典名著，其出处仅注书名与篇名，如《庄子·刻意》《伤寒论》《养生论》等，书后附参考文献。

三、书中所引用后人健康养生论著，皆于引文之后注明作者、书名、出版社、出版日期、页码；书中所引论文，皆于引文之后注明作者、篇名、期刊名、日期、页码。

四、书中选录现代养生研究论文，已向各位作者发送"入选邀请函"，进行了沟通。因成书之需，对所录论文进行了部分的调整、删减、变动，敬请各位作者谅解。

是书在编写过程中，由于资料浩繁，幸有各位同仁相助，特此感谢。

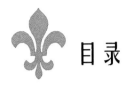

目录

中国健康养生理论源流考

养生，又称为养性、摄生、保生等。"摄"即"保养"之意。《道德经》最早有"善摄生者"之说。《吕氏春秋》云"知生也者，不以害生，养生之谓也"，提到"养生"的概念。"养生"即保养生命，指人在自然和社会大环境中能适应并维持平衡，最终获得健康。

传统养生学作为一门学术理论历史久远，在中华民族繁衍生息过程中作出了特有贡献，时至今日，在世界范围内亦有其深刻影响。下面对传统养生学的渊源、理论特点及发展过程做简要概述。

一、上古时代

人类在漫长的进化过程中，为了维持和保护生命，他们寻找食物，使用和制造工具，从广义上讲，这就是养生。据先秦文献记载，上古时期我们的祖先初步掌握了制作简单的工具，用以获取食物充饥；选择居处、保存火种，提升生活水平；开始用声音、舞蹈等方式表达感情。特别是人工取火的发明，不但改善了人类饮食、居住条件，还用于简单的医疗，如初步用灸法养生防病。在维持生命的劳动实践中，我们的先人开始认识自然、生命规律，并开始运用自然规律改善自身的生活环境。在探索生命与自然的过程中，增长了智慧，强壮了身体，延长了寿命。自此，传统养生思想的萌芽开始诞生。

关于中国传统养生思想的起源众说纷纭，有人认为"创自岐黄"，据考证早在氏族公社时期已出现养生术的雏形。先秦文献记载了很多上古时期类似气功的养生实践活动。《素问·上古天真论》记述上古时期真人"提挈天地，把握阴阳，呼吸精气，独立守神"之行气法。呼吸精气同时独立守神，可见上古时代，兼顾自我身、息、心锻炼的内养方法已得到初步的认识与应用。另外，《庄子·大宗师》篇记载："古之真人，其寝不梦，其觉无忧，其食不甘，其息深深。真人之息以踵，众人之息以喉。""踵息"，后人一般认为是一种细密绵长的呼吸状态，类似于后世的

1

"胎息"之术。

上古真人乃何许人？已不可考。考古发现，在距今约 5 000 年以前，我国已有了模仿龟类呼吸运动的龟息气功锻炼法。1975 年青海省出土了一件马家窑文化时期的彩陶罐。在这件彩陶罐腹部正中有一彩绘浮塑练功人像。据有关学者研究，其形态、姿态与流传至今的龟息法中某个练功姿势几乎完全相同。

相传为大禹、伯益所记的《山海经·大荒北经》中载有："有继无民，继无民任姓，无骨子，食气、鱼。""食气、鱼者，此人食气，兼食鱼也"（《山海经笺疏》卷十七）。任姓系黄帝的后裔，无骨子，为蛇的别名。沈寿研究，它是模仿蛇类呼吸运动的一种吐纳方法。这说明从黄帝时代至大禹时代，起源于早期仿生实践的食气类功法一直在流传。

《山海经》记载了最早的辟谷食气法："列姑射山在海河洲中，山上有神人焉，吸风饮露，不合五谷，心如渊泉，形如处女。"《吕氏春秋·求人》篇所载大禹周游天下时见到的"饮露吸气之民"，大概就是那些辟谷食气的神人。

天地万物一体同根，人秉天命而生，这是上古时代就已产生的思想。人之生机依赖于天地气机的升降捭阖，庄子所谓"通天下一气耳"，天人相通，亦借此"一气"。虽为"一气"，但它内涵丰富，一义多歧，有现象可察的就是生命的呼吸之气。《庄子·刻意》篇的"吐故纳新"之说就明确表达了生命呼吸的第一要义：吐出体内浊气，吸取外界精气。《吕氏春秋·先己》篇记述了伊尹的一段话："凡事之本，必先治身，啬其大宝。用其新，弃其陈，腠理遂通。精气日新，邪气尽去，及其天年。此之谓真人。"大宝，指人身而言。用新弃陈，即指吐故纳新。只有这样才能"精气日新，邪气尽去"，从而达到"及其天年"的真人境界。"吐故纳新"要求吸入外界合适的精气，合适之精气有一定的季节、时间、方位的选择。对此，古代产生了各种"食气"方法。深谙此法者则成为"吸风饮露"之仙人。因此上古时代就出现了吐纳之术，包括"呼吸精气""食气""踵息"等。人秉天命而生，天人相通，这是产生吐纳术的最早思想根源。

二、先秦时期

记载养生的最早文献当属殷商时期的甲骨文。甲骨文中已有"盥"

"沐""浴""洗""帚""扫"等与生活卫生相关的文字。殷墟出土的实物中有盆、勺、壶、盂等盥洗用具，说明当时已有洗手、洗面、洗头、洗脚及扫地等卫生习惯。《周礼》《诗经》进一步丰富养生的论述。《周礼》主要记载周代的礼仪制度，周代设有专门的饮食管理机构。《周礼·天官》记载，为帝王贵族管理饮食的有 2 200 多人，并设立食医，专职负责饮食营养的调配，把饮食卫生和四时口味纳入行政管理范围，说明当时对饮食与健康的关系有了更深入的认识，统治者才会如此重视饮食问题。《诗经》记载了早期的许多卫生保健知识，并有"眉寿""万寿"的赞颂之辞，即是当时人们重视生命、健康的体现。《公刘》篇有"相其阴阳，观其源泉"的记载，反映了对居住环境的重视。有些篇章还记载了洒扫庭院，堵塞鼠洞，熏杀老鼠的民间活动。关于饮食卫生的篇章也很多。由此可见，周人的养生观念已涉及生活的各个方面，既丰富又全面。

《周易》成书于殷周之际，经后人补充整理，被儒家奉为"六经之首"、"大道之原"。《周易》上通天文，下通地理，中通万物之情，究天人之际，探讨宇宙、人生必变、所变、不变的机理，进而阐明人生知变、应变、适变的大法则。《周易》研究天地万物，突出了重视生命的特点，反映出古人对生命科学古朴的认知。弥纶天地人三才之道的宇宙观要求天地万物遵循自然之道，自然界万物众生若都能顺其自然，就能达到和谐一致。故此"太和"是《周易》所追求的最高目标。《周易》的"太和"观涵盖了现代人所谓的"身心一元"，"人社会自然和谐统一"的整体健康观念。《周易》用阴阳来阐述万物的变化规律，指导人类顺应阴阳之变，以休养生息。《周易》的刚健柔顺说，转化成了人生准则，"自强不息""厚德载物"历来被奉为人格精神养生的原则，成为中华民族精神的象征。

春秋战国之际，出现了诸子蜂起，百家争鸣的局面。学术界产生的著名学派就有"九流十派"之多。养生学亦相应兴起。先秦诸子在关注自然及生命规律的过程中，提出养生思想。道家、儒家养生思想是其主流，其他各家有关养生的论述也颇为丰富。现仅就道家、儒家、杂家等有代表性的养生思想作简要概述。

道家养生思想。道家，此指春秋战国时的"黄老"或"老庄"学派。老子是道家学说的创始人，后被奉为道教始祖。老子的养生思想主要反映在《道德经》（又称《老子》）一书中。老子首先提出"摄生""长生"

等重要养生概念。老子以虚无、无为立论，阐述了"恬淡寡欲""清静无为"的养生主张，强调"致虚""守静"于生命的重要意义。"虚""静"养生主张成为中国传统养生思想的重要法则。老子主张只有"顺乎自然"，才能健康长寿。即《老子》十六章所云："人法地，地法天，天法道，道法自然。"中国传统养生思想中的"四季养生法""十二月养生法""十二时辰养生法"等理论都源于此。庄子是道家另一位早期重要代表人物，他发展了"无为"思想，主张人类应该彻底摆脱世俗的约束，完全按照人的自然本性，逍遥人世，即自然而然地生存和发展。提出"顺之以天理"，"应之以自然"，"调理四时，太和万物"的养生主张，以自然规律为法则来调理心身，养护生命，并提出"心斋""坐忘"等具体的养生方法。"心斋"，即静心守志，真正做到"虚无"；"坐忘"，即忘掉一切人和事，"堕肢体，黜聪明，离形去知，同于大通，此谓坐忘"。后世养生者对"心斋""坐忘"极力推崇，对之多有补充和发展。庄子继承了老子虚无的理论，又发展了"静功养神"之法，使道家养生学说日臻完善。

儒家养生思想。孔子重视人格精神的修养和伦理道德规范。倡导"仁者爱人""己所不欲，勿施于人"的仁爱精神，注重用儒家仁、义、礼、智、信、孝、悌的伦理道德来加强人性修养，培养豁达乐观、积极进取的生活态度，最终达到温文尔雅、博大宽容、中和平正的境界，而最终实现"仁者寿"的养生目标。为达此目标，孔子还提出了"坐忘""五毋""三戒"等修身养性原则、规范乃至于饮食起居的具体养生方法。孔子的养生主张多成为后世养生的格言警语。孟子进一步弘扬孔子的人格精神修养，提出"我善养吾浩然之气"的养生格言，以培养浩然正气和坦荡情怀为最终目标，提出了"养心莫善于寡欲"的静神观，理想的人格境界则是"仰不愧于天，俯不怍于人"。

《吕氏春秋》成书于战国末年，由吕不韦众多门客采诸子各家言论汇编而成，历来被视为杂家之作，书中对养生理论有系统论述。《吕氏春秋》从理论上阐述了长寿与养生的关系，具体养生之术则是"顺生""节欲""去害""主动"。顺生，即顺应人自身、自然、生活等规律，做到顺其自然。自然环境既有利于人的生存，相反也会对人有害，养生的关键是顺应自然规律，顺其自然有利，相反则有害。《吕氏春秋》全书分十二纪，按不同月令提出养生大法，开后世四季养生的先河。节欲，即生活要有节制。警告世人如果过分贪图享受，就会伤害身体。去害，就是指去掉对身体健康有害的因素。主动，即指运动。《吕氏春秋》继承了子华子最早提出的生命在于运动的主张并将其发扬光大，明确提出养生贵在运动。

《管子》发挥老子关于"道"为宇宙根源的理论，主张"道"即"精气"，认为"精"是生命的物质基础，故主张存精以养生。《内业》篇云"精也者，气之精者也"，"凡人之生也，天出其精，地出其形，合此以为人"，"精存自生，其外安荣，内脏以为泉源"。同时阐述了存精的具体方法，即为节欲存精。《管子》养生思想明确了"平正"养生的观念，主张静心正心，节制"五欲"，调和饮食，以达到养生长寿的目的。

春秋战国之际涌现出众多论述养生的文献，并出现了以老子、庄子、孔子、孟子、管子为代表的养生理论和相关论著，使得养生思想发展为中国传统文化的一部分。

三、秦汉时期

秦汉之际养生专论专著开始出现。《汉书·艺文志》载，房中养生著作 8 家 186 卷，神仙类著作 10 家 250 卷，经方中亦有食疗养生著作《神农黄帝食禁》7 卷，但这些著作均已亡佚，具体内容不可得知。现在能见到的汉代养生文献，仅有《黄帝内经》和近年来出土的马王堆汉墓诸书。另，成书于汉初的《淮南子》及《春秋繁露》中也有养生的相关论说。

《淮南子》为汉武帝时淮南王刘安召集门客所撰，被视为黄老道家的集大成之作。在《原道训》《精神训》《俶真训》各篇中对养生有着丰富的论述。特别是《精神训》被历代养生家视为养生名篇。《原道训》指出，养生的大要在"德、静、虚、平、粹"这"五至"，主张用理性来抵御外界的诱惑，尽量保持内心的平和纯粹、恬愉虚静。《精神训》则提出"精气为人"的观点，强调节精爱神于养生长寿的重要意义。《淮南子》还强调要有良好的心态，真正做到精神上自我调解，培养豁达乐观的心境。此外，对生活规律、导引、四时摄养、饮食卫生等也有相关论述。

《春秋繁露》为西汉初倡导"罢黜百家，独尊儒术"的董仲舒所著。是书强调精、气、神于养生的重要作用，提出"积精""爱气""静神"的养生主张。同时，在天人感应的思想指导下，提出顺应自然、保持"中和"的养生原则。汉代思想家王充对养生也有独到的认识，他倡导先

5

天禀赋说，提出禀气的厚薄决定人的寿命。

马王堆汉墓出土诸书，与养生相关的著作有《十问》《合阴阳》《天下至道谈》《养生方》《杂疗方》《却谷食气》及《导引图》等。前三书属于古代房中养生的专著，主要论述男性通过性活动以求得健身延寿的养生方法和理论。《养生方》记载了许多养生与治疗方，包括食疗食养的内容。《杂疗方》内容较为复杂，以房中药为主。《却谷食气》为"神仙"（养生）类著作。却谷，即后世所说的"辟谷"，指不食谷物而代之以瓜果或矿物等；食气，指以呼吸锻炼为主的气功。《导引图》载有44幅导引图，虽然残损严重，仍可窥见古代呼吸与形体锻炼法之一斑。

秦汉之际养生学和医学结合日渐紧密，伴随着医学理论系统化的形成，养生学亦自成体系。《黄帝内经》就是先秦以来养生理论的高度概括与总结。《黄帝内经》分"素问""灵枢"两大部分，共计18卷，162篇。这部中国早期的医学典籍对养生理论和方法进行了全面的总结和论述。《上古天真论》与《四气调神大论》篇为其代表性的养生专论。《黄帝内经》对传统养生学的贡献主要在于构建起了古代养生学的理论基石。提出"人以天地之气生，四时之法成"，"夫四时阴阳者，万物之根本也"，认识到自然界包括天地、四时、阴阳均为人类生命的源泉。另，运用阴阳五行学说阐述人体积极适应自然界变化的必要性，同时对人体生、长、壮、老、已的发展规律亦有详细阐述。"治未病"预防思想，关注人体自身正气，提高防病能力，至今仍对我们的健康生活具有指导意义。《黄帝内经》还确定了"法于阴阳，和于术数"的养生总原则，即"逆从阴阳，分别四时"，以各种养生之术来保健身心。养生术数包括了气候、居处、心理、饮食、房事、起居、运动等多个方面。《黄帝内经》的成书，标志着中医养生理论的全面形成。

被后世冠以"医圣"之称的张仲景，生活于东汉末年的战乱时代。其所著医学经典《伤寒杂病论》奠定了中医辨证论治的理论基础，并且提出了养慎、调和五味，注重导引等养生主张。仲景特别强调饮食与养生的关系，认为"凡饮食滋味以养于身，食之有妨，反能为害。若得宜则益体，害则成疾，以此致危"，同时还明确指出饮食之冷热，五味之调和，以适宜为度，否则对身体有害。

同时代的另一位千古传颂的名医华佗，倡导运动养生，并从理论上进一步发挥了动形养生观念："人体欲得劳动，动摇则谷气得消，血脉流通，病不得生，譬犹户枢不朽是也。"他创立了模仿虎、鹿、熊、猿、鸟五种动物动作的五禽戏导引功法，成为受人推崇的现代健身气功之一。

东汉成书的《神农本草经》，是中医药学史上第一部药物学专著。该书极具时代特色，反映了浓重的神仙道家求长生、重养生的风气。载上品药120多种，尤其强调其补益、抗衰老的功效，后世医家据此创制了不少抗老防衰的方药。大约同时期成书的《周易参同契》，著者为魏伯阳，该书主旨是结合周易之理阐发炼丹理论。他将凡人不可见、无从感受的某些生命规律借助易理做出精确的数字化的模拟和总结。历代对其研究者甚众，至今对传统气功的研究仍有参考价值。

四、魏晋隋唐时期

东汉时期佛教东传中土，在魏晋隋唐之际则与儒、道并兴，且有合流之势。儒家追求修身养性，道家的终极理想是成仙，佛教的教义则为顿悟成佛。三家经典著作中都有丰富的有关养生的阐述，晋唐之际的医家在继承前人的基础上又对之进行融合、发挥，使养生学进一步充实和发展。晋唐时期养生理论流派纷呈，或融医、儒、道、佛诸家养生思想于一体，或各取其长；养生著作丰富繁多；养生方法具体、实用，贴近生活；魏晋玄学所倡养生论，为中国养生理论带来至为精彩灿然的一幕。

玄学是魏晋时期形成的一种哲学思潮。玄学提出了人的自然本性的问题，认为人的本性是自然与生俱有的，据此提倡人类活动不能违反自然本性，与道家养生思想一致，从而形成了"玄学养生"。主要代表人物有嵇康、向秀、张湛等。魏晋玄学养生思想重视精神修养，推崇虚静无为；开始初步涉及人的气化理论；倡导"返璞归真"；提出"性命学说"。玄学养生思想丰富了中国传统养生文化，并对后世气功养生的发展起到了推动作用。

东晋医家葛洪，精研医、道理论，在医药和炼丹的实践中成就其一代道医的名号，精通养生之学，代表著作为《抱朴子》。葛洪注重预防，提出"养生以不伤为本"，认为良好的生活习惯有利于长寿；提倡节嗜欲、保性命；重视养生功法，倡导以轻便易行、有益身心为原则，不必拘于时辰、名物、身姿，有利于身体则可行；强调精气对养生至关重要。历史上葛氏以医药、炼丹成名，然其养生思想非止一端，同样成就非凡。

南朝陶弘景，精于医学，通晓儒、佛、道，辑录了众多养生文献，撰成《养性延命录》，为现存较早的养生专著。全书分教诫、食诫、杂诫、服气疗病、导引按摩、御女损益6篇，理论和方法均较前人有所充实和发展。陶氏继承《黄帝内经》的整体观念，并引用其他养生文献，阐发了在整体观念指导下进行养生的理论认识。是书还收录了大量养生法则和方术，如顺应四时、调摄情志、节制饮食、适当劳动、节欲保精、服气导引等。特别是在气功导引方面，形成一套系统的方法。

唐代大医孙思邈，道德清高，善谈老庄，兼好释典，被后世誉为"药王"。孙氏发挥了"治未病"理论，认为健康长寿与积极有效地预防疾病、良好的生活习惯密切相关。孙氏指出饮食养生是防治疾病的重要手段，"若能用食平疴，释情遣病者，可谓良工"。并对154种食养、食疗食物做了详细的说明，特别是为年老体弱者，提供了很多有益食疗方，我们现代人仍受益于"药王"所提供的科学食谱。孙氏还注重推广养生功法，认为导引、吐纳、按摩等并非是少数人所行的神秘之法，常人均可习练。孙氏用自身的影响，纠正了当时"服石"养生的不良风气，对养生学的健康发展起到了不可忽视的作用。其晚年所著《备急千金要方》和《千金翼方》几乎概括了过去与当时的主要养生论述，值得一提的是书中还载有国外的养生资料，因而成为研究宋代以前养生学的重要著作，是中国养生学发展史上有重要价值的医学文献。

五、宋元时期

宋元时期，养生理论仍源自当时的儒、释、道各家的思想，养生理论和方法日趋丰富和完善。

北宋末年，政府主持编修的方书数量繁多，篇幅庞大，内容丰富，不乏对养生保健之法的介绍。《圣济总录》共计200多万字，偏重于对食疗、食养方的记述；《太平圣惠方》作为一部方书，理、法、方、药体系完整，备受当时及后世医家的推崇，对摄生保健的记载也颇具价值，尤其注意药物与食物相结合的方法，如记述了各种药粥、药酒。

北宋苏东坡不仅是伟大的文学家、书法家、画家、政治家，也是杰出的养生大家。苏东坡一生宦海沉浮，游历甚广，其名篇佳作百万言，灿然可观，千古流传。苏东坡对养生颇有研究，并深有心得，撰著《问养生》《论修养寄子由》《养生说》《续养生论》《养生偈》等20余篇养生专论，被后人收入《苏沈良方·养生卷》。清代学者王如锡则将苏氏有关养生的论述辑录为《东坡养生集》，对后世影响至深。《养生说》记载了苏东坡尊佛、老而创行的调息静功。他不仅兼习各派气功，写下了许多生动的练功笔记，而且还记录了当时有关气功锻炼的名言警句，以及有关气功外气疗法的一些奇闻轶事。他对于孙思邈《备急千金要方·养性》调气篇中的胎息法曾"反复寻究，颇有所得"，对"闭气于胸膈"这一晋唐以来记述胎息法常用的术语作出诠释，直发前人未发之秘。

南宋时期的大儒朱熹，乃集理学之大成者，发展了二程的学说，创立了完整的理学体系，世称"程朱理学"。在治学上，他提倡静处以明理，用静坐法以养生，他进一步提倡"半日读书，半日静坐"。其内养方法有两大显著特点，其一是"以敬为主"，其二是"主静"。为了提高和加强静坐的效果，朱子还作有《调息箴》一首，据《宋元学案》记载："作《调息箴》，亦是养心一法。盖人心不定者，其鼻息嘘气常长，吸气常短，故须有以调之。息数停匀，则心亦渐定，所谓持其志，无暴其气也。"南宋理学大师真德秀，亦称西山先生，继承朱子之学，认为"运气之术，甚近养生之道"。他节要各家运气养生之说成《卫生歌》，所载以保健气功、吐纳法和六字气诀为主。西山先生将诸法有机地结合起来，不失为简便易行的气功养生功法。

老年医学的丰富和发展促进了养生学的发展。《寿亲养老新书》共4卷，其中卷1为宋·陈直撰，卷2至卷4为元邹铉续编。是中国医药学史上出现的第一部老年病学、养生学专著，后被收录于《四库全书》，现存有元、明、清多种刻本。该书对后世影响极大，此后出现的养生著作多本于是书，后人争相引用。所反映的养生学思想至今仍可借鉴。针对老年人的生理特点，强调养生应注重精神调摄、饮食调养、顺时奉养、起居护养、药物扶持等。

金元时期，医家在医学思想上出现争鸣局面，形成医学流派，同时对养生理论也有所建树。河间派开山，主寒凉的刘完素，主张养生重在养气；攻邪派创始人，张子和提倡祛邪扶正，注重食补；补土派代表，东垣老人注重培养脾胃元气；滋阴派大师丹溪翁强调保养阴气，养生治病均注重滋阴。金元各家的养生理论虽异，然崇尚养生则一。金元之际的学术争鸣，促进了养生学的发展。

同时期道教所行养生之术众多，如服气、胎息、吐纳、服饵、辟谷、存思、导引、行气等，道教典籍将古代所流行的养生之术，皆吸取进来，加以发挥，道教养生文献极为丰富，此不多论。

六、明清时期

明清时期，经由儒家学者的发挥，养生思想又得到深入挖掘与丰富。关于这方面的文献涉及文史、传记、笔记等各种门类的著作，蕴藏极为丰富。下面仅就代表性的人物加以介绍。

明代大儒王阳明，世称阳明先生，在理学上，发展了陆九渊的学说，用以对抗程朱学派。断言"夫万事万物之理不外于吾心"，提出"心明便是大理""求理于吾心"，主张知行合一。阳明先生早年曾入洞静修，获得相当成就，并有所感悟。他认为养德就是养身。在儒家养德功夫中包括了仙家的养身之术，"即吾尽性至命中完养此身谓之仙"，儒家尽性之应然、顺命之必然的道德实践中即可完养此身，不必另寻养身之术。这个观点不仅反映了王阳明在阳明洞修道活动期间从身到心，即从养生到精神境界的转变，而且在更高的生存境界论的基础上用心兼括了身，"心外无身"是阳明哲学的一个重要命题，在此体现了以儒家综合仙家的心学特征。阳明先生还倡导神仙之术是引人入道的手段，入道才是目的。仙家自己也是以道为目的、术为手段的。他否定长生不死者的存在。人的寿命长短取决于自然禀赋，根本就没有什么神仙之术可以使人长生不死。同时指出仙家的长生另有所指，指精神的永恒性、指超越生死时间性限制的精神境界，非仅就寿命而言。

远承宋儒"半日读书，半日静坐"的遗风，明清两代的儒学者仍很注重静坐。阳明先生就是这一时期中最杰出的静坐大师。他一面讲学，一面要人静坐，把静坐看做是治学门径和涵养道德的手段。静坐既可达到"收放心"的目的，又可收到"致良知"的效果，最终用这种反求内心的修养方法，以达到所谓"万物一体"的境界。但同时指出静坐功夫不一定非要入山林、绝世故。

王阳明弟子王龙溪，著有《调息法》一篇，援引佛家呼吸四相之说，指出调息与数息不同，以及静坐在治学和养生中的意义，原文说："欲习静坐，以调息为入门。使心有所寄，神气相守，亦权法也。调息与数息不同，数为有意，调为无意，委心虚无，不沉不乱。息调则心定，心定则息愈调。真息往来，呼吸之机，自能夺天地之造化。心息相依，是谓息息归根，命之蒂也。一念微明，常惺常寂，范围三教之宗，吾儒谓之

燕息，佛氏谓之反息，老氏谓之踵息，造化阖辟之元机也。以此征学，亦以此卫生，了此便是彻上彻下之道。"（《王阳明传习录》）

明清儒学者中间流行的静坐，其修习目的虽与宋儒的主张略同，但自清以来日益发展演变成为一种专门的养生、医疗方法。

大儒吕坤，明代著名哲学家，饱经身世忧患的儒者。集三十年心血撰成富含人生哲理的佳作《呻吟语》。该书在《养生》《修身》《伦理》《谈道》等篇章中于修身养性、益寿延年方面论述精辟，理、法兼备，可为今人借鉴。其养生观点首为"执其中正"，提出养生固然涉及诸多方面，而于摄养过程中其关键是谨守节度，以中正、和谐为要，避忌其不过与不及的"纵"和"绝"之两端。其次，"贵在及时"。人生大期，百年为限。而欲享天年，要在摄养。吕氏认为人生能度百岁非易，而若想在事业上有所造就与防其未老先衰甚或半途夭折均当及时修养才行，否则便事与愿违。再次，"自慎守恒"。强调人唯有自慎方能免致损伤，避其夭殃。欲求长寿并非一朝一夕能终其目的，故要守恒。

明代文学家、书画家陈继儒著有《养生肤语》一书。该书以语录形式撰述了有关养生的理论、心得等，对气与生命的关系也有进一步论述，并介绍了内视、闭气、坐功等内养类气功的锻炼，提出辨证施功的原则。

明代学者袁了凡对天文、术数、水利、军政、医药等学，多所涉猎。尤其在养生方面成就突出。养生专著有《摄生三要》《静坐要诀》等。《摄生三要》提出聚精、养气、存神为摄生的三大纲要，故名，并以此分卷论述。较为系统地总结了精、气、神三方面的理论及其功法。谓聚精的要点有五：寡欲、节劳、息怒、戒酒、慎味。养气起自调息，息调而胎息成，则可延年长寿。而聚精在于养气，养气在于存神。《静坐要诀》则是明代一部珍贵的静坐专著，它对近代静坐法的兴盛起了重要的影响作用，其关于调息、身、心的认识仍是当代气功学所应吸收和借鉴的。

明清之际，医学养生专著大量涌现，养生保健始成普及之势。养生理论进一步发展，温补肾阳、治形宝精、调养五脏、动静结合等养生法则开始被提及；养生方法趋向全面、具体、实用，提倡导引保健、武术健身；重视老年人的颐养，使老年养生保健又得到深入发展。总之，医学养生理论、实践的发展均呈现出其系统性。

明代养生著作大多为攒腋集成之作，理论上多承袭前人之论。明代著名的儿科学家和养生学家万全，潜心《素问》《灵枢》，荟萃众长，并

◎ 中国健康养生理论源流考

结合自身的实践经验，著成《万氏家传养生四要》一书，以寡欲、慎动、法时、却疾四方面论述了养生之道，其中尤以"法时"内容最为丰富、周详。《养生类要》为明代医家吴正伦著，分前后两集，兼养生、方药两方面的内容，作者意欲"补人日用之所需"，"此书作，四方之病者，可以不医而愈"。《寿世青编》为清代医家尤乘撰著。是明清之际著名的养生学专著，该书杂糅医、儒、释、道各家的思想理论于一炉，能够洞彻生命的本原，又从起居住行等点滴处入手，于养生之道，立论既高，阐述且详。《老老恒言》，又名《养生随笔》，为清代著名养生家、文学家曹庭栋撰著。曹氏善养生，并旁征博引，引证书目300余条，撰成《老老恒言》5卷，具有较高的学术水平和应用价值。该书主要阐述老年养生，理论上继承"道法自然"的思想，主张顺应四时阴阳来调摄日常生活，结合老年人特点，重视静养和顾护脾胃，并力推粥食。除上述，较有影响的还有胡文焕《类修要诀》、龚居中《红炉点雪》、高濂《遵生八笺》，周履靖《夷门广牍》、托名冷谦的《修龄要旨》、龚廷贤《寿世保元》、罗洪先《万寿仙书》、徐文弼《寿世传真》等。

七、近现代

新中国成立后，养生学有了较大发展。特别是近年来，随着医学的进步、预防医学和康复医学的兴起，养生学的发展受到前所未有的关注，生命的价值被重新认识，人们以前所未有的高度来关注自身的健康，故此养生保健观念深入人心，传统养生保健的迅猛发展亦成为必然，并在世界范围内产生了深刻的影响。中国传统的养生学，既有系统的理论，又有独特的方法和宝贵的临床经验。随着对中医药学宝库的深入挖掘，传统的养生保健将对中国及全世界人类的卫生保健事业作出更大贡献。

参考文献

1. 刘兆杰. 中医养生学发展史纲. 内蒙古中医药，2004（5）：43～46.

2. 唐宏贵. 中国传统养生思想的理论来源探究. 武汉体育学院学报，2000（4）：60～63.

3. 张慧君，丁文君，沈明霞，等. 中医养生理论的形成及其现代系统工程探微. 甘肃中医，2006（9）：1～4.

4. 刘春援，徐辉. 中医养生理论溯源. 江西中医学院学报，2004（4）：9～11.

第一卷 先秦两汉篇

健康养生者的神圣先驱

【原文】

且吾闻之，古者禽兽多而人少，于是民皆巢居以避之，昼拾橡栗，暮栖木上，故命之曰有巢氏之民。古者民不知衣服，夏多积薪，冬则炀之，故命之曰知生之民。神农之世，卧则居居，起则于于，民知其母，不知其父，与麋鹿共处，耕而食，织而衣，无有相害之心，此至德之隆也。

——《庄子·盗跖》

神农之教曰，士有当年而不耕者，则天下或受其饥矣。女有当年而不织者，则天下或受其寒矣。故身亲耕，妻亲织。

——《吕氏春秋·爱类》

【旁征】

往古人居禽兽之间，动作以避寒，阴居以避暑，内无眷暮之累，外无伸宦之形，此恬淡之世，邪不能深入也。故毒药不能治其内，针石不能治其外，故可移精祝由而已。当今之世不然，忧患缘其内，苦形伤其外，又失四时之从，逆寒暑之宜。

——《素问·移精变气论》

炎帝神农氏养生思想的最大贡献，是开创了中华民族医药学的先河，是中华医药学的始祖之一。在原始社会早期，人类多穴居野外，茹毛饮血，生活环境恶劣，疾病很多，人的生命往往非常短暂，医药学的创立和运用，为人类健康和长寿奠定了科学的基石。据《帝王世纪》云："神农……尝味草木，宣药疗疾，救夭伤人命。"《史记·补三皇本记》云："神农……以赭鞭鞭草木，尝百草，始有医药。"《路史·外记》亦云炎帝

13

神农氏"磨蜃鞭莶，察色腥，尝草木，而正名之。审其平毒，旌其燥寒，察其畏恶，辨其臣使，厘而三之，以养其性命而治病。一日间而遇七十毒，极含气也"。炎帝神农氏通过无数的尝试，逐渐认识到某些植物对人体有益，某些植物对人体有害，某些植物可以治病。在与自然和疾病无数次的斗争中，不断探索，发明和总结出医药知识与经验。开创了中国医药学的先河，我国第一部药物学专著《神农本草经》即以"神农"托名。他的杰出贡献和献身精神为世人所敬仰。

炎帝神农氏及先民们掌握了许多动植物的产地、形态、性味和功能，能有效地利用其对疾病进行治疗，因而，把药物学与临床治疗逐渐有机地结合起来。这种以医药进行疾病预防和妥善治疗为特点的中国传统中医理论思想，在炎帝神农氏及先民们的生活中已露端倪，为中华药学的继续发展奠定了坚实的基础，也是炎帝神农氏健身（养生）思想的理论基础。他采药到湖南炎陵县，误尝断肠草而崩葬于长沙荣乡之尾。这种为民族的生存，为后人健康而献身的精神，是炎帝神农氏养生思想的升华和结晶，也是我们中华民族优秀品质的体现，是世人学习的光辉典范。

在他的养生思想中，五谷改变饮食结构是他养生观的思想基础；尝百草、宣药疗疾是他养生思想的理论基础；相土地、察水源、改变生活的环境和条件是他养生观的实践基础。

刘小华，贾苓苓．炎帝神农氏养生思想研究．军事体育进修学院学报，2006，25（4）：5～7.

【述评】

神农氏是中国传统文化的开创者，更是中国传统健康养生观的倡导者和实践者。从改善居民的饮食、居处、生活习惯、医疗保健入手，开启了中国历史上健康养生文化的先河，也为人类后来的群居生活奠定了基础。

人类在漫长的进化过程中，为了维持和保护生命，他们寻找食物，使用和制造工具，从广义上讲，这就是养生。据先秦文献记载，上古时期我们的祖先初步掌握了简单的工具制作，用以获取食物充饥；选择居处，保存火种，提升生活水平；开始用声音、舞蹈等方式表达感情。特别是人工取火的发明，不但改善了人类饮食、居住条件，还用于简单的医疗，如初步用灸法养生防病。在维持生命的劳动实践中，我们的先人开始认识自然、生命规律，并开始运用自然规律改善自身的生活环境。在探索生命与自然的过程中，增长了智慧，强壮了身体，延长了寿命。传统养生思想的萌芽开始诞生。

传说中的长寿老者

【原文】

远虑用素，心白身释。

——《太平广记·彭祖》

【旁征】

祸兮，福之所倚；福兮，祸之所伏。

——《老子·五十八章》

夫孔窍者，精神之户牖；血气者，五脏之使候。故耳目淫于声色，即五脏动摇而不定，血气滔荡而不休，精神驰骋而不守，祸福之至，虽如丘山，无由识之矣。故圣人爱而不越。圣人诚使耳目精明玄达，无所诱慕，意气无失，清净而少欲，五脏便宁，精神内守形骸而不越，即观乎往世之外，来事之内，祸福之间，可足见矣。故"其行弥远，其知弥少"，以言精神不可使外淫也。

——《文子·九守》

俗主亏情，故每动为亡败。耳不可赡，目不可厌，口不可满；身尽府种，筋骨沉滞，血脉壅塞，九窍寥寥，曲失其宜，虽有彭祖，犹不能为也。

——《吕氏春秋·情欲》

恬淡虚无，真气从之，精神内守，病安从来。是以志闲而少欲，心安而不惧，形劳而不倦，气从以顺，各从其欲，皆得所愿。故美其食，任其服，乐其俗，高下不相慕，其民故曰朴。

——《素问·上古天真论》

【述评】

战国楚竹书《彭祖》篇作为现存最早的健康养生之论，主张清心寡欲，不为名誉、地位等身外之物所累，专注于内心修养。身体健康的关键在于养心，而"远虑用素，心白身释"即为此意。彭祖的健康养生观念与道家所提倡的平淡朴素，不过度追求物质享受基本一致，这种思想亦体现在《吕氏春秋·情欲》篇中。

正所谓"一生淡泊养心机"，这是一种追求健康的养生境界。《卫生要旨》云："常观天下之人，凡气之温和者寿，质之慈良者寿，量之宽宏者寿，言之缄默者寿。盖四者，仁之端也，故曰仁者寿。"仁就是温和、慈良、宽宏、少言。仁心仁德、养心立德是保持健康的关键。一言概之，"淡泊"为养心之本。

【原文】

爱精养体，服气炼形，万神自守，其不然者，则荣卫枯瘁，万神自逝，非思念所留者也。

——《太平广记·彭祖》

【旁征】

其民食杂而不劳，故其病多痿厥寒热，其治宜导引按跷，故导引按跷者，亦从中央出也。故圣人杂合以治，各得其所宜，故治所以异而病皆愈者，得病之情，知治之大体也。

——《素问·异法方宜论》

少好恬静，不恤世务，不营名誉，不饰车服，唯以养生治身为事。王闻之，以为大夫。常称疾闲居，不与政事，善于补导之术，服水精云母粉、麋角散，常有少容。然性沉重，终不自言有道，亦不作诡惑变化鬼怪之事，窈然无为。少周游，时还独行，人莫知其所诣，伺候竟不见也。有车马而常不乘，或数百日，或数十日，不持资粮。还家则衣食与人无异，常闭气内息，从旦至中，乃危坐拭目，摩搦身体，舐唇咽唾，服气数十，乃起行言笑。其体中或瘦倦不安，便导引闭气，以攻所患。心存其体，面头九窍，五脏四肢，至于毛发，皆令具至，觉其气运行体中，故于鼻口中达十指末，寻即体和。

——《太平广记·彭祖》

彭祖十分重视修炼气功，认为这是长生的主要途径。因而，在要求人们减少思虑时，还提出："而兼之以导引行气不已，亦可得长年，千岁不死。"其原因是彭祖认为"气"乃人生命的基础："人身虚无，但有游气，气息得理，即百病不生；若消息失宜，即诸疴竟起。善摄养者，须知调气方焉。调气方，疗万病大患，百日生眉须，自余者不足言也。"《庄子·刻意》篇介绍彭祖得以长生主要靠行气导引。

张永芳．历代养生经典精论评介之彭祖篇．中国医药指南，2006（5）：27.

【述评】

《列仙传》《庄子》均记载，古有寿者彭祖，因修习"吐故纳新，熊经鸟申"之术，"寿高八百"，形体依然健康。"吐故纳新"指气功；"熊经鸟申"指模仿动物形态的肢体锻炼，这两种方法即为导引。由此可见，坚持导引锻炼是彭祖高寿且形体健康的原因。此外，注重饮食保健、专注内心修养，亦是彭祖健康长寿的关键因素。"善于补导之术，服水精云母粉、麋角散，常有少容"，说明彭祖养生擅长通过调节饮食以保养形体。其性格是"少好恬静，不恤世务，不营名誉，不饰车服，唯以养生治身为事"。殷王曾赠之万金，彭祖并未拒绝而是都接受了，但却不是自己享受，而是用来救济穷苦受难的百姓。彭祖对世事达观，不忧虑，不计较个人名誉得失，也不追求物质享受，日常生活中以养生为首务，故此获"寿高八百"之遐龄。

【原文】

人生于世，但养之得宜，可至百余岁。不及此者，皆伤之也。

——《太平广记·彭祖》

【旁征】

五劳所伤：久视伤血，久卧伤气，久坐伤肉，久立伤骨，久行伤筋，是谓五劳所伤。

——《素问·宣明五气》

怒则气上，喜则气缓，悲则气消，恐则气下，寒则气收，炅则气泄，惊则气乱，劳则气耗，思则气结。

——《素问·举痛论》

凡人之惊恐恚劳动静，皆为变也。是以夜行则喘出于肾，淫气病肺。有所堕恐，喘出于肝，淫气害脾。有所惊恐，喘出于肺，淫气伤心。渡水跌仆，喘出于肾与骨。当是之时，勇者气行则已，怯者则着而为病也。故曰：诊病之道，观人勇怯骨肉皮肤，能知其情，以为诊法也。故饮食饱甚，汗出于胃。惊而夺精，汗出于心。持重远行，汗出于肾。疾走恐惧，汗出于肝。摇体劳苦，汗出于脾。故春秋冬夏，四时阴阳，生病起于过用，此为常也。

——《素问·经脉别论》

养寿之道，但莫伤之而已。夫冬温夏凉，不失四时之和，所以适身也；美色淑资，幽闲娱乐，不致思欲之惑，所以通神也；车服威仪，知足无求，所以一志也；八音五色，以悦视听，所以导心也。凡此皆以养寿，而不能斟酌之者，反以速患。古之至人，恐下才之子，不识事宜，流遁不还，故绝其源。故有上士别床，中士异被，服药百裹，不如独卧。五音使人耳聋，五味使人口爽，苟能节宣其宜适，抑扬其通塞者，不以减年，得其益也。凡此之类，譬犹水火，用之过当，反为害也。不知其经脉损伤，血气不足，内理空疏，髓脑不实，体已先病，故为外物所犯，因气寒酒色，以发之耳。若本充实，岂有病也！夫远思强记伤人，忧喜悲哀伤人，喜乐过差、忿怒不解伤人，汲汲所愿伤人，阴阳不顺伤人。

——《太平广记·彭祖》

什么叫"伤"？又如何才能不伤呢？彭祖指出："大醉、大喜、大怒、大温、大寒、大劳、大极，皆伤也；至乐、至忧、至挠、至躁、至奢、至淫，皆伤也；甚饥、甚渴、甚思、甚虑，皆伤也；久坐、久立、久卧、久行，皆伤也。寒温得节，饥饱适宜，无思无为，惟清惟静，此可与言修身耳。已得其寿，复养之得宜，则宜长寿。"可见所谓养护勿伤，既有身体上的，也有精神上的，既有作为要求，也有度量限制。总之，要使身体与环境相适应，处于最佳状态。

张永芳. 历代养生经典精论评介之彭祖篇. 中国医药指南，2006（5）：26.

【述评】

"养之得宜"即可"至百余岁"，但若不知节制、失于度量，过分追求长寿，养护之术反成害人之法。对我们来说，像彭祖那样寿高八百而不衰老恐怕很难实现，但只要"养之得宜"，"至百余岁"却也并非奢望。

附：彭祖

彭　祖

　　彭祖者，姓籛讳铿，帝颛顼之玄孙也。殷末已七百六十七岁，而不衰老。少好恬静，不恤世务，不营名誉，不饰车服，唯以养生治身为事。王闻之，以为大夫。常称疾闲居，不与政事，善于补导之术，服水精云母粉、麋角散，常有少容。然性沉重，终不自言有道，亦不作诡惑变化鬼怪之事，窈然无为。少周游，时还独行，人莫知其所诣，伺候竟不见也。有车马而常不乘，或数百日，或数十日，不持资粮。还家则衣食与人无异，常闭气内息，从旦至中，乃危坐拭目，摩挲身体，舐唇咽唾，服气数十，乃起行言笑。其体中或瘦倦不安，便导引闭气，以攻所患。心存其体，面头九窍，五脏四肢，至于毛发，皆令具至，觉其气运行体中，故于鼻口中达十指末，寻即体和。王自注问讯，不告。致遗珍玩，前后数万金，而皆受之，以恤贫贱，无所留。

　　入道当食甘旨，服轻丽，通阴阳，处官秩耳。骨节坚强，颜色和泽，老而不衰，延年久视，长在世间。寒温风湿不能伤，鬼神众精莫敢犯，五兵百虫不可近，嗔喜毁誉不为累，乃可贵耳。人之受气，虽不知方术，但养之得宜，常至百二十岁，不及此者伤也。小复晓道，可得二百四十岁，加之可至四百八十岁，尽其理者，可以不死，但不成仙人耳。养寿之道，但莫伤之而已。夫冬温夏凉，不失四时之和，所以适身也；美色淑资，幽闲娱乐，不致思欲之惑，所以通神也；车服威仪，知足无求，所以一志也；八音五色，以悦视听，所以导心也。凡此皆以养寿，而不能斟酌之者，反以速患。古之至人，恐下才之子，不识事宜，流遁不还，故绝其源。故有上士别床，中士异被，服药百裹，不如独卧。五音使人耳聋，五味使人口爽，苟能节宣其宜适，抑扬其通塞者，不以减年，得其益也。凡此之类，譬犹水火，用之过当，反为害也。不知其经脉损伤，血气不足，内理空疏，髓脑不实，体已先病，故为外物所犯，因气寒酒色，以发之耳。若本充实，岂有病也！夫远思强记伤人，忧喜悲哀伤人，喜乐过差、忿怒不解伤人，汲汲所愿伤人，阴阳不顺伤人。有所伤者数

19

种，而独戒于房中，岂不惑哉？男女相成，犹天地相生也，所以神气导养，使人不失其和。天地得交接之道，故无终竟之限，人失交接之道，故有伤残之期。能避众伤之事，得阴阳之术，则不死之道也。天地昼分而夜合，一岁三百六十交，而精气和合，故能生产万物而不穷，人能则之，可以长存。次有服气，得其道则邪气不得入，治身之本要。其余吐纳导引之术，及念体中万神有舍影守形之事一千七百余条，及四时首向、责己谢过、卧起早晏之法，皆非真道，可以教初学者，以正其身。人受精养体，服气炼形，则万神自守其真。不然者，则荣卫枯瘁，万神自逝，悲思所留者也。

后有黄山君者，修彭祖之术，数百岁犹有少容。彭祖既去，乃追论其言，以为彭祖经。

——《太平广记·彭祖》

专气致柔，返璞归真

【原文】

不尚贤，使民不争；不贵难得之货，使民不为盗；不见可欲，使民心不乱。是以圣人之治，虚其心，实其腹，弱其志，强其骨。常使民无知无欲。夫使智者不敢为也。为无为，则无不治。

——《老子·三章》

上善若水。水善利万物而不争，处众人之所恶，故几于道。居善地，心善渊，与善仁，言善信，政善治，事善能，动善时。夫唯不争，故无尤。

——《老子·八章》

出生入死。生之徒十有三，死之徒十有三；人之生，动之死地，亦十有三。夫何故？以其生生之厚。盖闻善摄生者，陆行不遇兕虎，入军不被甲兵；兕无所投其角，虎无所措其爪，兵无所容其刃。夫何故？以其无死地。

——《老子·五十章》

智者察同，愚者察异，愚者不足，智者有余，有余则耳目聪明，身体轻强，老者复壮，壮者益治。是以圣人为无为之事，乐恬淡之能，从欲快志于虚无之守，故寿命无穷，与天地终，此圣人之治身也。

——《素问·阴阳应象大论》

名位实足以引起人们的争逐，财货实足以激起人的贪图。名位的争逐，财货的贪图，于是巧诈伪作的心智活动就层出不穷了，这是导致社会混乱与冲突的主要原因。解决的方案要给人民适度的安饱，另一方面要净化他们贪图的心态，削夺他们攘夺的心机。所谓"无知"，并不是行愚民政策，乃是消解巧伪的心智。所谓"无欲"，并不是要灭除自然的本能，而是消解贪欲的扩张。

陈鼓应. 老子注译及评价. 北京：中华书局，2001：74.

上善的人好像水一样。水善于滋润万物而不和万物相争，停留在大家所厌恶的地方，所以最接近于"道"。居处善于选择地方，心胸善于保持沉静，待人善于真诚相爱，说话善于遵守信用，为政善于精简处理，处事善于发挥所长，行动善于掌握时机。只因为有不争的美德，所以没有怨咎。老子用水性来比喻上德者的人格。水最显著的特性和作用是：柔；停留在卑下的地方；滋润万物而不与相争。老子认为最完善的人格也应具有这种心态与行为，"处众人之所恶"。别人不愿意去的地方，他愿意去；别人不愿意做的事情，他愿意做。他具有骆驼般的精神，坚韧负重，居卑忍辱。他能尽其所能地贡献自己的力量去帮助别人，但不和别人争功争名争利，这就是老子"善利万物而不争"的思想。

陈鼓应. 老子注译及评价. 北京：中华书局，2001，91～92.

人出世为生，入地为死。属于长寿的，占十分之三；属于短命的，占十分之三；人本来可以活得长久，却自己走向死路的，也占了十分之三。为什么呢？因为奉养过度了。只有极少数的人，善于养护自己的性命，能做到少私寡欲，过着清静质朴、纯任自然的生活。

陈鼓应. 老子注译及评价. 北京：中华书局，2001：260.

【述评】

老子倡导的"无为"、"不争"等行为方式，是源自于他对自然界的认识，如《老子·七十三章》所言"天之道，不争而善胜"，这也正是老子的"柔弱处上"健康养生思想的体现和运用。以"无为"、"不争"的姿态与万物共处，反而能够长视久生。

老子反对刻意追求健康长寿，他多次论证了人的生命不可强求，但这并不是要人们肆意消耗生命，而是旨在给出正确的健康养生之道。老子告诫人们要注重保护自身，避免受到伤害，如果没有威胁迫近，生命自然就会得以延续。避开危险，保全生命，表面上似乎消极，但却蕴含着健康养生的至理。只有退让，才能进取，只有顺应自然，才能养生延寿。《老子·六十八章》认为"是谓不争之德，是以用人之力，是谓配天之极也"，这是影响后世的哲学观，也是至今仍旧对人们的修身养性，预防疾病，保持健康有借鉴意义的健康养生理念。

【原文】

载营魄抱一，能无离乎？专气致柔，能如婴儿乎？涤除玄鉴，能无疵乎？

——《老子·十章》

【旁征】

言人能抱一，使不离于身，则长存。专守精气使不乱，则形体能应之而柔顺。能如婴儿内无思虑，外无政事，则精神不去也。当洗其心，使洁净也。心居玄明之处，览知万事，故谓之玄鉴也。

——《老子道德经河上公章句·能为》

过佘山，遇顾豫斋与语。豫斋好静修，筑馆佘山，弥岁不归。谈内养一诀，止是专气致柔如婴儿，作不生计，则长生可冀。若分别尔汝、高下，有敬慢，有爱憎，皆是有生后事，非未生前工夫也。此言真得修养之奥。

——《养生肤语》

"载营魄抱一，能无离乎？"这是说一个健全的生活必须形体和精神合一而不偏离。"抱一"即是抱"道"，能抱"道"，即是肉体生活与精神生活可臻至于和谐的状况。"专气致柔"，是集气到最柔和的境地，即所谓"心平气和"。"气柔"是心境极其静定的一种状态。"涤除玄鉴"，即是洗清杂念，摒除妄见，而返自观照内心的本明。老子所讲的这些修身工夫，和瑜伽术不同。瑜伽的目的在于超脱自我和外在的环境。老子重在修身，修身之后乃推其余绪而爱民治国。

陈鼓应．老子注译及评价．北京：中华书局，2001：101．

"营魄抱一"言将精神专心一念于导引之术，而勿使散失杂驰也。"专气"者，谓导引时使气辗转不息也。"致柔"者，谓使气极柔。"专气"以"婴儿"为比者，取其无思无虑之意。因导引时，必须静思息虑，如一人外界意念，气即受停阻而不得转通也。"玄览"，老子此语仍承上文而言导引。常人于闭目静坐后，脑中即现种种日常声色之现象。老子名此现象为"玄览"。行导引者，应使此种观象完全驱之脑中之外，务令吾心海阔天空，不著一物，然后运气乃能一无阻碍。"涤除玄览，能无疵乎"谓涤除种种妄见现象，务至一尘不染，一物不留也。

蒋锡昌．老子校诂．上海：商务印书馆，1937：41．

【述评】

健康必须精神和形体合一而不偏离，通过"抱一"，可使肉体与精神臻于和谐之境，达到形神的一致。老子的"神""形"健康思想与现代人注重生理、心理健康理论相符，揭示了生理健康与心理健康对维护生命的重要性和其相互影响、相互作用的辩证关系，生理健康是心理健康的基础，心理健康有助于生理健康。老子的"载营魄抱一"与"专气致柔"被后世历代养生家视为养生的至高境界。

【原文】

五色令人目盲；五音令人耳聋；五味令人口爽；驰骋畋猎，令人心发狂；难得之货，令人行妨。是以圣人为腹不为目，故去彼取此。

——《老子·十二章》

名与身孰亲？身与货孰多？得与亡孰病？甚爱必大费；多藏必厚亡。故知足不辱，知止不殆，可以长久。

——《老子·四十四章》

【旁征】

今世俗之君子，危身弃生以徇物，彼且奚以此之也？彼且奚以此为也？凡圣人之动作也，必察其所以之与其所以为。今有人于此，以随侯之珠弹千仞之雀，世必笑之。是何也？所用重，所要轻也。夫生，岂随侯珠之重也哉！

——《吕氏春秋·贵生》

名遂则身退也。财多则害身也。好得利则病于行也。甚爱色，费精神。甚爱财，遇祸患。所爱少者，所亡者多，故言大费。生多藏于府库，死多藏于丘墓。生有攻劫之忧，死有掘冢探柩之患。知足之人绝利去欲，不辱于身。知可止，则财利不累于身，声色不乱于耳目，则身不危殆也。人能知止足则福禄在己，治身者，神不劳；治国者，民不扰，故可长久。

——《老子道德经河上公章句·立戒》

老子指出物欲文明生活的弊害。他目击上层阶级的生活形态，寻求官能的刺激，流逸奔竞，淫佚放荡，使心灵激扰不安。因为他认为正常的生活是为"腹"不为"目"，务内而不逐外。俗语说："罗绮千箱，不过一暖；食前方丈，不过一饱。"物欲的生活但求安饱，不求纵情于声色之娱。

陈鼓应．老子注译及评价．北京：中华书局．2001：108．

常人多轻身而徇名利，贪得而不顾危亡。老子乃唤醒世人要贵重生命，不可为名利而奋不顾身。"甚爱必大费，多藏必厚亡"，这是很有道理的话。放眼观看，处处可以见到社会人群在求夺争攘的圈子里翻来滚去，其间的得失存亡，其实是很显然的。

陈鼓应．老子注译及评价．北京：中华书局．2001：240．

心之神发于目，肾之精发于耳。《道德经》曰：五色令人目盲，五音令人耳聋。谓淆乱其耳目，即耗敝其精神。试于观剧时验之，静默安坐，畅领声色之乐，非不甚适，至歌阑舞罢，未有不身疲力倦者，可恍悟此理。

——《老老恒言·防疾》

【述评】

《老子》多篇提到对于生命的珍视，对于声名、货利等身外之物的鄙夷。相关的论述见于"见素抱朴，少私寡欲"，"祸莫大于不知足，咎莫大于欲得"，"是以圣人去甚、去奢、去泰"等。河上公注曰："甚谓贪淫声色，奢谓服饰饮食，泰谓宫室台榭。去此三者，处中和，行无为，则天下自化。"主张生活一切从简，饮食只求果腹，服饰只求御寒，住所只求安身。贪婪地追求物质利益必定要付出惨重的代价，学会适可而止才是健康长久之道。《史记·老子韩非列传》记载了孔子问礼于老子的一个故事，孔子适周，将问礼于老子。老子曰："去子之骄气与多欲、态色与淫志，是皆无益于子之身。"儒家的大"圣人"，都不能避免名利的困扰，更何况我辈世俗之人？所以老子强调要节制自己的欲望，即"见素抱朴，少私寡欲"，若反其道而行之，则会损害生命健康。

金元之际名医李杲著《远欲》云："名与身孰亲，身与货孰多，以随侯之珠，弹千仞之雀，世必笑之，何取之轻而弃之重耶！"非常巧妙地将老子的名言哲句与《吕氏春秋》的比喻糅合在一起，阐发了自己的健康养生观点，即饮食清淡、少思虑、节嗜欲；少言养元气；劳逸适度养形体；清静养精神。东垣老人一生颠沛流离，屡经忧患、疾疫、兵乱饥荒，而能在动荡不安的社会环境中保持身心健康，成就一代名医，流芳后世。他以亲身的生养实践佐证了其健康养生理念的可行性。

【原文】

致虚极，守静笃。万物并作，吾以观其复。夫物芸芸，各复归其根。归根曰静，静曰复命。复命曰常，知常曰明。不知常，妄作凶。知常容，容乃公，公乃全，全乃天，天乃道，道乃久，没身不殆。

——《老子·十六章》

【旁征】

夫恬淡寂寞虚无无为，此天地之平而道德之质也。故曰：圣人休休焉则平易矣，平易则恬淡矣。平易恬淡，则忧患不能入，邪气不能袭，故其德全而神不亏矣。

——《庄子集释·中》

得道之人，捐情去欲，五内清静，至于极虚。静谓根也。根安静柔弱，谦卑处下，故不复死也。

——《老子道德经河上公章句·归根》

人君不重则不尊，治身不重则失神，草木之花叶轻，故零落，根重故长存也。人君不静则失危，治身不静则身危，龙静故能变化，虎躁故夭亏也。

——《老子道德经河上公章句·重德》

圣人者，处天地之和，从八风之理，适嗜欲于世俗之间，无恚嗔之心，行不欲离于世，被服章，举不欲观于俗，外不劳形于事，内无思想之患，以恬愉为务，以自得为功，形体不敝，精神不散，亦可以百数。

——《素问·上古天真论》

故风者，百病之始也。清静则肉腠闭拒，虽有大风苛毒，弗之能害，此因时之序也。

——《素问·生气通天论》

致虚即是心智作用的消解，消解到没有一点心机和成见的地步。一个人运用心机会蔽塞明澈的心灵，固执成见会妨碍明晰的认识，所以致虚是要消解心灵的蔽障和厘清混乱的心智活动。致虚必守静。透过"静"的功夫，乃能深蓄厚养，储藏能量。故应舍弃智巧嗜欲的活动而复归于原本的清静透明的境地。

陈鼓应．老子注译及评价．北京：中华书局．2001：129．

【述评】

老子强调个人的修身养性一定要做到身静心虚，既不自寻烦恼也不多愁善感。当一个人做到"致虚守静"，他自然会根除自己的欲望，回归到自然状态。有关"虚""静"的相关论述还可见于"静为躁君"，"不欲以静，天下将自正"，"清静为天下正"等。老子主张"致虚极，守静笃"的同时，极力反对嗜欲和浮躁，要求大家行动上戒除轻率，心态上消除烦躁，否则都将损害身体健康。司马迁把老子的这一思想精确地凝练为"无为自化，清静自正"。学者陈鼓应认为"虚""静"是心境原本空明宁静的状态，只因私欲的活动与外界的扰动，而使得心灵闭塞不安，所以必须时时做"致虚""守静"的功夫，以恢复心灵的清明。

【原文】

人法地，地法天，天法道，道法自然。

——《老子·二十五章》

【旁征】

不为而成，不求而得，夫是之谓天职。如是者，虽深，其人不加虑焉；虽大，不加能焉；虽精，不加察焉；夫是之谓不与天争职。

——《荀子·天论》

26

故智者养生也，必须顺四时而适寒暑，和喜怒而安居处，节阴阳而调刚柔，如是则僻邪不至，长生久视。

——《灵枢·本神》

苍天之气清静则志意治，顺之则阳气固，虽有贼邪，弗能害也。此因时之序。

故圣人传精神，服天气，而通神明。失之，则内闭九窍，外壅肌肉，卫气散解，此谓自伤，气之削也。

——《素问·生气通天论》

夫四时阴阳者，万物之根本也。所以圣人春夏养阳，秋冬养阴，以从其根，故与万物沉浮于生长之门。逆其根，则伐其本，坏其真矣。

——《素问·四气调神大论》

善言天者，必有验于人；善言古者，必有合于今；善言人者，必有厌于己。如此，则道不惑而要数极，所谓明也。

——《素问·举痛论》

法往古者，先知针经也。验于来今者，先知日之寒温，月之虚盛，以候气之浮沉，而调之于身，观其立有验也。观于冥冥者，言形气荣卫之不形于外，而工独知之。以日之寒温，月之虚盛，四时气之浮沉，参伍相合而调之，工常先见之，然而不形于外，故曰观于冥冥焉。通于无穷者，可以传于后世也，是故工之所以异也，然而不形见于外，故俱不能见也。

——《素问·八正神明论》

【述评】

生命的根本在于阴阳的协调统一。自然界的阴阳变化正常是身体健康的重要条件。若不遵循自然规律，违背四时气候的变化就会招致"自伤"。老子认为人道应当同天道一样，顺应自然，遵从自然规律，反对人为地破坏和干扰。自然界万物的发生、发展都有其规律，人为地改变，只能带来对其自然状态的破坏。历代医家、养生家也都主张养生要顺应自然界的变化，按四时气候的变化摄生，维护自身与自然和社会的关系。

【原文】

治人事天，莫若啬。夫唯啬，是谓早服。早服谓之重积德。重积德则无不克，无不克则莫知其极。莫知其极，可以有国。有国之母，可以长久。是谓深根固柢，长生久视之道。

——《老子·五十九章》

【旁征】

古人得道者，生以寿长，声色滋味，能久乐之，奚故？论早定也。论早定则知早啬，知早啬则精不竭。

——《吕氏春秋·情欲》

多事害神，多言害身，口开舌举，必有祸患。

——《老子道德经河上公章句·虚用》

所以"事天"当依林希逸，作"养生"讲。《孟子·尽心章》也曾说："存其心，养其性，所以事天也。"这是养生之所以为"事天"解的一个有力的旁证。道家的"养生"着重在存心、养性上。老子提出"啬"这个观念，并非专指财物上的，乃是特重精神上的。"啬"即是培蓄能量，厚藏根基，充实生命力。

陈鼓应.老子注译及评价.北京：中华书局.2001：296～297.

值得重视的是老子论摄生还强调了一个"啬"字。他说："治天治人莫若啬。夫唯啬……是谓深根固柢，长生久视之道也。"这一"啬"字，实寓有爱惜精、气、神的意思。《韩非子·解老》说："众人之用神也躁，躁则多费，多费之谓侈；圣人之用神也静，静则少费，少费之谓啬。啬之谓术也，生于道理。夫能啬，是从于道而服于理也。"韩非用神的静、躁说明侈、啬的不同，并指出"啬神"之术是符合于道理的。

晋人张湛曾将"啬神"、"爱气"、"养形"列入养生十要。孙思邈曾作引述，并认为对于精、气、神消耗的多少，犹如"小炷与大炷焚膏"，因而强调"人之寿命，在于撙节"。可见《备急千金要方》所载的少思、少念、少欲、少事、少语、少笑、少愁、少乐、少喜、少怒、少好、少恶等十二少，其实都围绕着"啬"字而言。

明末医学家傅青主对养生有深刻研究。他在《霜红龛集》中曾经专论爱啬精气的问题："人不能早自爱惜，以易竭之精气尽着耗散，乃至衰朽怕死时，却急急求服食药以济其危。不知自己精气原是最胜大药，早不耗散，服而用之，凡外来风寒暑湿阴阳之患皆能胜之。此理但浅浅者，所谓最易知、最易行，而人不肯耳。"在这里，傅山用十分浅近的语言谆

28

谆告诫人们必须宝啬自身精气。以上所举，可见老子"治人事天，莫若啬……长生久视之道也"的论说，启发了人们对精气神"三宝"的爱惜。

朱伟常. 《老子》哲学思想——中医养生学的精髓. 医古文知识，2000（1）：5.

【述评】

老子认为修身养性必须要谨守自身的精、气、神，勿使其外泄。在对待外界诱惑因素时，要如履薄冰，如临深渊，唯有从俭从啬，方能维护生命。《老子·六十七章》言："我有三宝，持而宝之。一曰慈，二曰俭，三曰不敢为天下先。夫慈故能勇，俭故能广，不敢为天下先，故能成器长。"不要过度损耗人的精、气、神，做到以"啬"养生，就可以使生命的根基厚实，精气充沛，从而达到健康长寿的目的。老子视"啬"为"深根固柢，长生久视之道"。

【原文】

人之生也柔弱，其死也坚强。草木之生也柔脆，其死也枯槁。故坚强者死之徒，柔弱者生之徒。是以兵强则灭，木强则折。坚强处下，柔弱处上。

——《老子·七十六章》

天下莫柔弱于水，而攻坚强者莫之能胜，以其无以易之。弱之胜强，柔之胜刚，天下莫能知，莫能行。

——《老子·七十八章》

【旁征】

帝曰：其于寿夭何如？岐伯曰：阴精所奉其人寿，阳精所降其人夭。

——《素问·五常政大论》

草木壮极则枯落，人壮极则衰老也。言强者不可以久。

——《老子道德经河上公章句·俭武》

老子从人类和草木的生存现象中，说明成长的东西都是生存的状态，而死亡的东西都是僵硬的状态。老子从万物活动所观察到的物理之恒情，而断言："坚强者死之徒，柔弱者生之徒。"他的结论还蕴含着坚强的东西已失去了生机，柔弱的东西则充满着生机。这是从事物的内在发展状况来说明的。若从他们的外在表现上来说，坚强者之所以属于死之徒，乃是因为它的显露突出，所以当外力冲击时，便首当其冲了；才能外露，容易招嫉而遭到抨击，这正如高大的树木容易引来砍伐。人为的祸患如此，自然的灾难亦莫不然；狂风吹刮，高大的树木往往被摧折。小草由于它的柔软，反而可以迎风招展。

陈鼓应.老子注译及评价.北京：中华书局，2001：345.

老子以水为例，说明柔克刚的道理。我们看看，屋檐下点点滴滴的雨水，由于它的持续性，经过长年累月可以把一块巨石穿破；洪水泛滥时，淹没田舍，冲毁桥梁，任何坚固的东西都抵挡不了。所以老子说柔弱是胜过刚强的。由此可知，老子的"柔弱"，并不是通常所说的软弱无力的意思，而其中却含有无比坚韧不克的性格。

陈鼓应.老子注译及评价.北京：中华书局，2001：353.

【述评】

老子曾反复强调"贵柔戒刚"之说，如："物壮则老，是谓不道，不道早已"，"柔弱胜刚强"，"弱者道之用"，"天下之至柔，驰骋天下之至坚。出于无有，入于无间，吾是以知无为之有益。不言之教，无为之益，天下希及之"等等。天下最柔弱之物反而能胜过最刚强的东西；柔软的力量反而能穿透没有缝隙的东西，譬如水滴石。"柔弱处上"亦为养生之道，保养生命应围绕保养生命之"柔弱"而展开。

附：文子养生二则

九 守

老子曰：人受天地变化而生，一月而膏，二月血脉，三月而胚，四月而胎，五月而筋，六月而骨，七月而成形，八月而动，九月而躁，十月而生。形骸已成，五脏乃分。肝主目，肾主耳，脾主舌，肺主鼻，胆主口。外为表，中为里。头圆法天，足方象地。天有四时、五行、九曜、三百六十日，人有四肢、五脏、九窍、三百六十节。天有风雨寒暑，人有取予喜怒。胆为云，肺为气，脾为风，肾为雨，肝为雷。人与天地相类，而心为之主。耳目者，日月也；血气者，风雨也。热月失行，薄蚀无光；风雨非时，毁折生灾；五星失行，州国受其殃。天地之道，至闳以大，尚犹节其章光，爱其神明，人之耳目何能久熏而不息，精神何能驰骋而不乏？是故圣人守内而不失外。夫血气者，人之华也；五脏者，人之精也。血气专乎内而不外越，则胸腹充而嗜欲寡；嗜欲寡，则耳目清而听视聪达；听视聪达，谓之明。五脏能属于心而无离，则气意胜而行不僻，精神胜而气不散。以听无不闻，以视无不见，以为无不成，患祸无由入，邪气不能袭，故所求多者所得少，所见大者所知小。夫孔窍者，精神之户牖；血气者，五脏之使候。故耳目淫于声色，即五脏动摇而不定，血气滔荡而不休，精神驰骋而不守，祸福之至，虽如丘山，无由识之矣。故圣人爱而不越。圣人诚使耳目精明玄达，无所诱慕，意气无失，清净而少欲，五脏便宁，精神内守形骸而不越，即观乎往世之外，来事之内，祸福之间，可足见矣。故"其行弥远，其知弥少"，以言精神不可使外淫也。故"五色乱目，使目不明；五音入耳，使耳不聪；五味乱口，使口生创；趣舍滑心，使行飞扬"。故嗜欲使人气淫，好憎使人精劳，不疾去之，则志气日耗。夫人之所以不能终其天年者，以其生生之厚。夫唯无以生为者，即所以得长生。天地运而相通，万物总而为一。能知一，即无一之不知也；不知一，即无一之能知也。吾处天下亦为一物，而物亦物也。物之与物，何以相物？欲生不可事也，憎死不可辞也，贱之不可憎也，贵之不可喜也，因其资而宁之，弗敢极也。弗敢极即至乐极矣。

——《古今图书集成·人事典·卷一百一十一》

守　弱

老子曰：圣人与阴俱闭，与阳俱开，能至于无乐也，即无不乐也；无不乐，即至乐极矣。是内乐外，不以外乐内，故有自乐也。即有自志，贵乎天下，所以然者，因天下而为天下之要也。不在彼而在于我，不在于人而在于身，身得则万物备矣。故达于心术之论者，即嗜欲好憎外矣。是故无所喜，无所怒，无所乐，无所苦，万物玄同，无非无是。故士有一定之论，女有不易之行。不待势而尊，不须财而富，不须力而强，不利货财，不贪世名，不以贵为安，不以贱为危，形神气志，各居其宜。

夫形者，生之舍也；气者，生之元也；神者，生之制也；一失其位，即三者伤矣。故以神为主者，形从而利；以形为主者，神从而害。其生贪饕[1]多欲之人，颠冥乎势力，诱慕乎名位，几以过人之智，位高于世，即精神日耗以远，久淫而不还，形闭中拒，即无由入矣。是以时有育忘自失之患。夫精神志气者，静而日充以壮，躁而日耗以老，是故圣人持养其神，和弱其气，平夷其形，而与道浮沉。如此，则万物之化无不偶也，百事之变无不应也。

——《守山丛书·子集·守弱》

【注释】

[1] 饕（tāo 涛）：贪得无厌。

按： 文子，老子弟子，以擅于养生著称，北魏李暹作《文子注》，传曰："姓辛……曰计然。范蠡师事之。"葵丘濮上人，其名在唐代与老、庄并重。文子曰："太上养神，其次养形。神清意平，百节皆宁，养生之本也。肥肌肤，充肠胃，闭嗜欲，养生之末也。"倡导养神为上，养形次之。

子华子论久生

【原文】

寒湿温燥晦明之变则大矣，形恮乎化则涸，而其形无尽。喜怒哀乐思惧之化则备矣，神经乎变则涸，而其形有余。正气之在人也，上下灌注，如环之无端，莫知其纪极也，不可以为量也。是能使其神之所泽，郁郁勃勃而不可屈；是能使其形之所宅，完固静专而不可挠。是故能通于养气之术者，不可以不务白也，且气不胜，邪攻之矣。攻之而不已，则气必挫；挫之而不已，则向于消亡矣。正气渐尽，邪术壮长，心伤于中，而色泽外变，神去其干而死矣。是以古之知道者，筑垒以防邪，疏源以毓真，深居静处，不为物撄。动息出入而与神气俱，魂魄守戒，谨窒其兑，专一不分，真气乃存。上下灌注，气乃流通。如水之流，如日月之行而不休。阴营其脏，阳固其腑，源流泄泄，满而不溢，冲而不盈，夫是之谓久生。

——《子华子·卷八》

【旁征】

有至人者，淳德全道，和于阴阳，调于四时，去世离俗，积精全神，

32

游行天地之间，视听八达之外，此盖益其寿命而强者也，亦归于真人。

——《素问·上古天真论》

夫自古通天者生之本，本于阴阳。天地之间，六合之内，其气九州九窍、五藏、十二节，皆通乎天气。其生五，其气三，数犯此者，则邪气伤人，此寿命之本也。苍天之气，清净则志意治，顺之则阳气固，虽有贼邪，弗能害也。此因时之序。

——《素问·生气通天论》

子华子的养生思想观点主要有以下两个方面：

其一，全生为上，六欲得宜。《吕氏春秋·贵生》载："子华子曰：全生为上，亏生次之，死次之，迫生为下。"同书《诬徒》载："子华子曰：王者乐其所以王，亡者亦乐其所以亡。故烹兽不足以尽兽，嗜其脯则几矣。"又《明理》载："子华子曰：夫乱世之民，长短领许百疾，民多疾病，道多根极，盲秃万怪皆出。"另外，《列子·周穆王》也载其说："吾恐将来之存亡得失，哀乐好恶之乱吾心，如此也，须臾之忘，可复得乎？"子华子将养生所达到的程度，分为"全生"、"亏生"、"死"、"迫生"四等。全生是健康长寿之意，因此"全生"是养生的目的，必须做到七情六欲的平衡，如果只有部分的平衡就叫"亏生"。"亏生"就不可能达到长寿的目的。所以要求人们注重六欲七情的调养，尤其不要"愁身伤生以忧之"。保持精神愉快，是达到"全生"的首务。

其二，塞流则病，主运主瀹。子华子认为正常生理"营卫之行，无失厥常，六腑化谷，津液布扬，故能长久而不敝。"所以，主以"动"养生，以疏通气血为养的观点，并举"流水不腐，以其逝故也；户枢不蠹，以其运故也"来强调说明保持气血流畅的重要性。正是因为气血的顺畅，脏腑功能的强健形成良性循环而促进养生。运动可以疏通气血，疏通气血才能达到养正气的作用，他认为"运"、"动"可使生命"长久"，他也是世界上最早提出"生命在于运动"的专家。生命在于运动，勤动手、动脚、动脑是名人长寿的原因，也同样是普通人长寿的保障。

陈可冀，周文泉. 中国传统老年医学文献精华. 北京：科学技术文献出版社.1987：73.

【述评】

子华子，春秋时期哲学家，与庄子同期而略早，晋国人。《庄子》曾载其人，其学则佚于 2 000 年之前。从《吕氏春秋》和《列子》所载的相关论述，可窥知其健康养生思想。其思想接近道家，但有独特之处，倡导养生应持"全生"之道，由"贵生"而重视养生。主张运动、疏导的同时又主张"六欲皆得其宜"，这是他有别于老、庄思想之处。

高蹈逍遥的人生

【原文】

仲尼蹴然曰：何谓坐忘？颜回曰：堕形体，黜聪明，离形去智，同于大通，此谓坐忘。

——《庄子·大宗师》

回曰：敢问心斋？仲尼曰：若一志，无听之以耳而听之以心，无听之以心而听之以气。听止于耳，心止于符。气也者，虚而待物者也。唯道集虚。虚者，心斋也。

——《庄子·人间世》

【旁征】

近人陈樱宁先生释此节为"庄子听息法"，认为完全属于静功的做法。并试解各句含意及其做法如下：

1. "若一志"　当开始练功时，意念要专一，不要有杂念干扰，否则功夫很难做得好。

2. "无听之以耳，而听之以心"　意念归一就开始用听字诀做功。普通所谓听，系指用耳听音，此处所说的听，却不是此意。关于这点，在古今各家注释的《庄子》都得不到明确的回答。这里所说的听，是指听鼻中呼吸之气。大家知道，凡是呼吸系统正常，呼吸不发生障碍的人，鼻中气息都没有声音，所以说"无听之以耳"（"无"意为"勿"）。虽然没有声音，但自己却知道鼻中气息一出一入，或慢或快，或粗或细，纵然是聋子也会有所感觉，所以说"听之以心"。

3. "无听之以心，而听之以气"　上面说过，心所听的对象是鼻中呼吸之气，而气所听的对象又是什么呢？若说用气来听气，在理论上说不通。究应做何解释？这里是指听息工夫做得时间久了，心和气已经打成一片，分不开了，气已不能再作为心的对象了，亦即再不能说用这个心听那个气了，所以说"勿听之以心"。这时身中的神和气虽然团结在一起，但尚未达成混沌境界，还稍微有点感觉。这样继续做下去，并不需要很多时间，自然就完全无知觉了。从有知觉到无知觉这一短暂过程中，与其说用心听气，"听之以心"，使心和气相对立，不如说"听之以气"了。这里虽仍说"听"，实际上就是不要再着意于"听"了。俗话说"听其自然"、"听之任之"等等，这几个"听"字含意已非用耳听，正是庄子这几句话最好的解释。

4. "听止于耳，心止于符"　初下手练功夫时，要注意在"一"字诀（"若一志"）上。等意念归一之后，就注意"听"字诀。此后再进一步就要用"止"字诀，就是要停止听。这时的功夫，渐渐进入混沌的境界，身中是神气合一，心的知觉已不起作用，所以说"心止于符"（"符"作"神"解）。这种神气合一的境界是无知觉的，外表上看来和睡着了一样，但内部的情况是不相同的。

气功精选．北京：人民体育出版社，1981：34.

【述评】

庄子的哲学，继承和发展了老子的"道法自然"观，强调事物自生自化，否认神的主宰。他看到一切事物都处在"无动而不变，无时而不移"中，认为"天下莫大于秋毫之末，而泰山为小；莫寿乎殇子，而彭祖为夭"。主张齐物我，齐是非，齐大小，齐生死，齐贵贱，提出一种"天地与我并生，而万物与我为一"，"无心而任乎自化"的精神境界。

基于这样的健康养生观，庄子的修养方法主张"坐忘"与"心斋"。庄子在《大宗师》篇借仲尼及其弟子之口论述了"坐忘"之法，在《人间世》篇记载了"心斋"之法。庄子的修道大概仅是凭着这样一类静功方法，所以对于当时医家、养生家所常用的导引等动功持有不同的看法。《庄子·刻意》篇说："若夫……不导引而寿，无不忘也，无不有也，淡然无极而众美从之。此天地之道，圣人之德也。"

【原文】

天地与我并生，而万物与我为一。

——《庄子·齐物论》

【旁征】

天覆地载，万物悉备，莫贵于人，人以天地之气生，四时之法成，君王众庶，尽欲全形，形之疾病，莫知其情，留淫日深，著于骨髓，心私虑之。

——《素问·宝命全形论》

苟足于天然而安其性命，故虽天地未足为寿，而与我并生，万物未足为异，而与我同得。则天地之生又何不并，万物之得又何不一哉！

——《庄子集释·上》

死灰槁木，取其寂寞无情耳。夫任自然而忘是非者，其体中独任天真而已，又何所有哉！故止若立枯木，动若运槁枝，坐若死灰，行若游尘。

——《庄子集释·上》

庄子认为，人的生命是自然界给予了形体，又给予了和谐："汝身非汝有也……是天地之委形。生非汝有，是天地委和也；子孙非汝有，是天地之委蜕也。"既然人的身体、生命以及子孙都由天地自然给予，因此人必须尊重、顺应天地自然。庄子十分强调人和自然的亲和关系，强调人和自然的统一，旗帜鲜明地指出"天与人不相胜"，"天地与我并生，万物与我为一"。人与自然和谐相处是庄子所追求的理想生存状态。

朱继英，卢伟.庄子的养生观及其现实意义.医学与社会，1999，12（5）：42.

【述评】

"万物与我为一"，即人与自然和谐共存的观念在《庄子》中曾多次被提起。如："夫至乐者，先应之以人事，顺之以天理，行之以五德，应之以自然"（《庄子·天运》）。《庄子·庚桑楚》论述顺应自然的"卫生之经"时，引用了老子与南荣趎的一段对话，指出理想的生存状态是"身若槁木之枝而心若死灰。若是者，祸亦不至，福亦不来"。庄子把生与死看做是自然界万物的正常运动变化。《庄子·大宗师》亦云"夫大块载我以形，劳我以生，佚我以老，息我以死。故善生者，乃所以善死也"，"知天之所为，知人之所为者，至矣。知天之所为者，天而生也；知人之所为者，以其知之所知，以养其知之所不知，终其天年而不中道夭者，是知之盛也"。

【原文】

缘督以为经，可以保身，可以全生，可以养亲，可以尽年。

——《庄子·养生主》

【旁征】

夫人生于地，悬命于天，天地合气，命之曰人。人能应四时者，天地为之父母；知万物者，谓之天子。天有阴阳，人有十二节；天有寒暑，人有虚实。能经天地阴阳之化者，不失四时；知十二节之理者，圣智不能欺也；能存八动之变，五胜更立；能达虚实之数者，独出独入，呿吟至微，秋毫在目。

——《素问·宝命全形论》

夫生以养存，则养生者理之极也。若乃养过其极，以养伤物，非养生之主也。

是故虽负万钧，苟当其所能，则忽然不知重之在身；虽应万机，泯然不觉事之在己。此养生之主也。

——《庄子集释·上》

性分各自为者，皆在至理中来，故不可免也，是以善养生者，从而任之。分外之事，不足为也；分内之事，不可不为也。夫目见耳听足行心知者，禀之性理，虽为无为，故不务免也。

——《庄子集释·中》

缘，顺也。督，中也。经，常也。夫善恶两忘，刑名双遣，故能顺一中之道，处真常之德，虚夷任物，与世推迁。养生之妙，在乎兹矣。

——《庄子集释·上》

"缘督以为经"，最为根本的在于顺乎自然。《庄子·天运》说："夫至乐者，先应之以人事，顺之以天理，行之以五德，应之以自然。"《庄子·庚桑楚》在论述顺乎自然的"卫生之经"时，引老子与南荣趎的对话："老子曰：终日视而目不瞋，偏不在外也。行不知所之，居不知所为，与物委蛇而同其波。是卫生之经已。南荣趎曰：然则是至人之德已乎？曰：非也。是乃所谓冰解冻释者能乎。夫至人者，相与交食乎地而交乐乎天，不以人物利害相撄，不相与为怪，不相与为谋，不相与为事，翛然而往，侗然而来。是谓卫生之经已。曰：然则是至乎？曰：未也。吾固告汝曰：能儿子乎！儿子动不知所为，行不知所之，身若槁木之枝而心若死灰。若是者，祸亦不至，福亦不来。祸福无有，恶有人灾也！"在这里涉及养生的三个层次，都讲到要顺乎自然而为。而最高的层次，即"身若槁木之枝而心若死灰"，则是要求人与自然融为一体。

乐爱国，王海军.《庄子》的养生智慧.锦州医学院学报（社会科学版），2005（4）：45.

【述评】

"养生主"意为养生的要领，是一篇专谈健康养生之道的文章。《庄子》认为，健康养生之道重在顺应自然，忘却情感，不为外物所累。指出健康养生最重要的是要做到"缘督以为经"，即秉承事物中虚之道，顺应自然的变化与发展。总之，凡事当处之以虚，根本在于顺应自然。《庄子·养生主》借庖丁解牛的故事喻人的健康与养生，并认为只有"依乎天理"、"因其固然"、"安时顺处"，才能做到"游刃有余"，从而达到顺乎天地。

【原文】

就薮泽，处闲旷，钓鱼闲处，无为而已矣；此江海之士，避世之人，闲暇者之所好也。

——《庄子·刻意》

【旁征】

栖隐山薮，放旷皋泽，闲居而事纶钓，避世而处无为，天子不得臣，诸侯不得友。斯乃从容闲暇之人，即巢父、许由、公阅休之类。

——《庄子集释·中》

夫虚静恬淡寂寞无为者，天地之平而道德之至，故帝王圣人休焉。休则虚，虚则实，实则伦矣。虚则静，静则动，动则得矣。静则无为，无为也则任事者责矣。无为则俞俞，俞俞者忧患不能处，年寿长矣。夫虚静恬淡，寂寞无为者，万物之本也。

——《庄子·天道》

从天道的虚静恬淡和寂寞无为，推出人的虚静无为可以长寿。当然，《庄子》这种主张，不单纯只是为了长寿，而且是为了追求一种快乐，这是《庄子》的最高人生目标。《庄子·天道》在论述了虚静恬淡寂寞无为可以使人长寿之后，进一步指出虚静恬淡寂寞无为可以让人获得"其生也天行，其死也物化。静而与阴同德，动而与阳同波"，"无天怨，无人非，无物累，无鬼责"的"天乐"，成为《庄子·逍遥游》中所谓"乘天地之正，而御六气之辩，以游无穷"的"无己"、"无功"、"无名"的逍遥者。当然，由虚静恬淡寂寞无为而产生的快乐与长寿之间是密切联系的。

乐爱国，王海军.《庄子》的养生智慧.锦州医学院学报（社会科学版），2005（4）：45.

【述评】

庄子提倡"心静"、"无为"，认为"恬淡寂寞，虚无无为，此天地之平，而道德之质也"。无为而处任事者就可各尽其责，安逸自得，延长寿命。故此虚静、恬淡、寂寞、无为，方为万物之本。故此庄子延续了老子"返璞归真"、"道法自然"的理论，倡扬"其生若浮，其死若休，不思虑，不豫谋"，"平易恬淡，则忧患不能入，邪气不能袭，故其德全而神不亏矣"，构建起道家养心全身的理论体系。

【原文】

吹呴呼吸，吐故纳新，熊经鸟申，为寿而已矣；此导引之士，养形之人，彭祖寿考者之所好也。

——《庄子·刻意》

【旁征】

吹冷呼而吐故，呴暖吸而纳新，如熊攀树而自经，类鸟飞空而伸脚。

斯皆导引神气，以养形魂，延年之道，驻形之术。故彭祖八百岁，白石三千年，寿考之人，即此之类。以前数子，志尚不同，各滞一方，未为通美。自不刻意而下，方会玄玄之妙致也。

——《庄子集释·中》

其民食杂而不劳，故其病多痿厥寒热，其治宜导引按跷。

——《素问·异法方宜论》

人体欲得劳动，但不当使极耳。人身常摇动，则谷气消，血脉流通、病不生。譬犹户枢不朽是也。古之仙者及汉时有道士君倩，为导引之术，作熊经鸱顾，引挽腰体，动诸关节，以求难老也。

——《养性延命录·卷下》

【述评】

最初的导引动作源起于原始社会时期，是远古人民按照医疗保健需要创编的一种"摇筋骨，动肢节"的锻炼方法。后来又将肢体活动与呼吸运动结合起来，丰富了导引的内容。《路史》记载："阴康氏时，水渎不疏，江不行其原，阴凝而易闷，人既郁于内，腠理滞着而多重，得所以利其关节者，乃制之为舞，教人引舞以利导之，是谓大舞。""大舞"即后来发展起来的气功导引方法。"吐故纳新"是指做呼吸运动；"熊经鸟申"是指人经常做像熊一样直立向上引身，像鸟一样左顾右盼这样的动作，即指人的肢体活动，这就是有利于人体健康的导引，坚持这样做的人就是擅于养形之人。庄子曾多次提及"导引""吐纳"，如在《齐物论》篇中提到南郭子綦"隐机而坐，仰天而嘘"，同样是在做导引之功。

《庄子》外篇和杂篇多处论及人形体的保养，与内篇重在养神二者相互为应，故此《庄子》具备了形神相济、内外兼修、身心健康的观念，对后世影响极大。

【原文】

形劳而不休则敝，精用而不已则劳，劳则竭。

——《庄子·刻意》

【旁征】

外不劳形于事，内无思想之患，以恬愉为务，以自得为功，形体不敝，精神不散，亦可以百数。

——《素问·上古天真论》

夫形体精神，禀之有限，而役用无涯，必之死地。故分外劳形，不知休息，则困敝斯生。精神逐物而不知止，必当劳损，损则精气枯竭矣。

——《庄子集释·中》

夫形全不扰，故能保完天命；精固不亏，所以复本还原；形神全固，故与玄天之德为一。

——《庄子集释·中》

【述评】

《庄子》在其外篇和杂篇中还有关于"全形""卫生""养生""达生之情"的相关论述，给我们的启示是生理健康与心理健康同等重要，二者互相促进、影响。《庄子》发展了《老子》的养生之道，从"形""神"两个方面来论述养生，认为二者不可偏废。

【原文】

纯素之道，唯神是守；守而勿失，与神为一；一之精通，合于天伦。野语有之曰："众人重利，廉士重名，贤人尚志，圣人贵精。"故，素也者，谓其无所与杂也；纯也者，谓其不亏其神也。能体纯素，谓之真人。

——《庄子·刻意》

【旁征】

提挈天地，把握阴阳，呼吸精气，独立守神，肌肉若一，故能寿敝天地，无有终时，此其道生。

——《素问·上古天真论》

纯精素质之道，唯在守神。守神而不丧，则精神凝静，既而形同枯木，心若死灰，物我两忘，身神为一也。

苟以不亏为纯，则虽百行同举，万变参备，乃至纯也；苟以不杂为素，则虽龙章凤姿，倩乎有非常之观，乃至素也。若不能保其自然之质而杂乎外饰，则虽犬羊之鞟，庸得谓之纯素哉！

夫混迹世物之中而与物无杂者，至素者也；参变嚣尘之内而其神不亏者，至纯者也；岂复独立于高山之顶，拱手于林籁之间而称纯素哉？盖不然乎！此结释前纯素之道义也。

——《庄子集释·中》

庄子的养生宗旨，就是"养神"，即保持、涵养自然的精神状态。《刻意》篇曰："纯素之道，唯神是守；守而勿失，与神为一；一之精通，合于天伦。"非常明确地说明了这一点。《达生》篇曰："夫醉者之坠车，虽疾不死。骨节与人同而犯害与人异，其神全也，乘亦不知也，坠亦不知也，死生惊惧不入乎其胸中，是故迕物而不慑。"喝醉的人从车上摔下来而不会有生命危险，就是因为"神全"。神全之人，在复杂的社会中，"以神遇而不以目视"，依乎自然之理，"缘督以为经"，以无厚的神入于有间隙的社会，就能游刃有余。然而还不止于此，庄子虽然以养神为宗旨，但最终还要与其追求自由无待的思想相结合，才是至善。《养生主》曰："泽雉十步一啄，百步一饮，不蕲畜乎樊中。神虽王，不善也。"倘若徒自精神旺盛，却不能自由，那么要此精神何用？可见，既要养神，又要自由，才是庄子修养的最高境界。

刘红云. 试论《庄子》的养生之道. 齐齐哈尔师范高等专科学校学报，2007，(5)：106.

【述评】

庄子倡导"形""神"并重，但尤重养"神"，这也成为道家养生理论的标志。先秦医学典籍《黄帝内经》，嵇康的养生名著《养生论》，对此观点均有继承和发展。

【原文】

养形必先之以物，物有余而形不养者有之矣；有生必先无离形，形不离而生亡者有之矣。生之来不能却，其去不能止。悲夫！世之人以为养形足以存生；而养形果不足以存生，则世奚足为哉！虽不足为而不可不为者，其为不免矣。

——《庄子·达生》

内无眷慕之累，外无伸宦之形，此恬淡之世，邪不能深入也。

——《素问·移精变气论》

物者，谓资货衣食，旦夕所须。夫颐养身形，先须用物；而物有分限，不可无涯。故凡鄙之徒，积聚有余而养卫不足者，世有之矣。

夫寿夭去来，非己所制。而世俗之人，不悟斯理，贪多资货，厚养其身，妄谓足以存生，深可悲叹。

厚养其形，弥速其死，故决定不足以存生。

夫驰逐物境，本为资生。生既非养所存，故知世间物务，何足为也！

——《庄子集释·中》

【述评】

人人都想健康长寿，但很多人的做法却与健康养生之道南辕北辙，养生之效亦事与愿违，与真正的健康渐行渐远，导致"以养害生"。错误的保健方法及对健康的不正确理解，即为"害生"。

【原文】

善养生者，若牧羊然，视其后者而鞭之。

——《庄子·达生》

【旁征】

夫守一方之事至于过理者，不及于会通之适也。鞭其后者，去其不及也。

单豹寡欲清虚，养其内德而虎食其外；张毅交游世贵，养其形骸，而病攻其内以死。此二子各滞一边，未为折中，故并不鞭其后也。

——《庄子集释·中》

【述评】

有经验的放牧之人，看见有落后的，就用鞭子去抽打它，防止羊群掉队。善于养生的人同样如此，看见自己的缺失赶紧去补救。健康养生应该做到内外合修，内养外防并重，只注重一个方面是不妥当的。《庄子·达生》讲了一个与养生有关的故事："鲁有单豹者，岩居而水饮，不与民共利，行年七十而犹有婴儿之色；不幸遇饿虎，饿虎杀而食之。有张毅者，高门县薄，无不走也，行年四十而有内热之病以死。豹养其内而虎食其外，毅养其外而病攻其内，此二子者，皆不鞭其后者也。"单豹只注重内养，忽略了形体的保养，结果死于老虎的攻击；而张毅只重外防，忽略了精神的保健，结果死于来自身体内部的疾病。单豹、张毅未能健康长寿的原因皆是未能"鞭其后者"，导致了在养生方面的失败。《庄子》以此警示后人养生在"营内"的同时也不要"忘外"，修身养性和外部环境的营造同等重要，倡导形神兼养，不能顾此失彼。

【原文】

人之所取畏者，衽席之上，饮食之间，而不知为之戒者，过也。

——《庄子·达生》

【旁征】

以酒为浆，以妄为常，醉以入房，以欲竭其精，以耗散其真，不知持满，不时御神，务快其心，逆于生乐，起居无节，故半百而衰也。

——《素问·上古天真论》

十杀一耳，便大畏之；至于色欲之害，动皆之死地，而莫不冒之，斯过之甚也。

夫涂路患难，十杀其一，犹相戒慎，不敢轻行。况饮食之间，不能将节，衽席之上，恣其淫荡，动之死地，万无一全。举世皆然，深为罪过。

——《庄子集释·中》

道以精为宝，施之则生人，留之则生身。生身则求度在仙位，生人则功遂而身退，功遂而身退，则陷欲以为剧。何况妄施而废弃，损不觉多，故疲劳而命堕。天地有阴阳，阴阳人所贵，贵之合于道，但当慎无费。彭祖曰：上士别床，中士异被，服药百裹，不如独卧。色使目盲，声使耳聋，味使口爽。苟能节宣其道，适抑扬其通塞者，可以增寿。

——《养性延命录·卷下》

《庄子》曰："人之大可畏者，衽席之间，不知戒者故也。"养生之要，首先寡欲。嗟乎！元气有限，情欲无穷。《内经》曰："以酒为浆，

44

以妄为常，醉以入房，以欲竭其精，此当戒也。"

——《寿世青编·养肾说》

保身是养生的第一个内容，但要达到更高的境界，需要无欲，才能体悟道的真谛。所以庄子说："其嗜欲深者，其天机浅。"欲望对人本身和社会生活有着重要的影响。庄子把嗜欲的深浅看成是道德修养高低决定因素的标志，只有去除心中的嗜欲，才有心境的宁静。要形成无待、无累、无患的精神境界，必须要有恬淡无欲的精神修养，这是基础。

精神状况直接影响人的身体状况，这是古今中外都承认的事实，但庄子提到嗜欲的影响很大，是值得注意的地方。庄子的无欲值得现代人借鉴。

赵世杰，谭广鑫. 先秦时期儒、道养生思想初探. 军事体育进修学院学报，2006，25（3）：6～7.

【述评】

节制饮食、情欲，贯穿于《庄子》的各篇章中。《庄子·庚桑楚》列举出了 24 种不利于人体健康的欲望。《庄子·至乐》亦言："夫天下之所尊者，富贵寿善也；所乐者，身安厚味美服好色音声也；所下者，贫贱夭恶也；所苦者，身不得安逸，口不得厚味，形不得美服，目不得好色，耳不得音声。若不得者，则大忧以惧。"《庄子·天地》言："且夫失性有五：一曰五色乱目，使目不明；二曰五声乱耳，使耳不聪；三曰五臭熏鼻，困惾中颡；四曰五味浊口，使口厉爽；五曰趣舍滑心，使性飞扬。此五者，皆生之害也。"故此，上述五事，皆是伐命之刀，害生之斧，是生民之巨害也。

【原文】

全汝形，抱汝生，无使汝思虑营营。若此三年，则可以及此言矣。

——《庄子·庚桑楚》

【旁征】

不逐物境，全形者也；守其分内，抱生者也。既正分全生，神凝形逸，故不复役知思虑，营营徇生也。三年虚静，方可及乎斯言。

——《庄子集释·下》

◎ 第一卷 先秦两汉篇

美其食，顺精粗也。任其服，随美恶也。乐其俗，去倾慕也。高下不相慕，至无求也，是所谓心足也。不恣于欲，是则朴同。故圣人云：我无欲而民自朴。

——《黄帝内经素问·上古天真论》

【述评】

超越自我，不为世俗物欲所累，不被名利、地位等欲望的左右，才是健康长寿之道。《庄子·庚桑楚》篇进一步提出贵、富、显、严、名、利六者，容易扰乱人的意志；容、动、色、理、气、意六者，容易束缚人的心灵；恶、欲、喜、怒、哀、乐六者，容易影响人的品德；去、就、取、予、知、能六者，容易阻塞人的大道。"此四六者不荡胸中则正，正则静，静则明，明则虚，虚则无为而不为也"，若能杜绝这24种欲望对人的影响，人的内心就能获得真正的安静、平和，也就能做到顺应自然。超越自我，不为物欲所蔽，才能获得真正的身心健康。

附：《庄子》养生三篇

在 宥

广成子南首而卧，黄帝顺下风膝行而进，再拜稽首而问曰："闻吾子达于至道，敢问治身奈何而可以长久？"广成子蹶然[1]而起，曰："善哉问乎！来！吾语女[2]至道。至道之精，窈窈冥冥；至道之极，昏昏默默。无视无听，抱神以静，形将自正。必静必清，无劳女形，无摇女精，乃可以长生。目无所见，耳无所闻，心无所知，女神将守形，形乃长生。慎女内，闭女外，多知为败。我为女遂于大明之上矣，至彼至阳之原也；为女入于窈冥之门矣，至彼至阴之原也。天地有官，阴阳有藏，慎守女身，物将自壮。我守其一，以处其和。"

人大喜邪毗[3]于阳。大怒邪毗于阴。阴阳并毗，四时不至，寒暑之和不成，其反伤人之形乎！使人喜怒失位，居处无常，思虑不自得，中道不成章，于是乎天下始乔诘卓鸷[4]，而后有盗跖、曾史[5]之行。

【注释】

[1] 蹶（cù促）然：急促不安貌。

46

［2］女：同"汝"。

［3］毗（pí皮）：连接，辅助。

［4］乔诘卓鸷：指不协调、别扭的样子。鸷：凶猛的鸟。

［5］盗跖：传说中的大盗贼；曾史：指曾参和史鳝，古代"仁"与"义"的典型代表。

刻　意

刻意尚行，离世异俗，高论怨诽，为亢而已矣，此山谷之士，非世之人，枯槁赴渊者之所好也。语仁义忠信，恭俭推让，为修而已矣，此平世之士，教诲之人，游居学者之所好也。语大功，立大名，礼君臣，正上下，为治而已矣，此朝廷之士，尊主强国之人，致功并兼者之所好也。就薮泽[1]，处闲旷，钓鱼闲处，无为而已矣，此江海之士，避世之人，闲暇者之所好也；吹呴呼吸，吐故纳新，熊经鸟申，为寿而已矣，此导引之士，养形之人，彭祖寿考者之所好也。

若夫不刻意而高，无仁义而修，无功名而治，无江海而闲，不导引而寿，无不忘也，无不有也，淡然无极而众美从之。此天地之道，圣人之德也。

故曰，夫恬淡寂寞虚无无为，此天地之平而道德之质也。故曰，圣人休焉则平易矣，平易则恬淡也，平易恬淡，则忧患不能入，邪气不能袭，故其德全而神不亏。

故曰，圣人之生也天行，其死也物化。静而与阴同德，动而与阳同波。不为福先，不为祸始。感而后应，迫而后动，不得已而后起。去知与故，循天之理，故无天灾，无物累，无人非，无鬼责。其生若浮，其死若休。不思虑，不豫谋。光矣而不耀，信矣而不期。其寝不梦，其觉无忧，其神纯粹，其魂不罢。虚无恬淡，乃合天德。

故曰：悲乐者，德之邪；喜怒者，道之过；好恶者，德之失。故心不忧乐，德之至也；一而不变，静之至也；无所于忤，虚之至也；不与物交，淡之至也；无所于逆，粹之至也。故曰，形劳而不休则弊，精用而不已则劳，劳则竭。

水之性，不杂则清，莫动则平；郁闭而不流，亦不能清；天德之象也。故曰，纯粹而不杂，静一而不变，淡而无为，动而以天行，此养神之道也。夫有干越之剑者，柙而藏之，不敢用也，宝之至也。精神四达并流，无所不极，上际于天，下蟠于地，化育万物，不可为象，其名为

47

同帝。

纯素之道，唯神是守；守而勿失，与神为一；一之精通，合于天伦。野语有之曰："众人重利，廉士重名，贤人尚志，圣人贵精。"故素也者，谓其无所与杂也；纯也者，谓其不亏其神也。能体纯素，谓之真人。

【注释】

[1] 数（sǒu 叟）泽：水草茂盛的沼泽或湖泊之地。

养 生 主

吾生也有涯，而知也无涯。以有涯随无涯，殆已；已而为知者，殆而已矣。为善无近名，为恶无近刑。缘督以为经，可以保身，可以全生，可以养亲，可以尽年。

庖丁为文惠君解牛，手之所触，肩之所倚，足之所履，膝之所踦，砉然响然，奏刀騞然，莫不中音。合于桑林之舞，乃中经首之会。

文惠君曰："嘻，善哉！技盖至此乎？"

庖丁释刀对曰："臣之所好者道也，进乎技矣。始臣之解牛之时，所见无非全牛者。三年之后，未尝见全牛也。方今之时，臣以神遇而不以目视，官知止而神欲行。依乎天理，批大郤，导大窾[1]，因其固然。技经肯綮[2]之未尝，而况大軱乎！良庖岁更刀，割也；族庖月更刀，折也。今臣之刀十九年矣，所解数千牛矣，而刀刃若新发于硎。彼节者有间，而刀刃者无厚；以无厚入有间，恢恢乎其于游刃必有余地矣，是以十九年而刀刃若新发于硎。虽然，每至于族，吾见其难为，怵然为戒，视为止，行为迟。动刀甚微，謋然[3]已解，如土委地。提刀而立，为之四顾，为之踌躇满志，善刀而藏之。"

文惠君曰："善哉！吾闻庖丁之言，得养生焉。"

公文轩见右师而惊曰："是何人也？恶乎介也？天与，其人与？"曰："天也，非人也。天之生是使独也，人之貌有与也。以是知其天也，非人也。"

泽雉十步一啄，百步一饮，不蕲畜乎樊中。神虽王，不善也。

老聃死，秦失吊之，三号而出。

弟子曰："非夫子之友邪？"

曰："然。"

"然则吊焉若此，可乎？"

曰："然。始也吾以为其人也，而今非也。向吾入而吊焉，有老者哭之，如哭其子；少者哭之，如哭其母。彼其所以会之，必有不蕲言而言，不蕲哭而哭者。是遁天倍情，忘其所受，古者谓之遁天之刑。适来，夫子时也；适去，夫子顺也。安时而处顺，哀乐不能入也，古者谓是帝之悬解。"

指穷于为薪，火传也，不知其尽也。

【注释】

[1] 窾（kuǎn 款）：关节空隙之处。
[2] 肯綮（qìng 庆）：筋骨结节处。
[3] 谍（huò 或）：骨肉迅速分离的声音。

各正性命，保合太和

【原文】

生生之谓易。
天地之大德曰生。

—— 《易·系辞上》

【旁征】

物得以生谓之德。

—— 《庄子·天地》

得其天性谓之德。

—— 《淮南子·齐俗训》

德也者，人之所以建生也。

—— 《韩非子·解老》

"生"的意义，既包含产生、诞生的一面，也包含生成、生长的一面；二者结合为一体，就是发生发展的意思。而"生生"，即宇宙万物的发生发展是一个生而又生、永恒不断而又日日更新的创化演进过程。这个过程就叫"易"。显然，这里的"易"是关于客观世界存在的"易"，而不是《易》书。但是《周易》是对宇宙世界的模拟，是讲变易的书。

变易又以阴阳来体现，因此，"生生"也就是"阴阳生生"。《周易集解》引文称："阴阳相易，转相生也。"孔颖达《周易正义》："生生，不绝之辞。阴阳变转，后生次于前生，是万物恒生谓之易也。"李道平《周易集解纂疏》也说："阳极生阴，阴极生阳，一消一息，转易相生，故谓之易。"总之，阴阳生生，就是阳生阴，阴生阳，阳再生阴，阴再生阳，这种生生无穷、无有止息的过程就是"易"。

蒋力生."生生之谓易"的养生学意义阐论（一）.江西中医学院学报，2008，20（2）：1～4.

"天地之大德曰生"具有普遍的哲学蕴意。这一命题中的"天地"既可以指被宏观化的宇宙整体存在，又可以指具体的每一个生物自身。"德"为性格、功能与品行。"大德"乃指最基本、最具有普遍价值的性格、功能与品行。孔颖达注疏此句曰："以其常生万物，故云大德也。"苍天能够不断地衍生出万事万物，万事万物又能够不断地涌现出来。一代又一代的物，前赴后继、生生不已，永不凋零中断，而能够绵延于天地、千古之间，追随于日月时空，这才是天地最基本的德性，才称得上所谓"盛德"。尤为重要的是，一旦把"生生"视为"天地之大德"，而"大德"乃万物之所以生存与存在的一种秩序与品性，这就意味着"生生"被提升到一种可与物同存共在、比一切现成之物更为始源的本体论高度。

郭明俊.《易》之"生生"观念及其价值意蕴.兰州学刊，2010（8）：2

【述评】

"化生"万物是天地自然界的最根本品德。生命的诞生和延续过程体现了天地的无私和创造力。《周易》研究天地万物突出了重视生命的特点，反映出古人对生命科学古朴的认知，初步奠定了中国传统养生文化的理论基石。《周易》养生思想与现代健康观念也不谋而合。《周易》重"生"，其生生不息思想反映在《周易》以现实生活为归宗。健康的问题即是生命问题，《周易》的重"生"观念与现代人注重生命质量的观念是一致的。

【原文】

昔者圣人之作易也，将以顺性命之理。

穷理尽性以至于命。

——《易·说卦》

【旁征】

"穷理尽性以至于命"，这里的"穷理"之"穷"，有双重含义：一是就主体自身的认识方法、能力及水平而言的殚心竭思、穷其所能；二是就主体认知的理而言的理之穷极者，亦即万物的终极之理、根本之理、宇宙的本体之理。所谓"穷理"概括说来，一方面是强调在主体认知层面的本体高度，深入地揭示主体认囊括天地人的阴阳规律亦即性命之理。另一方面，更加强调在主体价值意义上的源头向度，深契与体悟本体的阴阳性命之理所涵摄的潜在道德本性与主体价值的终极依据。所谓"尽性"，是说尽在主体自我，一方面强调主体对自身仁义之性来源于天命的阴阳之理的认肯与承继的高度自觉，即所谓的"继善"。另一方面强调通过主体对天命阴阳之理的道德本性的认识与践履的功夫，将自身所禀赋的本性道德之善凝聚并显发为人的仁义之行，即所谓的"成性"。理为天命的阴阳之理，性为人的仁义本性。穷理穷到极处，尽性尽到至善，天命的阴阳之理完美地内在化于主体而凝聚为人性，人性也彰明了天命的潜在道德善性的真正实现。完美至善的人性既是天命的充分体现，也是向天命的终极复归，这就是所谓的"至于命"。

刘玉建.《易传》性命合一论："穷理尽性以至于命".管子学刊. 2011（4）：43.

天人合一是中国古代哲学的重要特征，中国古代哲学本质上是一种生命哲学。天人合一观念在先秦时期就已经形成，并且把天地人同构作为重要的理论基础。《周易·说卦》写道："昔者圣人之作易也，将以顺性命之理。是以立天之道曰阴与阳，立地之道曰柔与刚，立人之道曰仁与义。兼三才而两之，故易六画而成卦。"这段话实际上是确认天地人三才的同构关系，它们都是由相反而又相互补充的两极组成，结构形式是相同的。那么，天地人为什么会有同构关系呢？汉代文人继承先秦生命哲学的传统，从不同角度进行过论证。《淮南子·俶真训》写道："夫天之所覆，地之所载，六合所包，阴阳所呴，雨露所濡，道德所扶，此皆生一父母而阅一和也。是故槐榆与橘柚合而为兄弟，有苗与三危通为一家。"这是从生命一体化的观念出发，把宇宙间的万物都视为天地阴阳所

◎ 第一卷 先秦两汉篇

生。既然它们出自同一父母，因此，物种之间的差异是相对的，共同点则是基本的。这段话虽然还没有明确指出人与天地的同构关系，但其结论已经潜藏在话语之中，是为物我同构结论提出所设的铺垫。《淮南子·本经训》又写道："天地宇宙，一人之身也。六合之内，一人之制也。"此语本自《吕氏春秋·有始览》："天地万物，一人之身也，此之谓大同。"这是说应该把天地万物视为一人之身，人身和天地同构。

李炳海．天地人同构的符号世界——汉代文学与生命哲学的因缘．吉林大学社会科学学报，1999（4）：56～61．

【述评】

《周易》弥纶天地人三才之道的宇宙观要求天地万物遵循自然之道。自然界万物众生若都能顺其自然，就能达到和谐一致。故此"太和"，即人、自然、社会的整体和谐，为《周易》所追求的最高目标。《周易》的"太和"观涵盖了现代人所谓的"身心一元"，"人社会自然和谐统一"的整体健康观念。

【原文】

立天之道曰阴与阳。

——《易·说卦》

一阴一阳之谓道。

——《易·系辞上》

【旁征】

阴阳者，天地之道也，万物之纲纪，变化之父母，生杀之本始，神明之府也，治病必求于本。故积阳为天，积阴为地，阴静阳躁，阳生阴长，阳杀阴藏。

——《素问·阴阳应象大论》

阴阳者，数之可十，推之可百，数之可千，推之可万，万之大不可胜数，然其要一也。

——《素问·阴阳离合论》

生命之道其实就是一阴一阳之道，离开了一阴一阳之道就很难对生命现象予以正确理解和全面把握。进一步说，个体生命其实不过是对一阴一阳的生命之道的具体展现和面向物质层面的形而下落实。质言之，生命现象和生命本质原本就是合而为一的。个体的生命活动与一阴一阳的生命之道实为一而二、二而一的关系，如此，离开个体的生命现象那么将会很难理解一阴一阳的整体生命之道。

姜守诚．"生生之谓易"——试论《周易》的养生哲学．湖南科技学院学报，2008，29（6）：11.

孔颖达注曰"氤氲，相附著之义"，"唯二气氤氲，共相和合，万物感之，变化而精醇也。""构，合也，言男女、阴阳相感"，"故合其精而万物化生也。"周敦颐的《太极图说》亦解曰："二气交感，化生万物，万物生生，而变化无穷焉。"显然，"生生"始终被理解为阴阳二气相互交感与会通的现实结果。"生生"的过程就被感性化地定格为阴阳、男女两种不同性质之间的"氤氲"与"和合"。由于阴阳是气，而气是形而下的，实在可见的。这样，就从本体境遇迈向了感性的现象世界。

郭明俊．《易》之"生生"观念及其价值意蕴．兰州学刊，2010（8）：2.

【述评】

《周易》的阴阳观，肯定了自然界的存在、发展、变化源于阴阳、动静、刚柔等相反势力的相互影响、作用。用阴阳来阐述万物的变化规律，指导人类顺应阴阳之变，以休养生息，体现了《周易》对生命的认识与尊重。

【原文】

乾道变化，各正性命，保合大和，乃利贞。

——《乾卦·象传》

【旁征】

万物负阴而抱阳，冲气以为和。

——《老子·四十二章》

调理四时，太和万物。

——《庄子·天运》

乾象征天，故乾道即指天道，也就是天象运动及天时变化的法则。在筮法上是指阳爻变动的法则。"大和"即"太和"，指最和谐的状态，在自然观上指天时节气变化更迭十分和谐，风调雨顺，万物蕃盛。在筮法上指乾卦六爻皆为阳，没有任何刚柔相杂相侵的不和谐情况。北宋的张载本于此，把气处于最高和谐的状态称为太和，认为气化过程中阴阳二气高度和谐即是道，提出了"太和所谓道"的命题。

《易传》将儒道两家贵和的思想进一步提升为"太和"，为宇宙普遍和谐的最高状态，认为这种最充分的和谐才是事物顺利发展和成功的保证。

朱伯崑．周易知识通览．济南：齐鲁书社，1993：231～232．

【述评】

宇宙之阳推动万物的变化，而生命的存在则体现在依据自身的性、命的规律，使其得到扩充和实现。万物各自保持精神，保全太和元气，以利于守持正固，确保自己的本性得到实现。

【原文】

天行健，君子以自强不息。

地势坤，君子以厚德载物。

——《易传·象传》

【旁征】

《易经》讲的自强不息，意思很清楚，要归结到德行的修养上，跟别人的往来就是培养德行。真正的"自强不息"是每天增加自己的德行。生命重要的地方凸显出来，不是外在的，不在身体的层面，而在于你内心的一种自我要求，即德行的修养上。

要做到厚德载物，在坤卦里就提到很多修养。《坤卦·文言传》曰："君子敬以直内，义以方外，敬义立而德不孤。"后来的宋朝学者就把其中的八个字拿来当座右铭，即"敬以直内，义以方外"。这八个字意思就是用严肃的态度来持守内心的真诚，用正当的方式来规范言行的表现。

傅佩荣．《易经》的智慧．北京：北京理工大学出版社，2011，101～103，134．

天体运行刚健，不会停止，君子个人修养亦当发奋自强，奋斗不止；大地气势磅礴而厚重，君子则当效法以培养厚重的品德，用来承载万物。《象传》把《周易》的刚健柔顺说，转化成了人生准则，"自强不息"、"厚德载物"历来被奉为人格精神养生的原则，成为了中华民族精神的象征。

孔子论"仁者寿"

【原文】

知者乐水，仁者乐山。知者动，仁者静。知者乐，仁者寿。

——《论语·雍也》

【旁征】

大德必得其位，必得其禄，必得其名，必得其寿。

——《中庸》

富润屋，德润身，心广体胖。

——《大学》

知者达于事理而周流无滞，有似于水，故乐水；仁者安于义理而厚重不迁，有似于山，故乐山。动静以体言，乐寿以效言也。动而不括故乐，静而有常故寿。程子曰：非体仁知之深者，不能如此形容之。

——《论语集注·雍也》

故仁人之所以多寿者，外无贪而内清净，心平和而不失中正，取天地之美以养其身。

——《春秋繁露·循天之道》

孔子对智者、仁者进一步分析说："智者乐水，仁者乐山。智者动，仁者静。"有学问的人，好像水一样，不停地流动，不断前进，前途无量。有仁德思想的人，好像巍峨的高山一样，庄严肃穆，巍然屹立，为人们树立起学习的榜样，而这样做的结果，便是"智者乐，仁者寿"。有学问的人，时时会享受知识带来的乐趣，仁德的人更能长寿。

能行仁以爱，忠恕以宽厚，怀恻隐之心，节私欲而知足不贪，达到人与人（社会关系）的和谐，则可内绝精神之患，形神以致中和，乃可入长寿之域。由是观之，道德养生莫大乎"仁"。

张河，杨波. 孔子的养生之道（上）. 春秋，2006（2）：57.

【述评】

孔子认为聪明和仁德的人，喜欢自然界的山水，既喜欢幽静又喜欢活动，乐观处世，所以能健康长寿。"大德必得其寿"，一个人光明磊落、性格豁达，能问心无愧地待人处世，必定拥有健康的心理，这是我们现代人对健康认识的一个重要内容。孔子所谓的"仁者寿"，揭示了内心修养与健康长寿的内在联系。同时孔子还提出了"德者寿"、"智者寿"的论断。孔子认为人自身的修养可以延长寿命，而道德修养又至关重要。

现代人如何理解"仁"的含义呢？"仁"即俗语所说的"好人"。明代陈继儒编写了"好人歌"，现选录一首后人增改的"好人歌"，仅供读者借鉴，期冀能裨益于"仁者寿"的理解。

> 大地生万物，惟人最为贵。
> 人中有好人，又是人之瑞。
> 好人行好事，好人怀好意。
> 好人读好书，好人入好队。
> 好人敬父母，真如敬天地。
> 好人惜阴骘，胜是惜名誉。
> 好人戒好色，好人轻货利。
> 好人节服食，好人羞调戏。
> 好人不杀生，好人不造罪。
> 好人不匿怨，好人不立异。
> 好人必大量，好人必正直。
> 好人必小心，好人必远虑。
> 好人有礼智，好人有仁义。
> 好人有信行，好人有廉耻。
> 恶人骂好人，好人不答对。
> 恶人打好人，好人只躲避。

恶人求好人，好人也周济。

虽然常吃亏，自有便宜处。

贫贱做好人，自然衣食给。

富贵做好人，益发行得去。

少年做好人，到底决成器。

老年做好人，福寿增万倍。

恶人做好人，消尽平生秽。

好人做好人，传与儿孙继。

我要学好人，一生学不会，

但愿好人多，代天扶元气。

【原文】

喜怒哀乐之未发，谓之中；发而皆中节，谓之和。中也者，天下之大本也；和也者，天下之达道也。致中和，天地位焉，万物育焉。

——《中庸》

【旁征】

阴平阳秘，精神乃治，阴阳离决，精气乃绝。

——《素问·生气通天论》

中者，不偏不倚、无过不及之名。庸，平常也。

不偏之谓中，不易之谓庸。中者，天下之正道。庸者，天下之定理。

——《四书章句集注·中庸章句》

"中庸"是孔子思想和行为法则的准绳。所谓"中庸"，就是要求人的行为，待人处事，做到不偏不倚，审时度势，灵活变通；既不能太过，也不可不及，并用"礼"作为衡量太过和不及的标准，用"礼"来约束自己。从实质上看，"中庸"的观点是一种身心自我调节的方法，目的在于使自己在各方面，如饮食、起居、情志、劳作、活动等方面，不致太过与不及，而做到适度、相宜。采用这种身心自我调节的方法，可以调和气血，协调阴阳，使人体在适应外部环境的同时，保持并调节体内环境的平衡。这是孔子养生思想与实践的主要方法，对养生健身、抗衰防老、延年益寿具有极为重要的意义。

黄力生.孔子的养生思想与实践.厦门大学学报（哲学社会科学版），1997，（4）：50～51.

◎ 第一卷 先秦两汉篇

【述评】

中庸就是"允执其中"，反对太过与不及，用现代人的思维理解就是"适度"，强调应含情于内，守中，当发则发，发勿太过，以达"中和"。中庸之道贯穿于历代名家圣训的健康理念之中，如《素问·上古天真论》认为应"食饮有节，起居有常"；《淮南子·诠言训》提倡"节寝处，适饮食，和喜怒，便动静"；葛洪则认为"节宣之和，可以不损"；孙思邈指出"养性之道，常欲小劳，但莫大疲及强所不能堪耳"；寇宗奭认为"摄养之道，莫若守中，守中则无过与不及之害"。

孔子评价《关雎》"乐而不淫，哀而不伤"，朱熹注曰："淫者，乐之过而失其正者也；伤者，哀之过而害于和者也。""淫""伤"二者都有过度的意思。欢乐但不过度，悲哀但不过分，孔子赞扬《诗经》的文学价值，也体现了深刻的健康养生理念，即中庸之道。

【原文】

君子食无求饱，居无求安，敏于事而慎于言，就有道而正焉，可谓好学也已。

——《论语·学而》

士志于道，而耻恶衣恶食者，未足与议也。

——《论语·里仁》

【旁征】

哀公问于孔子曰：智者寿乎？仁者寿乎？孔子对曰：然。人有三死而非其命也，行己自取也。夫，寝处不时，饮食不节，逸劳过度者，疾共杀之；居下位而上干其君，嗜欲无厌而求不止者，刑共杀之；以少犯众，以弱侮强，忿怒不类，动不量力者，兵共杀之。此三者死非命也，人自取之。若夫智士仁人，将身有节，动静以义，喜怒以时，无害其性，虽得寿焉，不亦可乎！

——《孔子家语·五仪解》

孔子曰："奢则不孙，俭则固；与其不孙也，宁固。"又云："如有周公之才之美，使骄且吝，其余不足观也已。"然则可俭而不可吝己。俭者，省约为礼之谓也；吝者，穷急不恤之谓也。今有施则奢，俭则吝；如能施而不奢，俭而不吝，可矣。

——《颜氏家训·治家》

至于居处不得绮靡华丽，令人贪婪无厌，乃患害之源。但令雅素净洁，无风雨暑湿为佳。衣服器械，勿用珍玉金宝，增长过失，使人烦恼根深。厨膳勿使脯肉丰盈，常令俭约为佳。

故每学淡食，食当熟嚼，使米脂入腹，勿使酒脂入肠。人之当食，须去烦恼，如食五味，必不得暴嗔，多令人神惊，夜梦飞扬；每食不用重肉，喜生百病。

——《备急千金要方·道林养性》

心欲求道，而以口体之奉不若人为耻，其识趣之卑陋甚矣，何足与议于道哉？程子曰：志于道而心役乎外，何足与议也？

——《四书章句集注·论语集注·里仁》

孔子衣食住行都很讲究，但主要是顾及礼节，并不追求享受，反对铺排奢华。他曾明确表示："有德性的人吃饭并不求饱足，居住并不求舒适。"他还说："读书人应该一心追求真理，如果认为穿粗衣、吃粗饭可耻，那就不值得同他谈论了。"在孔子看来，人一奢侈必然显得倨傲，这样的人不值得与其为伍。

张金燕.历代养生经典精论选登（三篇）.长寿，2005（7）：45.

【述评】

早在春秋战国时期，鲁国哀公就请教孔子如何才能健康长寿？孔子说："寝处不时，饮食不节，逸劳过度者，疾共杀之。"孔子的回答从居处、饮食、劳逸三个方面给予解释，居处简洁，节制饮食，劳逸结合，乐于学习，才能保持健康。

孔子一生安贫乐道，不讲奢华，并认为那些追求奢华、不知节俭的人，即使标榜内心是向道的，也不值得与之谈论"道"。"奢则不孙，俭则固，与其不孙也，宁固"，奢侈就会骄纵不逊，节俭就会固陋，与其骄纵不逊，宁可固陋。对待求利欲望，孔子主张以义取利，"不义而富且贵，于我如浮云"。孔子既是理论的开创者，也是行为的实践者。

【原文】

君子坦荡荡，小人常戚戚。

——《论语·述而》

【旁征】

坦，平也。荡荡，宽广貌。程子曰：君子循礼，故常舒泰；小人役于物，故多忧戚。程子曰：君子坦荡荡，心广体胖。

——《四书章句集注·论语集注·述而》

孔子认为一个仁德的人，守着正理，不做一些非分的妄想，所以心地平坦宽广，开阔豁达；无仁德的小人，则心存偏私，动辄考虑个人的私利，患得患失，心中充满了局促和忧愁。孔子这句话，道明了君子与小人的不同点，也说明了一个君子襟怀坦白，心地光明，走得正，站得直，做得对，没有那些无端的忧虑。这样，也就可以长寿了。孔子正是这样的人。

张河，杨波．孔子的养生之道（上）．春秋，2006（2）：57．

孔子为了宣扬自己的主张，周游列国，走了无数的地方，受到了不少磨难，曾经被斥于齐，逐于宋、卫，困于陈、蔡之间。但不论遇到什么挫折和磨难，他都能够以豁达大度的态度对待。他常常对人说"君子坦荡荡，小人常戚戚"。孔子虽然博学多艺，才华出众，可是却偏偏怀才不遇，屡屡不受重用。当被斥弃时，他不生气，更不怨天尤人，能够以平静的心情对待。"君子无所争"是孔子为人处世的哲学。在这种思想的指导下，他不论遇到什么情况，其心情总是处于清心恬静的状态。他主张"哀而不伤"，遇到悲哀的事情不要过分伤心，要节制悲哀，这样才不至于损伤身体。他到了晚年，仍然精力充沛、奔波不息地宣传自己的主张，这与他那种心境坦荡、豁达乐观的心理状态是分不开的。当他处境优越，在事业上取得成就的时候，也不盛气凌人，仍然保持谦虚谨慎的态度。他说"君子泰而不骄，小人骄而不泰"。

现代科学研究表明，人的精神状态与健康长寿有密切的关系。在增进身体健康的种种因素中，情绪的稳定要居于首位。美国维兰特博士在对2 000多人进行近40年的随访调查后指出，精神痛苦者至少会受到损寿5年的健康损害。古今中外无数的实例证明，凡是胸怀宽阔，豁达乐观，有远大理想的人，其寿命多数较长。原苏联别伊林博士的调查资料表明，八九十岁的老人中有 96％都是乐观者。我国科学工作者对新疆地区的长寿老人的调查资料也表明，他们绝大多数都是豁达乐观者。胸怀宽阔、豁达乐观的人，在日常生活中不会因为遇到一些不愉快的事情而忧心忡忡，这样可以避免积忧成疾。在那"人生七十古来稀"的时代，孔子之所以能享年72岁，是与他为人处事心境坦荡、豁达大度分不开的。

黄力生．孔子的养生思想与实践．厦门大学学报（哲学社会科学版），1997（4）：49.

【述评】

现代科学认为，拥有健康的心理是人体健康的重要参考指数。孔子提倡的积极乐观的入世态度，正是健康心理的重要特征。其实中国历代都不乏对心理健康的关注，孔子的"君子坦荡荡"，成为中国人对心理健康的完美诠释。

【原文】

食不厌精，脍不厌细。食饐而餲[1]，鱼馁而肉败[2]，不食。色恶，不食。臭恶，不食。失饪[3]，不食。不时，不食。割不正，不食。不得其酱，不食。肉虽多，不使胜食气。惟酒无量，不及乱。沽酒市脯，不食。不撤[4]姜食。不多食。祭于公，不宿肉。祭肉不出三日。出三日，不食之矣。食不语，寝不言。虽蔬食菜羹，瓜祭，必齐如也。

——《论语·乡党》

【注释】

[1]食（sì 四）饐（yì 义）而餲（ài 艾）：指伤湿而臭之饭食。食，饭也；饐，饭伤热湿也；餲，味变也。

[2]馁（něi）：腐败。鱼烂曰馁，肉腐曰败。

[3]饪（rèn 认）：煮熟。

[4]撤：除去。

【旁征】

帝曰：有病口甘者，病名为何？何以得之？岐伯曰：此五气之溢也，名曰脾瘅。夫五味入口，藏于胃，脾为之行其精气，津液在脾，故令人口甘也，此肥美之所发也，此人必数食甘美而多肥也，肥者令人内热，甘者令人中满，故其气上溢，转为消渴。治之以兰，除陈气也。

——《素问·奇病论》

割肉不方正者不食，造次不离于正也。汉陆续之母，切肉未尝不方，断葱以寸为度，盖其质美，与此暗合也。食肉用酱，各有所宜，不得则不食，恶其不备也。此二者，无害于人，但不以嗜味而苟食耳。

家之祭肉，则不过三日，皆以分赐。盖过三日，则肉必败，而人不食之，是亵鬼神之余也。

孔子虽薄物必祭，其祭必敬，圣人之诚也。圣人饮食如此，非极口腹之欲，盖养气体，不以伤生，当如此。然圣人之所不食，穷口腹者或反食之，欲心胜而不暇择也。

——《四书章句集注·论语集注·乡党》

食能以时，身必无灾。凡食之道，无饥无饱，是之谓五脏之葆。

——《吕氏春秋·尽数》

常须少食肉，多食饭，及少菹菜，并勿食生菜、生米、小豆、陈臭物；勿饮浊酒食面，使塞气孔；勿食生肉伤胃，一切肉惟须煮烂。

——《备急千金要方·养性》

饮食之宜，当候已饥而进食，食不厌细嚼，仍候焦渴而引饮，饮不厌细呷。毋待饥甚而食，食勿过饱，时觉渴甚而饮，饮勿过多。食不厌精细，饮不厌温热，五味毋令胜谷味，肉味毋令胜食气。食必先食热，后冷。

——《寿世青编·食饮以宜》

故饮食所以养生，而贪嚼无厌，亦能害生。《物理论》曰：谷气胜元气，其人肥而不寿。养性之术，常令谷气少则病不生。

——《寿世青编·养脾说》

以孔子为代表的儒家饮食思想与观念也可以说是古代中国饮食文化的核心，他对中国饮食文化的发展起着不可忽视的指导作用。儒家所追求的平和的社会秩序，也毫不含糊地体现在饮食生活中，这也就是他们所倡导的礼乐的重要内涵所在。

王仁湘．饮食与中国文化．北京：人民出版社．1994：427～428．

【述评】

孔子非常注重饮食与健康。他对自己的饮食起居，甚至是行走、坐卧的方式都有严格的标准和要求，如我们耳熟能详的"席不正，不坐"，"寝不尸，居不容"等经典论述。清代李渔说："从来善养生者，莫过于孔子"，"吾人燕居坐法，当以孔子为师。"相对于居处，孔子更加注重饮食的质量和卫生。饮食的原材料要精工细作，食物变质、变色、搁放时间久了，都不能食用；对肉类的加工烹制火候提出了专业的要求，并要求食用肉类食品不要过量；饮酒不要过多，节制饮食，按时令季节来选择食物。孔子对饮食的论述影响了中国古代饮食文化，后人围绕孔子的饮食观作过详细的阐述。如《孟子》坚持"因时而食"，"冬日则饮汤，夏日则饮水"，这与《素问·四气调神大论》"春夏养阳，秋冬养阴"的观点一致。《管子·内业》云"凡食之道，大充，伤而形不臧，大摄，骨枯而血冱。充摄之间，此谓和成"，倡导饥饱适宜，不可过饱也不可过饥，日常生活中注意节制饮食。唐代孙思邈在《摄养枕中方》提到"夫万病横夭，年命横夭，多由饮食之患，饮食之患，过于声色"，强调节制饮食的重要性。孔子主张"食不语，寝不言"，亦符合现代预防医学行为生活方式与健康观点。

溯回到孔子生活的时代，对"八不食"的要求颇高，即使在物质文明高度发达的现代社会，也很难一贯坚持，故养生者对孔子的饮食之论须辩证认识。

【原文】

君子有三戒：少之时，血气未定，戒之在色；及其壮也，血气方刚，戒之在斗；及其老也，血气既衰，戒之在得。

——《论语·季氏》

【旁征】

知之则强，不知则老，故同出而名异耳。智者察同，愚者察异。愚者不足，智者有余，有余则耳目聪明，身体轻强，老者复壮，壮者益治。

——《素问·阴阳应象大论》

血气，形之所待以生者，血阴而气阳也。得，贪得也。随时知戒，以理胜之，则不为血气所使也。范氏曰：圣人同于人者血气也，异于人者志气也。血气有时而衰，志气则无时而衰也。少未定，壮而刚，老而衰者，血气也。戒于色，戒于斗，戒于得者，志气也。君子养其志气，故不为血气所动，是以年弥高而德弥邵也。

——《四书章句集注·论语集注·季氏》

色欲之患，甚于牢狱，牢狱有解脱之时，色交无合魂之礼。情欲所爱，岂惮驰驱？虽有虎口之祸，心存甘伏，投泥自溺。故曰：凡夫透得此门，出尘罗汉。

——《遵生八笺·清修妙论笺》

君子自戒其事有三，故曰有三戒也。云少之时云云者，一戒也。少谓三十以前也，尔时，血气犹自薄少，不可过欲，过欲则为自损，故戒之也。云及其壮云云者，二戒也。壮谓三十以上也，礼三十壮而为室，故不复戒色也。但年齿已壮，血气方刚，性力雄猛者，无所与让，好为斗争，故戒之也。云及其老云云者，三戒也。老谓年五十以上也，年五十始衰无复斗争之势，而戒之在得也。得，贪得也。老人好贪，故戒之也。

——《论语纂疏》

【述评】

"三戒"指因思色往动，因愿往斗，因欲往得。孔子的"三戒"警告人们，青春年少时，身体发育还不成熟，应注意保养身体，不能迷恋色欲，要节控情欲；壮年时，正值血气方刚，身体强健，容易冲动，争强好胜，意气用事，容易导致体内气血紊乱，此时切忌打架斗殴，否则既有害于生理健康，又损伤人的心理健康；年老时，人的气血俱衰，精力不及，体质逐渐虚弱，此时身心不可过度劳累，要看淡名利，懂得取舍之道，对自己的欲望有所收敛。换言之，人在生命中的各个阶段都不能放纵自己的欲望，需要节制。正如朱熹所言"随时知戒，以理胜之，则不为血气所使也"。不为血气所使，就能调和体内的阴阳平衡，达到健康长寿。

孟子"善养吾浩然之气"

【原文】

我知言，我善养吾浩然之气。敢问何谓浩然之气？曰：难言也。其为气也至大至刚，以直养而无害，则塞于天地之间。其为气也，配义与道；无是，馁也。

——《孟子·公孙丑上》

【旁征】

嗜欲不能劳其目，淫邪不能惑其心，愚知贤不肖不惧于物，故合于道。所以能年皆度百岁而动作不衰者，以其德全不危也。

——《素问·上古天真论》

故养生之大者，乃在爱气，气从神而成，神从意而出。心之所之谓意，意劳者神扰，神扰者气少，气少者难久矣。故君子闲欲止恶以平意，平意以静神，静神以养气。气多而治，则养身之大者得矣。

——《春秋繁露·循天之道》

养浩然之气于蓬荜之中。浩然之气，所谓至大至刚正直之气。蓬荜，蓬户荜门，谓陋室。

——《抱朴子内篇校释》

浩然，盛大流行之貌。气，即所谓体之充者。本自浩然，失养故馁，惟孟子为善养之以复其初也。盖惟知言，则有以明夫道义，而于天下之事无所疑；养气，则有以配夫道义，而于天下之事无所惧。此其所以当大任而不动心也。

——《四书章句集注·孟子集注·公孙丑上》

故善养物者守根，善养生者守息，此言养气当从呼吸也……养生之道，在乎存神养气也。

——《类经·摄生类》

养生家之说，余未有闻焉。然尝服膺孟子之言，夫人之所以生者气也。孟子曰：我善养吾浩然之气。此即养生之大旨矣。然所谓养气者，岂必偃仰诎信若彭祖，煦嘘呼吸如乔松哉？孟子言之矣，曰：夫志，气之帅也。故欲养其气，先持其志。何谓志？子夏曰：在心为志。然则养气仍在养心而已。

——《俞楼杂纂·枕上三字诀》

宋朱熹在解释孟子所谓的浩然之气时认为，浩然之气与血气"只是一气。义理附于其中，则为浩然之气。若不由义而发，则只是血气"。又说"浩然之气，只是这血气之'气'，不可分作两气。人之言语动作所以充满于一身之中者，即是此气。只集义积累到充盛处，仰不愧，俯不怍，这气便能浩然"。在这里，朱熹把浩然之气与血气统一起来。原本是血气，义理附于其中，则为浩然之气。根据朱熹所言可以推知，孟子"浩然之气"是义理与血气的统一，"善养吾浩然之气"就是用义与道养气，使之升华为浩然之气，是道德修养与养生的统一。

乐爱国．孟子论"气"与儒家养生学．锦州医学院学报（社会科学版），2005，3（1）：51.

【述评】

有学者指出孟子所谓的"浩然之气"，不仅仅是指人的精神状态，同时也指物质之气。"浩然之气"与先秦儒家健康理念密不可分，确切地说是蕴含了用义与道养气的健康理念。这种理念对后世的影响颇深，如晋代道医葛洪，入道后仍坚持儒家的健康养生理念，并告诫后人若想健康长寿，首先要以忠孝、仁爱为本，"若德行不修而但务方术，皆不得长生也"。

【原文】

尽其心者，知其性也。知其性，则知天矣。存其心，养其性，所以事天也。夭寿不二，修身以俟之，所以立命也。

——《孟子·尽心上》

【旁征】

心也，性也；天也，一理也。自理而言谓之天，自禀受而言谓之性，自存诸人而言谓之心。存心养性以事天，所以履其事也。不知其理，固不能履其事，然徒造其理而不履其事，则亦无以有诸己矣。知天而不以夭寿二其心，智之尽也；事天而能修身以俟死，仁之至也。智有不尽，固不知所以为仁；然智而不仁，则亦将流荡不法，而不足以为智矣。

——《四书章句集注·孟子集注·尽心章句上》

儒家并不在人类自心之外去另找一个神，儒家只认人类自心本身内部自有它的一种无限性，那即是儒家之所谓性。

人心亦有其共通的部分。这些共通部分，既不是个别的，又不是各偏的，而是完全惟一的，无起灭而绝对永存的。儒家之所谓性，即指此言。因此儒家在自心之内求性的至善，正犹如一切宗教家在自心之外求神的至善一般。性属人，人性仍是有限。善亦属于人，则善亦有限。但专就人本位而言，则人性至善，已然是一种无限了。

中国儒家则主张尽心知性、明心见性，而发现我性内具之善。因此，儒家论道德观，主张自尽我心，自践我性，其本身即已是一种无限与至善了。但此至善之性，究竟也是我心内较高较深的部分，虽在我心之内，而贯通于心与心之间，则又若超越于我心之外，因此我心有限，而我心之性则无限。一个超越我外而无限的性，较之只为我有而有限的心，自然也不免有一种降临与高压之感。此一种感觉，在儒家则谓之命。儒家最要工夫一面在知性，一面则在知命。性与命虽是一个东西，而不妨有两种感觉。一是感其在我之内，为我所有，一是感其在我之外，不尽为我所有。既是在我之外而不尽为我所有，则对我自有一种强制或高压，规范和领导之力。若就人心全体言，乃是有了心，始见有性。若就一个个的心而言，则性早在心之前而又在心之后。未有我心，便有性，我心既灭，性尚在。换言之，心个别而有限，性共通而无限。心有生灭，性则无生灭。而此无生灭的即生长在有生灭的之内，但同时又包宏恢张于有生灭的之外，而为之规范为之领导。性就其在我之内而为我有者言，命则指其不尽在我之内又不尽为我有者言。如何将我此个别之心，完全交付于此共通之心，而受其规范，听其领导，这须有一种委心的状态。宗教上的委心是皈依，儒家的委心便是安命。安命始可践性，委心安命便要你有所舍却。舍却了此一部分，获得了那一部分，这种以舍弃为获得的心理状态，正犹如宗教家之祈祷。儒家之知命安命亦同样有此境界，平息自心一切活动，只听命的支配。一面规范抑制着你，不许你如此，不许你如彼，一面领导着你，该如此，该如彼。

庄子书中，同样有一番委心任运知命安命的最深妙的理趣。你能体会到庄子的这一面，你自然能心态安和，精神平静，一切放下，轻松恬美，而到达一种大自在大无畏的境界。惟庄子书中所言之命，则只是消极地叫你舍弃，而非积极地叫你奋发，这是庄子知命而不知性之过。魏晋时代的清谈学家们，都重视庄子，但他们却不言安命而言任性。郭象注庄便是其一例。如此则只知任性，不知安命，在消极方面既没有了抑制，在积极方面又没有了领导。性是一个必然的，而清谈家之任性，则一任自然而不认有必然，此是清谈家知性而不知命之过。只有儒家可说是性命双修。

钱穆．湖上闲思录·性与命．北京：生活·读书·新知三联书店，2000：99～102.

【述评】

"性命"之说历来是儒道两家修德体道的主题与最终归宿，它似乎能给人带来宗教般虔诚皈依的精神，它至精至微，深植人心；它至广至大，充塞宇宙。无论是儒家的修齐治平，还是道家的修真体道，修身养性是最基本的功夫，以强身健体健康长寿为目标的养生承载了极崇高的精神追求。"穷则独善其身，达则兼济天下"，我国古代养生精神所传承的内涵与境界，虽历经千古，仍然是今人无法逾越的。

【原文】

养心莫善于寡欲。其为人也寡欲，虽有不存焉者，寡矣；其为人也多欲，虽有存焉者，寡矣。

——《孟子·尽心上》

【旁征】

人之情，莫不恶死而乐生，告之以其败，语之以其善，导之以其所便，开之以其所苦，虽有无道之人，恶有不听者乎？

——《灵枢·师传》

欲，如口鼻耳目四肢之欲，虽人之所不能无，然多而不节，未有不失其本心者，学者所当深戒也。程子曰：所欲不必沉溺，只有所向便是欲。

——《四书章句集注·孟子集注·尽心章句上》

学道之士，须识吾之一身，从太虚中而来。既从太虚中而来，则此身初亦无有，岂应执著之以为己物。故此身之灵明，主人必使不著于有，不著于无，一如太虚之无物以扰之。然后本体之心方得清静合虚，灵觉常圆。而一切繁华，一切系累，不能夺矣。繁华系累不能夺，则俗心日退，真心日进，退得一分俗心，自能进得一分真心，《孟子》所谓养心莫善于寡欲者是也。心自太虚，则身还太虚。所谓仙、所谓佛，何俟多谈！

——《养生肤语》

孟子曰：养心莫善于寡欲。所以妄想一病，神仙莫医。正心之人，鬼神亦惮，养与不养故也。目无妄视，耳无妄听，口无妄言，心无妄动。贪嗔痴爱，是非人我，一切放下。未事不可先迎，遇事不宜过扰，既事不可留住。听其自来，应以自然，任其自去。忿愤恐惧，好乐忧患，皆得其正，此养之法也。

——《寿世青编·养心说》

【述评】

欲者，心贪外物也。修养心性就是要减少欲望，寡欲清心。孟子提倡"舍生取义"，减少物欲之蔽。"养心莫善于寡欲"，尽可能减少来自外界的诱惑，减少内心对名利的欲望，才能更好地修养心性。减少欲望，可使人安身立命，颐养天年。

内静外敬，反能其性

【原文】

滋味动静，生之养也；好恶、喜怒、哀乐，生之变也；聪明当物，生之德也。是故圣人齐滋味而时动静，御正六气之变，禁止声色之淫，邪行亡乎体，违言不存口，静然定生，圣也。仁从中出，义从外作。仁，故不以天下为利；义，故不以天下为名。仁，故不代王；义，故七十而致政。是故，圣人上德而下功，尊道而贱物。道德当身，故不以物惑。是故，身在草茅之中而无慑意，南面听天下而无骄色。如此而后可以为天下王。

——《管子·戒》

【旁征】

《管子》认为，作为圣人，不仅要有高尚的品德和过人的智慧，而且也要懂得养生，懂得"滋味动静"，注意调节饮食，根据四时变化安排作息，这就是要"齐滋味而时动静"。重视养生，还必须懂得养生之道。

乐爱国.《管子》的医学养生思想.锦州医学院学报（社会科学版），2004，2（2）：35.

按照唐代房玄龄等人的说法，《戒》篇这里所讲的"物"指的是名利之事，"贱物"就是看轻名利。之所以看轻名利这种"物"是因为圣人尊道贵德，所以不会被名利所迷惑。即使身陷草茅之中，遇上危险或困境，他也不会感到恐惧；当他处于尊贵的位置时不会傲慢无礼，而是谦虚谨慎。在《管子·戒》篇看来，只有这样的圣人才能使天下有所遵从而走向兴旺。就全书的基本倾向来看，《管子》所谓"圣人"主要是一种政治理想、政治领袖的象征；不过，"圣人"既然也是人，他就不可能不食人间烟火，而是必须面对现实生活。这样，"养生"的问题也就进入了《管子》圣人论的领域了。管仲劝诫桓公的对话，阐述养生的重要原则与方法，其中说道："滋味动静，生之养也；好恶、喜怒、哀乐，生之变也；聪明当物，生之德也。是故圣人齐滋味而时动静，御正六气之变，禁止声色之淫，邪行亡乎体，违言不存口，静然定生，圣也。"《戒》篇所讲的"生"指的是人的生命。按照《戒》篇的看法，生命的存在有不同的表现形态与境界。但不论情况如何，首先必须懂得如何运用自然生物的滋味以及调节自身动静来维持生命，这就叫做"生之养"。人的生命是有情感的，而情感不是静止的，好恶、喜怒、哀乐的情感活动将对生命的存在状态造成影响，使之发生变化，这就叫做"生之变"。对于外界纷纷扰扰的存在物能够做到非礼勿视、非礼勿听，这就叫做"当物"。所谓"当"就是面对诸物而不乱己之心志，这体现了养生的德操。圣人之所以为圣人，是因为他不仅有高尚的品德和过人的智慧，而且也懂得养生，既能够协调物品的滋味，又能够效法天地，动静有时，面对环境的变化、声色的引诱，圣人都能够因应有道。显然，《戒》篇已经把精神修养、道德实践以及形体养护都纳入养生的范畴，体现了管子养生的基本立场。

在古代中国，作为一种人格理想典型的"圣人"具有导向作用。《管子》塑造圣人品格，当然也是为了给人们确立人生目标。故而，学习圣人也就包括学习养生在内。根据这样的思路，一般人同样需要懂得养生知识，了解养生方法。于是，我们看到了《管子》圣人论贯穿着的养生智慧，也延伸于其他领域。例如，怎样做一个国君，养生也是重要的课题。关于这一点，《管子》书中的《中匡》篇认为，国君要树立威信，就必须能够"三为"，也就是"始于为身，中于为国，成于为天下"。就"为身"而言，《中匡》篇记录了管仲对齐桓公说的一段话："道血气，以求长年、长心、长德。此为身也。""为身"既包括通导血气以求得长寿，也要求"长心""长德"，即修养道德。"道血气，以求长年"，显然就是讲养生。《中匡》篇把"长年"放在第一位，暗示这是"长心""长德"的基础。在这里，《管子》把养生与道德修养、树立国君的威信联系在一起，并且视之为最基本的东西，可见作者对养生的重视。

詹石窗.《管子》的养生智慧.管子学刊，2009（1）：6.

【述评】

《管子·戒》篇提出"圣人"重视养生。视品德、智慧、饮食、作息为养生之术，而养生的关键在于把握养生之道，把健康养生与做人、处世融合在一起。

【原文】

欲爱吾身，先知吾情，君亲六合，以考内身。以此知象，乃知行情。既知行情，乃知养生。左右前后，周而复所。执仪服象，敬迎来者。今夫来者，必道其道，无迁无衍，命乃长久。

——《管子·白心》

【旁征】

白心，纯洁内心。此与本书《心术》上篇所谓"洁其宫""虚其欲"含义略同，都是指扫除欲念，抱虚守静，修养内心。

赵守正.管子通解（下）.北京：北京经济学院出版社.1989：23.

要知道如何养生，首先就要了解自己的身体情况，通过观察周围事物，来比照自己的身体，从而知道自己身体的变化，知道应该怎么去做；重要的是，要落实到自己的日常行为中去，不断反复地做，要尊重客观规律，不偏不倚地按照客观规律行事，这样就能使生命得以长久。从这一论述中可以看出，《管子》较多地从"天人合一"的角度、从顺应自然的角度来讲养生之道，这也是《管子》养生之道的基本原则。

乐爱国.《管子》的医学养生思想.锦州医学院学报（社会科学版），2004，2（2）：35.

【述评】

《管子·白心》篇的养生观是"执仪服象"，即主张健康养生要"遵循阴阳至理，效法乾坤大象"，努力做到与周围环境和谐统一。强调养生要落实到日常生活中，坚持不懈，才能最终实现健康养生。

【原文】

凡心之刑，自充自盈，自生自成。其所以失之，必以忧乐喜怒欲利。能去忧乐喜怒欲利，心乃反济。彼心之情，利安以宁，勿烦勿乱，和乃自成。

——《管子·内业》

【旁征】

人有五藏，化五气，以生喜怒悲忧恐。故喜怒伤气，寒暑伤形。暴怒伤阴，暴喜伤阳。厥气上行，满脉去形。喜怒不节，寒暑过度，生乃不固。

——《素问·阴阳应象大论》

文中的"刑"与"法"通，所谓"心之刑"也就是"心法"，即调心养气的精神操作法门。作者认为，有了调心养气的法门，人心就充满了精气。之所以会失去精气，完全是由于人的忧乐喜怒欲利所致；如果能够去除忧乐喜怒欲利的缠绕，就能使心恢复到充满精气的状态。《管子·内业》还说"敬除其舍，精将自来"，这里的"除"，就是要除去对人体具有干扰作用的那些过度的情欲，以为如此，则精就可以充盈起来。《管子·心术上》也有类似说法："虚其欲，神将入舍；扫除不洁，神乃留处"，"去欲则宣，宣则静矣，静则精。精则独立矣，独则明，明则神矣。神者至贵也，故馆不辟除，则贵人不舍焉。"认为去除情与欲就能获得精气，当然也就可以健康长寿；如果不去除情与欲，精气就不会长留在身体中。

詹石窗.《管子》的养生智慧.管子学刊，2009（1）：8.

【述评】

唐代尹知章指出："'忧乐喜怒欲利'此六者，过常以乱于心，则失矣。若能去六者，则心反守其所，而能济成也。"人的精气受损，大多是因为过度的情欲引起。保持心情舒畅，适当控制情欲才能确保身心健康。

【原文】

起居时，饮食节，寒暑适，则身利而寿命益。起居不时，饮食不节，寒暑不适，则形体累而寿命损。

——《管子·形势解》

凡食之道：大充，伤而形不臧；大摄，骨枯而血冱。充摄之间，此谓和成，精之所舍，而知之所生。饥饱之失度，乃为之图。饱则疾动，饥则广思，老则长虑。

——《管子·内业》

【旁征】

上古之人，其知道者，法于阴阳，和于术数，食饮有节，起居有常，不妄作劳，故能形与神俱，而尽终其天年，度百岁乃去。

——《素问·上古天真论》

故犯贼风虚邪者，阳受之；食饮不节，起居不时者，阴受之。阳受之则入六府；阴受之则入五藏。入六府者则身热，不时卧，上为喘呼。入五藏则䐜满闭塞，下为飧泄，久为肠澼。

——《素问·太阴阳明论》

人知饮食，所以养生，不知饮食失调亦能害生。故能消息使适其宜，是贤哲防于未病。

——《养生类要·饮食论》

> 大饱伤神饥伤胃，大渴伤血多伤气。
> 饥餐渴饮莫太过，免致膨脖损心肺。
> 醉后强饮饱强食，未有此身不成疾。
> 人资饮食以养生，去其甚者将安适。

——《养生类要·孙真人卫生歌》

【述评】

《管子·形势解》篇在饮食、起居等方面给出了具体的注意事项，并提出饮食的多少、进食的方式都会直接影响人体的健康，即"节适之齐，彼将自至"，无论情欲、饮食都应适度，那样健康长寿自然会随之而至。

【原文】

精存自生，其外安荣，内藏以为泉原，浩然和平，以为气渊。渊之不涸，四体乃固；泉之不竭，九窍遂通。

——《管子·内业》

【旁征】

能知七损八益，则二者可调，不知用此，则早衰之节也。年四十，而阴气自半也，起居衰矣。年五十，体重，耳目不聪明矣。年六十，阴萎，气不衰，九窍不利，下虚上实，涕泣俱出矣。

——《素问·阴阳应象大论》

人是精气化生的，所以养生就必须把养气放在首位，而养气主要是蓄养精气。按照古人认识气和血是不可分的，气是血的统帅，血是气的根本，所以管子才讲"导血气，以求长年、长心、长德"。管子讲精气"藏于胸中，谓之圣人"，是说不仅人的肉体是精气化生的，其智慧、品德也是精气的显示，精气是人整个身心的物质基础。蓄养精气不仅可以长年，又可长心、长德，而达到其"为身"的目的。这样管子就把养生健身与学问道德内涵相通的关系说清楚了，这不仅是他的养生思想，也是他的教育思想的重要内容之一，是管子养生思想的哲学基础。

郑振坤. 管子养生思想研究. 天津体育学院学报，1989（3）：22.

管子养生思想与道家主张"清静无为"之静不同，管子之"静"是针对"怒""躁""乱"而言，所谓"饥能执静"，主要是指头脑要保持冷静，管子主张的"乱"与孔子亦不同，所谓"节乐莫若礼，守礼莫若敬"，显然这"礼"会有"法"的意义。在养生方面主张"饱不疾动，不广思，老则长虚"。如《管子·形势解》云："起居时，饮食节，寒暑适，则身利而寿命益。起居不时，饮食不节，寒暑不适，则形累而寿命损。"再如《管子·业内》记载："能正能静，然后能定，定必在中，耳目聪明，四肢坚固，可以为精舍，精也者，气之精者也。"就是讲，人能够公正，能够安静，然后才能留住精气，把精气存留在身心，耳目就会聪明，四肢就坚固，这样身体就可以作为"精"的住所。所谓"精"就是气中的精华，管子的养生思想主要是重视精气的护养，主张去欲存精，提出了起居有时，节制饮食，适应四时等养生原则，从而形成了固精养生学派的体系。

刘小华，粟芩芩．春秋战国时期养生思想研究．湘潭师范学院学报（自然科学版），2007，29（1）：125.

【述评】

《管子》认为养生的关键在于养精，因为精是构成人体的物质基础。后世养生者多持这一观点，并进行发挥。

【原文】

凡人之生也，天出其精，地出其形，合此以为人。和乃生，不和不生。察和之道，其精不见，其征不丑。平正擅匈，论治在心，此以长寿。忿怒之失度，乃为之图。节其五欲，去其二凶，不喜不怒，平正擅匈。

凡人之生也，必以平正。所以失之，必以喜怒忧患。是故止怒莫若诗，去忧莫若乐，节乐莫若礼，守礼莫若敬，守敬莫若静。内静外敬，能反其性，性将大定。

——《管子·内业》

【旁征】

当今之世不然，忧患缘其内，苦形伤其外，又失四时之从，逆寒暑之宜。贼风数至，虚邪朝夕，内至五脏骨髓，外伤空窍肌肤，所以小病必甚，大病必死。

——《素问·移精变气论》

人要保持生机，就必须心情舒畅；否则，让忧愁和恼怒横行，必将导致混乱；如果再进一步，让忧悲喜怒这样的情绪勃发，"道"便无法安顿了。基于这样的看法，《管子·内业》告诉人们：有了情欲的过度活动就必须予以平息，有了愚乱的想法就应该予以纠正，这样，精气就会自然到来。在《管子·内业》看来，人失去精气，在很大程度上是由于人的七情六欲无度迸发所导致，所以要获得精气，保证身体健康，这就需要合理控制情欲，和谐内外。

《管子·内业》不仅强调节制情欲的重要性，并且提出"平正"的主张。强调适中而无偏差，戴望将之解释为"和"。他说："不喜不怒，可谓和也。"然而，"平正"的状态是有可能被破坏的。为了使身体的不平返之于平，提出了许多颇有见地的措施。

在现实生活中，"怒"与"忧"对人体身心健康的损害可以说是最直接的。如何避免这样两种情绪的无常"奔泻"？《内业》篇为人们开列了治理的"药方"。这种"药方"既不是"十全大补"，也不是"八珍六味"之类的草木良方，而是"诗"与"乐"这样的文化药方。以"诗"来"止怒"，以"乐"来去"忧"，这的确别出心裁，但如果联系古代诗学乐教传统的情形，那就不难明白作者的良苦用心。当然，《内业》篇并非教人沉浸于诗乐的泛滥活动状态而不已。在《内业》篇看来，即使诵诗用乐，依然也有个"度"的问题。为了避免诗乐使用的泛滥，《内业》又提出了"礼""敬""静"等一系列制约性的精神技艺，其目的就是为了内外协调，回归淳朴本性。

詹石窗.《管子》的养生智慧.管子学刊，2009（1）：8～9.

【述评】

《管子》主张不偏不倚的"平正"养生法，并给出了保持"平正"的一系列举措，主张以诗、乐、礼、敬、静来调节情志活动，使人的性情保持"平正"。

治气养心，治德修身

【原文】

扁善之度，以治气养生，则后彭祖；以修身自名，则配尧禹。宜于时通，利以处穷，礼、信是也。

凡用血气、志意、知虑，由礼，则治通；不由礼，则勃乱、提僈。食饮、衣服、居处、动静，由礼，则和节；不由礼，则触陷生疾。容貌、态度、进退、趋行，由礼，则雅；不由礼，则夷、固、僻违、庸众而野。

故，人无礼，则不生；事无礼，则不成；国家无礼，则不宁。《诗》曰："礼仪卒度，笑语卒获。"此之谓也。

——《荀子·修身》

【旁征】

遵循善行的标准：用善行来理气、养生，就可以追踪彭祖；用善行来洁身自好，就可以比拟尧禹。宜于处守顺境，利于处守困境，就是由于讲理守信。凡是在动用血气、意志、思虑上，顺从礼文，就表现得整饬、通达；不顺从礼文，就表现得悖乱、怠慢。在欲食、衣服、居处、动静上，顺从礼文，就表现得中和、适节；不顺从礼文，就表现得触犯危险、发生疾困。在容貌、态度、进退、趋向上，顺从礼文，就表现得温雅可亲；不顺从礼文，就表现得傲慢、固陋、邪僻、庸俗而粗野。

所以，做人不讲礼文，就不能生存；做事不讲礼文，就没有成就；国家不讲礼文，就不得安宁。《诗经》说："礼文失掉法度，笑话终必百出。"就是说得这样的人。

杨柳桥.荀子诂译·修身.济南：齐鲁书社.1985：28.

韩诗外传曰"君子有辨善之度"，言君子有辨别善之法，即谓礼也。言若用礼治气养生，寿则不及于彭祖，若以修身自为名号，则寿配尧、禹不朽矣。言礼虽不能治气养生而长于修身自名，以此辨之，则善可知也。

——《荀子集解·考证下》

【述评】

荀子提倡的健康养生观是"治气养心""治德修身"。《修身》篇中提到通过调理气血，可以达到修养身心的目的，荀子更加注重个人品德的修养，认为"致诚"是保养身心的前提条件。故此，个人应该做到品行端正，并且致力于完善自己的品德修养。健康的心态，积极乐观的生活态度，是健康长寿的关键所在。

"诚"的外在体现即为"礼"，《修身》篇阐释了修身养性要遵礼守法。凡是在动用血气、意志、思虑上，遵循礼道的，就会显得平正而通达；不遵守礼道的，就会显得悖乱而滞慢。

【原文】

治气养心之术：血气刚强，则柔之以调和；知虑渐深，则一之以易良；勇胆猛戾，则辅之以道顺；齐给便利，则节之以动止；狭隘褊小，则廓之以广大；卑湿、重迟、贪利，则抗之以高志；庸众、驽散，则劫之以师友；怠慢、僄弃，则炤之以祸灾；愚款、端悫，则合之以礼乐，通之以思索。凡治气养心之术，莫径由礼，莫要得师，莫神一好。夫是之谓治气养心之术也。

——《荀子·修身》

【旁征】

五精所并：精气并于心则喜，并于肺则悲，并于肝则忧，并于脾则畏，并于肾则恐，是谓五并，虚而相并者也。

——《素问·宣明五气》

调理性情、修养身心的方法是：血气刚强，则以宁静温柔来调和；智虑深险，则要求平易善良；勇敢凶猛，则以引至正路来帮助；行为轻率，则以举动安稳来节制；心胸狭隘偏小，则以宽广大度开扩；志意卑下、迟钝、贪利，则以高尚远大的志向激励；趣味庸俗、驽钝散漫，则以良师益友训导约束；怠惰轻佻、自暴自弃，则以祸灾艰危使之警醒；朴讷悫诚，则以礼乐陶冶、开导，使之勤于思索。凡调理性情、修养身心的方法，没有比遵循礼法更切近的了，没有比得到良师教导更重要的了，没有比所好精纯专一更有神效的了。

在社会生活中，人由于思想观念、性格气质、教育程度、环境熏陶等诸方面的原因，自身的心理、行为总会有这样那样不尽如人意的缺欠或错误，如果不加以改正，轻则影响健康成长，重则可能触犯法律，害人害己。因此，不断调理性情、修养身心，加强学习，就是每一个人都应该高度重视的了。

吴炜华. 荀子名言译评·治气养心. 北京：华文出版社. 2002：24～25.

在日常生活中，要做到理气养心不是一件容易的事情，要有的放矢地去做。对于血气刚强的人需用心平气和的态度融化，以柔克刚；对深思过虑的人，需用平易善良来纠正；对勇猛乖张的人，需用情理帮助；对心胸狭窄的人，需宽宏大量地开导。

徐建云．先秦诸子在养生学方面的卓越识见．中国中医药现代远程教育，2003，（3）：44～45.

【述评】

荀子针对人性的弱点，给出了修养性情的方法，即反其道而"修"之。通过长时间的坚持磨炼，陶冶性情，改掉不良习性，从而达到修身养性的最终目的。荀子认为陶冶性情，有三个关键：礼、一、诚。"凡治气养心之术，莫径由礼，莫要得师，莫神一好"，强调了"礼"和"一"对于治气、养心的重要性。"君子养心，莫善于诚"，"诚"是做到"礼"和"一"的前提条件。

【原文】

君子养心，莫善于诚。致诚，则无它事矣，唯仁之为守，唯义之为行。诚心守仁，则形，形则神，神则能化矣。诚心行义，则理，理则明，明则能变矣。变化代兴，谓之天德。

——《荀子·不苟》

【旁征】

君子养心，没有比真诚再好的。做到真诚，就没有其他可做的了，只有用仁爱守身，只有用正义做事。

杨柳桥．荀子诂译·不苟．济南：齐鲁书社．1985：58.

君子修养自己的品德，没有比真诚更完美的了。真诚到极点就不再有其他的杂念，只以仁爱为立身操守，只以道义为行事准则。以真诚之心坚持仁爱则必能表现在外，表现在外则一切如有神助，如有神助则能使人化育向善；以真诚之心推行道义则做事必条理清晰，条理清晰则明白晓畅，明白晓畅则易于使人改变陋习。使人改变陋习、化育向善交互推行，这就可以称之为如同上天之德那样伟大了。

吴炜华．荀子名言译评·养心以诚．北京：华文出版社．2002：37.

◎ 第一卷 先秦两汉篇

【述评】

荀子认为君子要不断修养自己的思想品德并使之日臻完善的关键是"诚"。对于人的品德而言，最珍贵的即为"诚"。荀子认为"诚"的至高境界为"致诚"，只有做到"致诚"，才能"唯仁之为守，唯义之为行"，这也是荀子确立的修养身心的方向和目标。只有做到品德上的"致诚"，才能实现"养心"的目的。荀子提出"诚"的表现为"礼"。孔子则云："非礼勿视，非礼勿听，非礼勿言，非礼勿动"，"己所不欲，勿施于人"，认为这些都是"仁"的体现。从某种程度上说荀子继承了孔子"仁"的观点，并进一步发展为"礼"，孔子要求的是"以仁治心"，而荀子坚持的是"以礼治心"，实现"目非是无欲见"、"耳非是无欲闻"、"口非是无欲言"、"心非是无欲虑"，达到修身养性的目的。儒家诸子以"仁""礼"为修身要义，视品德修养为健康长寿的关键，成为中华民族健康养生观念之亘古经典。

【原文】

姚冶之容，郑卫之声，使人之心淫；绅端章甫，舞《韶》、歌《武》，使人之心庄。故，君子耳不听淫声，目不视女色，口不出恶言。此三者，君子慎之。

——《荀子·不苟》

【旁征】

出则以车，入则以辇，务以自佚，命之曰招蹶之机；肥肉厚酒，务以自强，命之曰烂肠之食；靡曼皓齿，郑卫之音，务以自乐，命之曰伐性之斧。三患者，贵富之所致也。故古之人有不肯贵富者矣，由重生故也，非夸以名也，为其实也，则此论之不可不察也。

——《吕氏春秋·本生》

天生人而使有贪有欲，欲有情，情有节，圣人修节以止欲，故不过行其情也。故耳之欲五声，目之欲五色，口之欲五味，情也。此三者，贵贱愚智，贤不肖欲之若一。虽神农黄帝其与桀纣同。圣人之所以异者，得其情也。由贵生，动则得其情矣；不由贵生，动则失其情矣。

——《吕氏春秋·本生》

然此方之作也，非欲务于淫佚，苟求快意，务存节欲以广养生也。非苟欲强身力，幸女色，以纵情，意在补益以遣疾也。此房中之微旨也。

——《备急千金要方·房中补益》

妖冶的容貌，郑卫的声音，使人情感淫乱；朝衣朝冠，吟歌舞蹈，使人情感庄重。所以，君子耳朵不听淫乱的声音，眼睛不看妖冶的女色，口中不说恶劣的语言。对于这三者，君子是抱着慎重态度的。

杨柳桥. 荀子诂译·不苟. 济南：齐鲁书社. 1985：566.

"不听""不视""不出"，对于君子并不是被动的、强压内心"要听""要视""要出"的冲动，痛苦地硬做出来的，而是从思想上认识到"淫声""女色""恶言"的乱心性、伤风俗，主动地予以抵制。在音乐中确有淫邪下流的靡靡之音，欣赏这样的歌曲，其心性之鄙俗不是可想而知的吗？"女色"的问题比较复杂，不好一言以蔽之。然而至少也应分清正常的对女性美的欣赏、追求与病态地热衷于追逐女人妖冶色相的区别。追逐色相，无论何时都不会是高雅的举止。至于粗野恶浊的污言秽语，则不仅为君子所不耻，大抵除去泼皮无赖，即便限于偏低的文化素养，口不能禁恶言的市井村野之辈，也不会在理性上认为那是好的行为。总之，荀子所说的"君子三慎"，在正确地理解了何为"淫声"、"女色"、"恶言"的基础上，仍然是提高文明修养所必须重视的。

吴炜华. 荀子名言译评·君子三慎. 北京：华文出版社. 2002：135～136.

【述评】

荀子认为人不能没有音乐，"夫乐者，乐也，人之情所必不免也。故，人不能无乐"。但是"先王立乐之方"是"感动人之善心，使夫邪污之气无由得接焉"，其作用应为"善民心"。在中华文明的君子之教中，历来都很重视不听淫声，不视女色，不出恶言。《荀子·乐论》云："凡奸声感人，而逆气应之，逆气成象，而乱生焉；正气感人，而顺气应之，顺气成象，而治生焉。唱和有应，善恶相象，故君子慎其所去就也。"所以荀子认为"乐者，乐也。君子乐其道……小人乐其欲"。《孟子·告子》曰"食、色，性也"，这是古人对男女情爱的认识，现在看来较为客观。古代先贤又一再强调情欲应加以节制，从老庄至孔孟，都主张不可放纵情欲。《荀子·礼论》篇中提到"制礼义以分之，以养人之欲，给人以求"，主张对待情欲，应学会有所节制，"耳不听淫声，目不视女色，口

◎第一卷 先秦两汉篇

不出恶言"，亦为节制之意。

【原文】

有尝试探观其隐而难察者：志轻理而不重物者，无之有也；外重物而不内忧者，无之有也；行离理而不外危者，无之有也；外危而不内恐者，无之有也。

心忧恐，则口衔刍豢，而不知其味；耳听钟鼓，而不知其声；目视黼黻，而不知其状；轻暖平簟，而体不知其安。故享万物之美，而不能嗛也。假而得问而嗛之，则不能离也。故，享万物之类而盛忧，兼万物之利而盛害，如此者，其求物也？养生也？粥寿也？

故，欲养其欲而纵其情，欲养其性而危其形，欲养其乐而攻其心，欲养其名而乱其行，如此者，虽封侯称君，其与夫盗无以异。

——《荀子·正名》

【旁征】

阳气者，烦劳则张，精绝辟积，于夏使人煎厥。目盲不可以视，耳闭不可能听，溃溃乎若坏都，汩汩乎不可止。

——《素问·生气通天论》

内心忧惧，嘴里吃的就是肉食，也感觉不到滋味；耳朵听的就是音乐，也感觉不到声音；眼睛看的就是华丽的颜色，也感觉不到形状；坐的就是轻巧、温暖的床席，身体也感觉不到安适……享受万物的优美，而成为忧愁；兼得万物的利益，而成为危害，像这样的人，他是求取物质了吗？是保养生命了吗？是延长寿命了吗？

杨柳桥. 荀子诂译·正名. 济南：齐鲁书社. 1985：644～645.

如果尝试深入观察那隐微而难以察明的现象，就会发现内心轻视道理而又不看重物质欲求的人，是没有的；看重物质欲求而内心不生忧愁的人，也是没有的。行为背离了道理然而却不遭受外来危险的人，是没有的。遭受外来危险然而内心却不生恐惧的人，也是没有的。所以享受了万物的美妙却非常忧愁，兼得万物的利益却招来大祸害，像这样的人他追求物质欲望，究竟是在颐养生命呢？还是在出卖年寿呢？因此想要颐养生命却又放纵自己的情欲，想要保养心性却又危害自己的身体，想要涵养愉快的情绪却又伤害自己的心灵，想要养护名声却又肆意乱行，这样的人，虽然封为诸侯、称为国君，他和那盗贼也没有什么不同。

吴炜华. 荀子名言译评·纵欲如盗. 北京：华文出版社. 2002：155.

【述评】

反省我们自己的生活，是像荀子所说的那样"重己役物"，成为主宰物质的人，还是"重物役己"，沦为物质的奴隶？自古至今，很多人因为重视物欲，使自己轻视了做人的道理，葬送了自己的人生。善于养生的人，应该是"重己役物"，正确处理健康与名利、物欲的关系。荀子的警世名言，启人警醒。

【原文】

养备而动时，则天不能病；循道而不贰，则天不能祸。故，水旱不能使之饥，寒暑不能使之疾，妖怪不能使之凶。本荒而用侈，则天不能使之富；养略而动罕，则天不能使之全。

——《荀子·天论》

【旁征】

到战国末年，人们对生与养和动与静的关系有了新的认识。荀子兼收并蓄，明确地提出了"动养结合"的养生思想。在《天论篇》中曰："养备而动时，则天不能病……养略而动罕，则天不能使之全。"意思是，人如果供养充足，注重对身体的养护，并适当进行活动，就能增进健康，增强免疫力，也不会让你患疾得病；反之，给养缺乏，忽略了对身体养护，少活动，甚至不活动，就是老天爷也不敢保你健全无病。这里阐明了一个既深刻又容易被人接受的"养生之道，以动为妙"的哲理。那就是只有运动（活动）才能使人体各器官系统得到正常运转，使其功能得到充分发挥。指出经常运动能够预防疾病，使人精力充沛、情绪乐观，确立了以动为主的养生理念。

袁学军. 略论荀子的康乐养生观. 山西师大体育学院学报，2008，23（4）：43～44.

【述评】

《荀子》提出"备养而动"的养生观，与老庄的"以静养生"观点是相辅相成的，但其意义更为积极。《荀子》的"动以养生"论，完善了中国古代的健康理论，亦成为中国古代健康养生文化的精华所在。

重己贵生，适欲养性

【原文】

物也者，所以养性也，非所以性养也。今世之人，惑者多以性养物，则不知轻重也。不知轻重，则重者为轻，轻者为重矣。

——《吕氏春秋·本生》

【旁征】

凡事之本，必先治身，啬其大宝，用其新，弃其陈，腠理遂通，精气日新，邪气尽去，及其天年，此之谓真人。

——《吕氏春秋·先己》

宠辱若惊，贵大患若身。何谓宠辱若惊？宠为下，得之若惊，失之若惊，是谓宠辱若惊。何谓贵大患若身？吾所以有大患者，为吾有身，及吾无身，吾有何患！

——《老子·十三章》

《吕氏春秋》的作者认为，要搞好养生，首先必须重视生命的价值，摆正人与物的关系，意识到保养生命是人们应尽的责任。《本生》篇曰："始生之者，天也；养成之者，人也。"意思是说开始创造出生命是自然的力量，而保养生命就要靠人们自己的努力了。人们为什么要重视养生呢？因为生命对于人来说是太宝贵了。《重己》篇说："今吾生之为我有，而利我亦大矣。论其贵贱，爵为天子，不足以比焉；论其轻重，富有天下，不可以易之；论其安危，一曙失之，经身不复得。"在《贵生》篇中，又把生命的价值和稀世珍宝随侯珠作了比较："今有人于此，以随侯之珠弹千仞之雀，世必笑之，是何也？所用重，所要轻也。夫生，岂特随侯珠之重也哉！"形象地说明，生命的价值比宝珠不知高出多少倍。正因为这样，所以《本生》篇明确指出"物也者，所以养性也，非所以性养也"。

章树林．《吕氏春秋》的养生观．安徽中医学院学报，1990，9（1）：2.

【述评】

《老子·十三章》指出，懂得养生之人，应谨慎保护自己的身体，就如同谨慎担心大的灾祸一样。《吕氏春秋·本生》开篇指出"始生之者，天也；养成之者，人也"，把保全生命视为根本。外物既可以养生，又可以损害生命，保全生命关键在于重生轻物，不要舍本逐末。高诱注曰："若秦筑长城以备患。不知长城之所以自亡也，亦失其所谓修兵之法也。"健康养生，切勿为外物所累。

【原文】

古人得道者，生以寿长，声色滋味能久乐之，奚故？论早定也。论早定则知早啬，知早啬则精不竭。秋早寒则冬必暖矣，春多雨则夏必旱矣。天地不能两，而况于人类乎？人之与天地也同，万物之形虽异，其情一体也。故古之治身与天下者，必法天地也。

——《吕氏春秋·情欲》

【旁征】

夫四时阴阳者，万物之根本也，所以圣人春夏养阳，秋冬养阴，以从其根，故与万物沉浮于生长之门。逆其根，则伐其本，坏其真矣。故阴阳四时者，万物之终始也，死生之本也，逆之则灾害生，从之则苛疾不起，是谓得道。

——《素问·四气调神大论》

春温以生之，夏热以长之，秋凉以收之，冬寒以藏之，若气反于时，则皆为疾疠，此天之常道也。顺之则生，逆之则病。

——《寿亲养老新书·四时养老总序》

【述评】

《吕氏春秋·情欲》提出情感与欲望于人不能避免，但要"以生为贵"，对身外之物不可强求，适度节制欲望，顺其自然是本篇的主题，这与老子"道法自然"观念一致。《灵枢·本神》篇亦有"故智者之养生也，必顺四时而适寒暑，和喜怒而安居处，节阴阳而调刚柔"之说。随着时代的迁移，至文明高度发达的当今社会，人们越来越清醒地认识到人与自然界有着密切的关系。四季气候变化作用于人，相应会引起人的生理、病理变化。掌握自然规律，主动、积极适应外界的变化，才能有效避免疾病的发生。

【原文】

流水不腐，户枢不蝼，动也；形气亦然，形不动则精不流，精不流则气郁。郁处头，则为肿为风，处耳则为挶为聋；处目则为𥆨为盲；处鼻则为鼽为窒；处腹则为张为疛；处足则为痿为蹶。

——《吕氏春秋·尽数》

【旁征】

《尽数》中"运动养生"的观点很有特点，它以"流水不腐，户枢不蝼"的自然现象，形象生动地说明"形不动则精不流，精不流则气郁"的思想，指出"气郁"是引起头、耳、目、足、内腹等各种疾病发生的直接原因。运动能使形动，形动则精流，精流则血气通畅。《达郁》篇对此也有相似的论述，如"凡人三百六十节、九窍、五藏、六腑、肌肤，欲其比也。血脉，欲其通也；筋骨，欲其固也；心志，欲其和也；精气，欲其行也。若此，则病无所居，而恶无所由生矣。病之留，恶之生也，精气郁也"。认为人之精气血脉以流畅通利为贵，若郁而不畅达，则百病由之而生。同时还认为，运动形体是使体内精气流通，以保障生命活动正常进行的有效措施。《黄帝内经》在此基础上进一步指出"和于术数"则能健康长寿，"术数"是综合各种锻炼方法的养生之道。由此可见，《吕氏春秋》"运动养生"的观念与道家静则养神的观念，共同筑成了我国古代养生学的理论基石。这种"动以强身"的观念对中医影响极大，东汉名医华佗曾指出"人体欲得劳动，但不当使极耳。动摇则谷气得消，血脉流通，病不得生"，可以看作是对《吕氏春秋》的继承，而五禽戏则是对它的发展。

赵鸿君，刘庆宇．略论秦汉子书中的养生与治疗思想．中医药文化，2008（3）：21～23.

【述评】

早在江陵张家山汉墓出土的《脉书》中就记载了人们对运动与健康养生关系的认识，并用"流水"和"户枢"的比喻来阐述运动有益于人体健康，如"夫留水不腐，户枢不蠹，以其动。动则实四肢而虚五脏，五脏虚则玉体利矣"。这段文字较《吕氏春秋·尽数》提出的"流水不腐，户枢不蝼，动也，形气亦然"更显古朴。中国古代的医家学者认为"郁"是致病的关键。人体健康与否，关键在于人之精气血脉是否畅通，若是有"郁"在，人体就会生病。那如何才能保障体内的精气血脉畅通呢？最好的办法就是活动形体。经常活动身体，做健身运动是保障健康长寿的有效措施。

【原文】

天生阴阳，寒暑燥湿，四时之化，万物之变，莫不为利，莫不为害。圣人察阴阳之宜，辨万物之利以便生。故精神安乎形而年寿得长焉。长也者，非短而续之也，毕其数也。毕数之务，在乎去害。何谓去害？大甘、大酸、大苦、大辛、大咸，五者充形则生害矣。大喜、大怒、大忧、大恐、大哀，五者接神则生害矣。大寒、大热、大燥、大湿、大风、大霖、大雾，七者动精则生害矣。故凡养生，莫若知本，知本则疾无由至矣。

——《吕氏春秋·尽数》

【旁征】

天有四时五行，以生长收藏，以生寒暑燥湿风。人有五藏，化五气，以生喜怒悲忧恐。

——《素问·阴阳应象大论》

先秦时期，人们已经把认识和掌握自然规律，趋利避害，当做一条重要养生原则。《尽数》篇指出："天生阴阳，寒暑燥湿，四时之化，万物之变，莫不为利，莫不为害。"也就是说，客观物质世界的一切自然变化（包括温度、气候、季节、物质属性等）对于人体之养生，既能产生有利影响，又能造成损害性作用。养生者善于体察各种物性，懂得分辨诸多有利与不利因素，趋利避害以"便生"，即天有所变，人有所应。《黄帝内经》对此做了进一步的发挥。《素问·宝命全形论》指出"天地合气，命之曰人"；《灵枢·本神》篇指出"顺四时而适寒暑"，即要调整人体内部环境与外界自然环境相适应，如果外界反常，而人体不能适应，疾病就会产生；《素问·四气调神大论》则更进一步提出了"春夏养阳，秋冬养阴"的四时顺养原则，这些都是对《尽数》的继承和发展。

赵鸿君，刘庆宇．略论秦汉子书中的养生与治疗思想．中医药文化，2008（3）：21～23.

人生活在自然界中，自然界的事物，有的对人体有益，有的对人体有害；有些则既有利又有害。《吕氏春秋》的作者清楚地认识到了这一点，提出了"趋利避害"这一养生法则。《尽数》篇指出："天生阴阳，寒暑燥湿，四时之化，万物之变，莫不为利，莫不为害。"这些"利""害"，对生命的影响是很大的，正如《本生》篇所说："万人操弓，共射其一招，招无不中。万物章章，以害一生，生无不伤；以便一生，生无不长。"所以，该篇又说："利于性则取之，害于性则舍之，此全性之道也。"在"取利"与"避害"之间，《吕氏春秋》更重视"避害"，这大概与作者尊奉"老庄"思想有关。《本生》篇说："水之性清，土者抇之，故不得清；人之性寿，物者抇之，故不得寿。"把"害"指定为影响寿命的主要方面。因而，《尽数》直截了当地指出："毕数之务，在乎去害。"毕数，就是享尽自然的寿数，也就是长寿。去，避开的意思。要想长寿，就要避开各种损害健康的因素。"趋利避害"，是《吕氏春秋》提出的养生法则。

章树林．《吕氏春秋》的养生观．安徽中医学院学报，1990，9（1）：2～3.

【述评】

"尽数"意为尽其天年，终其寿数。万物春生、夏长、秋收、冬藏，这是普遍的自然规律。人源于自然，所以应该积极主动地掌握并顺应自然规律，通过合理的养生之法获得长寿，终其天年。但前提条件，是必须知其本去其害，即"趋利避害"。所谓"害"，是指生活中的各种不利于人体健康的物质和精神因素，即所谓的"大甘、大酸、大苦、大辛、大咸"。顺应自然规律，就是要法天则地、顺时养生，做到自制、去害。对于声色滋味，每个人都有欲望，适当则有利，过之则大害，所以要"利于性则取之，害于性则舍之"。

【原文】

轻水所多秃与瘿人，重水所多尰与躄人，甘水所多好与美人，辛水所多疽与痤人，苦水所多尪与伛人。

———《吕氏春秋·尽数》

【旁征】

室大则多阴，台高则多阳。多阴则蹶，多阳则痿，此阴阳不适之患也。是故先王不处大室，不为高台，味不众珍，衣不燀热。燀热则理塞，理塞则气不达；味众珍则胃充，胃充则中大鞔，中大鞔而气不达，以此长生可得乎？昔先圣王之为苑囿园池也，足以观望劳形而已矣；其为宫室台榭也，足以辟燥湿而已矣。

———《吕氏春秋·重己》

故东方之域，天地之所始生也，鱼盐之地，海滨傍水，其民食鱼而嗜咸，皆安其处，美其食。鱼者使人热中，盐者胜血，故其民皆黑色疏理，其病皆为痈疡，其治宜砭石，故砭石者，亦从东方来。

———《素问·异法方宜论》

必在人野相近，心远地偏，背山临水，气候高爽，土地良沃，泉水清美，如此得十亩平坦处，便可构居。

———《千金翼方·退居》

天隐子曰：吾谓安处者，非华堂环宇，重茵广榻之谓也。在乎南面而坐，东首而寝，阴阳适中，明暗相半。屋无高，高则阳盛而明多；屋无卑，卑则阴盛而暗多。故明多则伤魄，暗多则伤魂。人之魂阳而魄阴，苟伤明暗，则疾病生焉。此所谓居处之室，尚使之然，况天气之气，有亢阳之攻肌，淫阴之侵体，岂可不防慎哉！修身之士，倘不法此，非安处之道。

——《寿世青编·居室安处论》

人之家室，土厚水深，居之不疾。凡人居处，随其方所，皆欲土厚水深。土欲坚润而黄，水欲甘美而清。常坐之处，令其四面周密，勿令小有细隙，致风得入，人不易知，其伤人最重，初时不觉，久能中人。

——《寿世青编·居处宜忌说》

【述评】

《左传·成公六年》载："土薄水浅，其恶易觏。"说明当时人们已经认识到不同的水质和居住环境，会直接影响到人体健康，水质不好可以导致多种疾病的发生。《吕氏春秋·尽数》记载："轻水所多秃与瘿人，重水所多尰与躄人，甘水所多好与美人，辛水所多疽与痤人，苦水所多尪与伛人。"显然，这是水质不同造成的结果。此外，土质的优良，周围环境的通风、向阳、清洁等也有利于提高健康水平。

附：《吕氏春秋》养生三篇

尽　数

天生阴阳寒暑燥湿，四时之化，万物之变，莫不为利，莫不为害。圣人察阴阳之宜，辨万物之利以便生。故精神安乎形而年寿得长焉。长也者，非短而续之也，毕其数也。毕数之务，在乎去害。何谓去害？大甘、大酸、大苦、大辛、大咸，五者充形则生害矣。大喜、大怒、大忧、大恐、大哀，五者接神则生害矣。大寒、大热、大燥、大湿、大风、大霖、大雾，七者动精则生害矣。故凡养生，莫若知本，知本则疾无由至矣。精气之集也，必有入也。集于羽鸟，与为飞扬；集于走兽，与为流行；集于珠玉，与为精朗；集于树木，与为茂长；集于圣人，与为夐明[1]。精气之来也，因轻而扬之，因走而行之，因美而良之，因长而养之，因智而明之。流水不腐，户枢不蝼，动也。形气亦然。形不动则精不流，精不流则气郁。郁处头则为肿为风，处耳则为挶[2]为聋，处目则为蔑[3]为盲，处鼻为鼽[4]为窒，处腹则为张[5]为疛，处足则为痿为蹶。轻水所多秃与瘿人，重水所多尰与躄[6]人，甘水所多好与美人，辛水所多疽与

90

痤人，苦水所多尪与伛[7]人。凡食无强厚味，无以烈味、重酒，是以谓之疾首。食能以时，身必无灾。凡食之道，无饥无饱，是之谓五脏之葆。口必甘味，和精端容，将之以神气，百节虞欢，咸进受气。饮必小咽，端直无戾。今世上卜筮祷祠，故疾病愈来。譬之若射者，射而不中，反修于招，何益于中？夫以汤止沸，沸愈不止，去其火则止矣！故巫医毒药，逐除治之，故古之人贱之也，为其末也。

【注释】

[1] 夐（jiǒng 迥）明：高大，高明。

[2] 挶（jú 居）：耳朵闭塞。

[3] 蔑（miè 蔑）：眼睛受伤或不明朗。

[4] 鼽（qiú 求）：鼻塞不通。

[5] 张：通"胀"。

[6] 尰（zhǒng 踵）：足肿病；躄（bì 臂）：腿瘸。

[7] 尪（wāng 汪）：腿部弯曲；伛（yǔ 雨）：弯腰驼背。

本　生

始生之者天地，养成之者人也。能养天之所生而勿撄[1]之，谓天子。天子之动也，以全天为故者也，此官之所自立也。立官者，以全生也。今世之惑主，多官而反以害生，则失所为立之矣。譬之若修兵者以备寇也，今修兵而反以自攻，则亦失所为修之矣。夫水之性清，土者抇[2]之，故不得清；人之性寿，物者抇之，故不得寿。物也者，所以养性也，非所以性养也。今世之人，惑者多以性养物，则不知轻重也。不知轻重，则重者为轻，轻者为重矣。若此，则每动无不败，以此为君悖，以此为臣乱，以此为子狂。三者国有一焉，无幸必亡。今有声于此，耳听之必慊[3]已，听之则使人聋，必弗听；有色于此，目视之必慊已，视之则使人盲，必弗视；有味于此，口食之必慊已，食之则使人喑，必弗食。是故圣人之于声色滋味也，利于性则取之，害于性则舍之，此全性之道也。世之贵富者，其于声色滋味也多惑者，日夜求幸而得之则遁焉。遁焉性恶得不伤？万人操弓共射其一招，招无不中；万物章章[4]以害一生，生无不伤；以便一生，生无不长。故圣人之制万物也，以全其天也。天全则神和矣，目明矣，耳聪矣，鼻臭矣，口敏矣，三百六十节皆通利矣。若此人者，不言而信，不谋而当，不虑而得，精通乎天地，神覆乎宇宙，其于物无不受也，无不裹也，若天地然。上为天子而不骄，下为匹夫而不惛，此之谓全德之人。贵富而不知道，适足以为患，不如贫贱。贫贱之致物也难，虽欲过之奚由？出则以车，入则以辇，务以自佚，命之曰招蹶之机[5]；肥肉厚酒，务以自强，命之曰烂肠之食；靡曼皓齿[6]，郑卫之音[7]，务以自乐，命之曰伐性之斧。三患者，贵富之所致也。故古之人有不肯贵富者矣，由重生故也，非夸以名也，为其实也，则此论之不可不察也。

【注释】

[1] 撄（yīng 应）：扰乱。

[2] 扣（gǔ 谷）：搅乱。

[3] 慊（qiàn 欠）已：适可而止。

[4] 章章：鲜明美好的样子。

[5] 招蹶（jué 厥）之机：导致突然晕倒的原因。

[6] 靡曼皓齿：容色美丽，牙齿洁白。指美女。

[7] 郑卫之音：指春秋战国时郑、卫等国的民间音乐。此处指低俗的音乐或文学作品。

重 己

凡生长也，顺之也。使生不顺者，欲[1]也。故圣人必先适[2]欲。室大则多阴，台高则多阳，多阴则蹶，多阳则痿，此阴阳不适之患也。是故先王不处大室，不为高台，味不众珍，衣不燀[3]热。燀热则理塞，理塞则气不达；味众珍则胃充，胃充则中大鞔[4]，中大鞔而气不达，以此长生可得乎？昔先圣王之为苑囿园池也，足以观望劳形而已矣；其为宫室台榭[5]也，足以辟燥湿而已矣；其为舆马衣裘也，足以逸身暖骸而已矣；其为饮食酏醴[6]也，足以适味充虚而已矣；其为声色音乐也，足以安性自娱而已矣。五者，圣王之所以养性也。非好俭而恶费也，节[7]乎性也。

【注释】

[1] 欲：情欲。

[2] 适：节制。

[3] 燀（dǎn 胆）：过度。

[4] 鞔（màn 漫）：闷胀。通"懑"。

［5］榭（xiè 谢）：在台上盖的高屋。

［6］酏（yí 宜）醴（lǐ 礼）：以黍粥酿制的甜酒。

［7］节：犹如。

贵身反情，抱德体道

【原文】

夫道者，覆天载地，廓四方，柝八极^[1]，高不可际，深不可测，包裹天地，禀授无形。原^[2]流泉浡^[3]，冲^[4]而徐盈，混混滑滑^[5]，浊而徐清。故植^[6]之而塞于天地，横之而弥于四海，施之无穷而无所朝夕；舒之幎^[7]于六合，卷之不盈于一握。约^[8]而能张，幽而能明，弱而能强，柔而能刚。横四维而含阴阳，纮宇宙而章三光。

——《淮南子·原道训》

【注释】

［1］廓、柝：皆扩张、拓展之意。

［2］原：源。

［3］浡：渤涌。

［4］冲：通"盅"，指虚。

［5］混混滑滑：指水奔流急速。

［6］植：树立、竖直。

［7］幎（mì 密）：覆盖。

［8］约：收束。

【旁征】

形乎形，目冥冥，问其所病，索之于经，慧然在前，按之不得，不知其情，故曰形。帝曰：何谓神？岐伯曰：神乎神，耳不闻，目明心开而志先，慧然独悟，口弗能言，俱视独见，适若昏，昭然独明，若风吹云，故曰神。

——《素问·八正神明论》

作者为了疏解"道",用了"植之、横之、舒之、卷之"等一系列词汇来说明"道"的弥漫性;还用"无所朝夕""帱于六合"来说明"道"的时空超越性;又将"约张""幽明""弱强""柔刚"等统一到浑然的"道"体身上,以说明"道"的无所不能。

刘康德.淮南子直解.上海:复旦大学出版社,2001:2.

【述评】

道家以道为最高追求,《俶真训》认为养生就是道在人生的实现,养生即抱德、体道。因此养生乃是人生价值的体现,是在人生中对道的践行。

【原文】

夫喜怒者,道之邪也;忧悲者,德之失也;好憎者,心之过也;嗜欲者,性之累也。人大怒破阴,大喜坠阳;薄[1]气发喑[2],惊怖为狂;忧悲多恚[3],病乃成积;好憎繁多,祸乃相随。故心不忧乐,德之至也;通而不变,静之至也;嗜欲不载,虚之至也;无所好憎,平之至也;不与物散,粹之至也。能此五者,则通于神明。通于神明者,得其内者也。是故以中制外,百事不废;中能得之,则外能收之。

——《淮南子·原道训》

【注释】

[1] 薄:迫。
[2] 喑:哑。
[3] 恚:怨恨。

【旁征】

怒则气逆,甚则呕血及飧泄,故气上矣。喜则气和志达,荣卫通利,故气缓矣。

——《素问·举痛论》

惊恐与忧伤是疾病滋生的温床;好憎与嗜欲乃祸患来临的前兆。个体只有抑情去欲,复返清静恬愉的本性,"理好憎之情,和喜怒之节",方可在所谓"德""通""虚""平""粹"的精神和心理状态中使生命尤其是内在精神与德性生命的成长和壮大成为人生的真正主题。

如果说作为主体道德行为内驱力的道德情感是以"真善美"为其理论内核，代表一种自然理性基础上的价值认同和情感需求，从而激发主体对其所信仰并践履的道德原则规范以充满生命激情的全身心生命融入并因之而形成道德自觉，产生道德感染的话，那么，喜怒哀乐忧惧等各种感性情感则直接肇始于人之感官与外物的交感互动，缘起于肉体的感性欲求。它们既非像道德情感一样"自中而出"，源自内心深处的本体论意义上和睦的性需求，又未经精神主导下的理性之网的过滤与节制，故而表现为剧烈的情感起伏和冲突，损害精神的平和、恬愉与宁静。显然，如果道德情感是德性生命之树成长的阳光，那么感性情感则是肆虐的风雨，它的激荡不休会破坏生命的内在和谐。

唐劲廉，吕锡琛.论《淮南子》生命观的深层意蕴.西南交通大学学报（社会科学版），2004，5（3）：23～26.

【述评】

喜怒无常是对"道"的偏离，忧伤悲痛是对"道"的丧失，喜好憎恶是对"心"的伤害，嗜欲是天性的累赘。所以圣人保持内心无忧无乐，是"德"的最高境界；通达而不多变，是"静"的最高境界；无嗜欲是"虚"的最高境界；无爱憎是"平和"的最高境界；精神不因外物所累，是"纯"的最高境界。"大道坦坦，去身不远，求之近者，往而复反"，真正的"道"就在我们身边。

【原文】

夫建钟鼓，列管弦，席旃茵[1]，傅旄象[2]，耳听朝歌，北鄙靡靡[3]之乐，齐靡曼之色[4]，陈酒行觞[5]，夜以继日；强弩弋高鸟，走犬逐狡兔，此其为乐也，炎炎赫赫，怵然若有所诱慕。解车休马，罢酒彻[6]乐，而心忽然若有所丧，怅然若有所亡也。是何则？不以内乐外，而以外乐内，乐作而喜，曲终而悲。悲喜转而相生，精神乱营，不得须臾平。察其所以，不得其形，而日以伤生，失其得者也。是故内不得于中，禀授于外而以自饰也，不浸于肌肤，不浃[7]于骨髓，不留于心志，不滞于五藏。故从外入者，无主于中，不止；从中出者，无应于外，不行。故听善言便计，虽愚者知说之[8]；称至德高行，虽不肖者知慕之。说之者众而用之者鲜，慕之者多而行之者寡。所以然者何也？不能反诸性也。夫内不开于中而强学问者，不入于耳而不著于心，此何以异于聋者之歌也？效人为之而无以自乐也，声出于口则越而散矣。夫心者，五藏之主也，所以制使四支，流行血气，驰骋于是非之境而出入于百事之门户者也。是故不得于心而有经天下之气，是犹无耳而欲调钟鼓，无目而欲喜文章也，亦必不胜其任矣。

——《淮南子·原道训》

【注释】

[1] 旃茵：坐垫。旃，通"毡"。
[2] 旄：牦牛。
[3] 鄙：郊外。
[4] 靡曼：美丽。
[5] 觞：古代饮酒的杯子。
[6] 彻：通"撤"。
[7] 浃（jiā 加）：湿透。
[8] 说：悦。

【旁征】

所谓视之美、声之乐、味之甘、猎之趣等等感官的外部刺激与肉体的即时享乐虽然能给个体带来瞬间的巨大满足，但一旦外部的刺激停止，内心反而若有所失，茫然无措。人们常因一时的狂欢痛饮纵情享乐而忘乎所以，迷失本性，然而理性复归的梦醒时分就会蓦地发觉，浮华落尽，曲终人散，一切的声色之乐都不过是过眼烟云，生命的天空依旧迷茫，人生的归宿依然不知何处，此时唯一真实的感觉就如同现代西方悲观主义哲学家叔本华描绘的无聊、空虚、烦恼和痛苦。如果说叔本华对人生欲望的反思使他最后不得不循着悲观主义的哲学路线而沉沦永无止境的痛苦深渊，那么《淮南子》的可贵之处则恰恰在于它有效地超越这种悲观主义的理论走向而找到了真正快乐的源泉，正所谓"性有不欲，无欲而不得，心有不乐，无乐而不为……故纵体适意，而度制可以为天下仪"。

唐劭廉，吕锡琛. 论《淮南子》生命观的深层意蕴. 西南交通大学学报（社会科学版），2004，5（3）：23～26.

《淮南子》反对以人滑天，以欲害性，并不是要根本否定人的欲求。在它看来，人的欲求是天生的，"夫人之所受于天者，耳目之于声色也，口鼻之于芳臭也，肌肤之于寒燠也，其情一也"，《泰族训》亦言，人有饮食、好色、喜怒哀乐之性。人生所具的欲求乃是人养生之具，本身并不是养生之患，只有当其欲求超过了天道的规定时，欲求才会成为养生之害。故养生并不是离欲绝欲，而是使欲求合于天、性的要求，不合于天、性要求的欲求，才是应当否定的嗜欲。

所谓欲求不合于天、性，是指过分地追求其嗜求。《精神训》说："嗜欲者使人之气越，而好憎者使人之心劳，弗疾去，则志气日耗。夫人之所以不能终其寿命，而中道夭于刑戮者，何也？以其生生之厚。"生生并不可非，但厚于生生则不可取，厚于生生就是超过了养生之度。从养生的立场出发，但结果却伤生，这在当代社会中是很常见的，如人们为养生而增加营养，却因营养过分而造成肥胖，这可从《淮南子》的养生理论中引起人们的警戒。

唐赤蓉.《淮南子》的养生理论.宗教学研究，2003（1）：14.

【述评】

不是从本性产生的学习愿望，无法将所学的东西听入耳中留于心里，假如不是从内心世界有所得，就如同天上的彩虹一般，有一瞬的美丽却不能长久。故此，心灵的平静与满足有时不能凭借外界刺激获得。所谓"纵体适意"，指符合人的本性的欲求不能强行禁止。

【原文】

形神气志，各居其宜，以随天地之所为。夫形者，生之舍也；气者，生之充也；神者，生之制也。一失位，则三者伤矣。是故圣人使人各处其位，守其职，而不得相干也。故夫形者非其所安也而处之则废，气不当其所充而用之则泄，神非其所宜而行之则昧。此三者，不可不慎守也。

——《淮南子·原道训》

【旁征】

以母为基，以父为楯，失神者死，得神者生也。

血气已和，荣卫已通，五脏已成，神气舍心，魂魄毕具，乃成为人。

《淮南子·原道训》指出，人是由三部分组成的，即形、气、神。形、气、神三者对养生来说，缺一不可，共同起着作用，三者相互依赖，密不可分，所谓"一失位则三者伤矣"。形、气、神应各处其位，各守其职，这是养生的根本要求，但是其中精神对人的生命活动具有主导作用，在形与神的关系中，二者相互依存，无论是形劳神乱，还是神失形乱，都是形神相失，形神相失是养生的大患。形与神之间同时又存在着主从之分，神为主，形为从，因为形体受心的宰制，而心之所贵又在其精神，形体在人的一生中会变化，最终会腐朽归于无形，而精神则无所变化，与天地一样永恒不变。因而在形与神之间，神是养生之本，形是养生之末，故应以养神为主、为上，以养形为从、为其次。因此，人要有理智的生活，有健康的体魄，就必须保养精神，保持精神旺盛。

陆耿．浅谈《淮南子》的养生观．淮南师范学院学报，2008，10（4）：29～31.

《淮南子》的养生以对生命的理解为出发点。《原道训》说："夫形者，生之舍也；气者，生之充也；神者，生之制也。"生命由形、气、神三者所构成，其中形体是生命的物质寄托，气是充盈形体的细微物质，精神则是生命的主宰。在《淮南子》看来，形、气、神三者对养生缺一不可，共同地起着作用。《原道训》说："一失位，则三者伤矣。是故圣人使人各处其位，守其职，而不得干，故形者非其所安而处之则废，气不当其所充而用之则泄，神非其所宜而行之则昧。此三者，不可不慎守也。"因此，形、气、神各处其位各守其职乃是《淮南子》养生的基本要求。

应克荣．试论《淮南子》饮食与养生．淮南师范学院学报，2012，16（6）：50.

【述评】

精神的力量非常强大，不可忽视。恬静平和、日益充实的精神，有助于人的身体保持健康，精神躁动烦恼而日益耗损，人的身体就容易衰老。圣人养生注重使自己的精神保持平稳，与"道"相和运转变化，该恬静时就放松，该急迫时就使用。不盲目松懈，不轻易损耗。日常养生应注重调节情志，劳逸适度。

【原文】

今夫积惠重厚，累爱袭[1]恩，以声华呕苻[2]妪掩[3]万民百姓，使知之欣欣然入乐其性者，仁也；举大功，立显名，体君臣，正上下，明亲疏，等贵贱，存危国，继绝世，决挐[4]治烦，兴毁宗，立无后者，义也；闭九窍，藏心志，弃聪明，反无识，芒然仿佯于尘埃之外，而逍遥于无事之业，含阴吐阳，而万物和同者，德也。是故道散而为德，德溢而为仁义，仁义立而道德废矣。

——《淮南子·俶真训》

【注释】

[1] 袭：重。
[2] 呕苻：抚育、培育。
[3] 妪掩：爱抚。
[4] 挐（rú 汝）：纷乱。

【旁征】

"德"是"道"赋予的，它表现为生命不受外界影响，自由自在的本然状态。就其实质而言，也就是道化生万物后仍在万物之中，并赋予物情性和功能的"道"或曰"至德"。据此，《俶真训》中把人分为四个层次：真人、圣人、贤人、俗人。而只有真人和圣人才能得"道"，而达到"至德"——生命的最高境界。

吴家荣，刘中元.《淮南子》中的"道"的生命美学意蕴. 安徽警官职业学院学报，2006，5（23）：77～80.

"养生以经世，抱德以终年，可谓能体道矣"，即是说，保养生命，不仅是生物学层面的事情，而且是把持生命本性（抱德）、体证生命本体（体道）的实践，是将个体生命与经邦济世结合起来，在经世终年、抱德体道的人生实践中彰显生命的价值。因此，《淮南子》的养生观，是通过养形、养气、养神以达到"体道抱德"的养生观。这种"体道抱德"的养生观，是在倡导一种循德求道、返璞归真的生活方式。而这种生活方式，正是现代社会人们内心深处渴望的一种生活方式。

应克荣. 试论《淮南子》饮食与养生. 淮南师范学院学报，2012，16（6）：50.

【述评】

《俶真训》篇从治国层面出发阐述了仁、义、德的意义，然治国之道即养生之道。"仁""义""德"于治国、养身之意义，儒家阐述颇详，《淮南子》融儒、道之论，立意于治国兼论养身，倡导建立丰功伟绩，振兴社会秩序的同时又要逍遥于世，返璞归真。貌似自相矛盾，实出于当时社会环境的需要。

【原文】

水之性真清而土汩[1]之，人性安静而嗜欲乱之。夫人之所受于天者，耳目之于声色也，口鼻之于芳臭也，肌肤之于寒燠[2]，其情一也。或通于神明，或不免于痴狂者，何也？其所为制者异也。是故神者智之渊也，渊清则智明矣；智者心之府也，智公则心平矣。人莫鉴于流沫，而鉴于止水者，以其静也；莫窥形于生铁，而窥于明镜者，以睹其易也。夫唯易且静，形[3]物之性也。由此观之，用也必假之于弗用也。是故虚室[4]生白[5]，吉祥止也。夫鉴明者尘垢弗能薶[6]，神清者嗜欲弗能乱。精神已越于外，而事复返之，是失之于本而求之于末也。外内无符而欲与物接，弊其玄光[7]而求知之于耳目，是释[8]其炤炤[9]而道其冥冥[10]也。是之谓失道。心有所至而神喟然在之，反之于虚则消铄灭息。此圣人之游也。故古之治天下也，必达乎性命之情，其举错[11]未必同也，其合于道一也。

——《淮南子·俶真训》

【注释】

[1] 汩（gǔ 谷）：扰乱。

[2] 燠（yù 玉）：暖，热。

[3] 形：表现。

[4] 虚室：虚静的心神。

[5] 白：指"道"。

[6] 薶（wō 窝）：玷污。

[7] 玄光：指"道"。

[8] 释：放弃，抛弃。

[9] 炤炤：明朗貌。

[10] 冥冥：不知不觉。

[11] 错：通"措"。

【旁征】

苍天之气，清净则志意治，顺之则阳气固，虽有贼邪，弗能害也，此因时之序。故圣人传精神，服天气，而通神明。失之则内闭九窍，外壅肌肉，卫气散解，此谓自伤，气之削也。

——《素问·生气通天论》

养生贵静、平、和、愉，这是《淮南子》生命观的基本价值取向。故它旗帜鲜明地反对个体生命纵情任意，使奔腾起伏的感性情感之流打破内心的平和虚静，导致道德主体在精神激荡不休、内部阴阳失衡的生命状态中损害生命的活力与和谐。《俶真训》提纲挈领地说："神者智之渊也，渊清则智明矣；智者心之府也，智公则心平矣。人莫鉴于流沫，而鉴于止水者，以其静也。"这就是说，只有自觉排除了人为的价值和智虑偏执而保持内心的平静虚廓才是精神的理想状态，亦所谓"神清志平，百节皆宁，养性之本也"。正如花木经不起狂风暴雨的摧残，人的德性心灵之花的盛开更需要我们用超越的理性自觉营造一片风和日丽的心灵晴空，在醇和宁静的精神状态中给它不尽的关爱和呵护。

唐劭廉，吕锡琛．论《淮南子》生命观的深层意蕴．西南交通大学学报（社会科学版），2004，5（3）：23～26．

【述评】

人的天性安寂宁静，而过多的欲望则会扰乱其安静的状态使之躁动不安。为什么有的人自控能力强，处事严谨不乱，而有的人则遇事慌乱，甚至失去理智？关键在于自我控制的智慧，智慧是心灵的城府，智慧公正不作邪，人的心灵就平静。

【原文】

天致其高，地致其厚，月照其夜，日照其昼，阴阳化，列星朗，非其道而物自然。故阴阳四时，非生万物也；雨露时降，非养草木也。神明接，阴阳和，而万物生矣。故高山深林，非为虎豹也；大木茂枝，非为飞鸟也；流源千里，渊深百仞，非为蛟龙也。致其高崇，成其广大，山居木栖，巢枝穴藏，水潜陆行，各得其所宁焉。夫大生小，多生少，天之道也。故丘阜不能生云雨，荥水不能生鱼鳖者，小也。牛马之气蒸生蚑虱，蚑虱之气蒸不能生牛马。故化生于外，非生于内也。夫蛟龙伏寝于渊而卵割于陵。螣蛇雄鸣于上风，雌鸣于下风而化成形，精之至也。故圣人养心莫善于诚，至诚而能动化矣。今夫道者，藏精于内，栖神于心，静漠恬淡，讼缪胸中，邪气无所留滞。四枝节族，毛蒸理泄，则机枢调利，百脉九窍莫不顺比，其所居神者得其位也，岂节拊而毛修之哉！

——《淮南子·泰族训》

【旁征】

"天至高极，地至其厚，月照其夜，日照其昼，阴阳化，列星朗，正其道而物自然。故阴阳四时，非生万物也；露时降非生养草木也。神明接，阴阳和，而万物生矣。"意即万物在自然条件下，自然而然地生长，大自然没有外在的目的，是无为的，而成就了万物各自的本性，万物获得生命而自由地按照自己的"道"而自由发展，像宇宙间的日月星辰一样"各得其所宁"，这样形成了"无为而无不为"的美的世界。

吴家荣，刘中元.《淮南子》中的"道"的生命美学意蕴.安徽警官职业学院学报，2006，5（23）：77～80.

【述评】

《淮南子》强调自然的无为，万物自然而然，并无人为因素，但也都"各得其所宁"，维持一种自然界的和谐。自然界的变化有其规律，人类已经能够掌握某些规律甚至影响或改变自然状态，但是自然的力量更加强大。随着科技的发展，人对"自然而然"状态的强行改变，可能带来与我们本意相反的后果。人类必须进行自我反省！

【原文】

治身，太上养神，其次养形；治国，太上养化，其次正法。神清志平，百节皆宁，养性之本也；肥肌肤，充肠腹，供嗜欲，养生之末也。民交让争处卑，委利争受寡，力事争就劳，日化上迁善而不知其所以然，此治之上也；利赏而劝善，畏刑而不为非，法令正于上而百姓服于下，此治之末也。上世养本而下世事末，此太平之所以不起也。夫欲治之主不世出，而可与兴治之臣不万一，以万一求不世出，此所以千岁不一会也。

——《淮南子·泰族训》

【旁征】

修身，最重要的是修养精神，其次才是修养形体；治理国家，最重要的是形成感化，其次才是严明法令。精神清明，心志平和，全身血脉都安顺，这才是养性的根本；养得肌肤肥胖、脂膏满腹还嗜欲不断，这是养生的末节。

刘康德. 淮南子直解. 上海：复旦大学出版社，2001：1152.

【述评】

养生即为治身之道，包括养神与养形，二者有着境界高下、本末之别。"治身，太上养神，其次养形"，养形只是强健人的体魄，锻炼人的身体，是低层次的养生。最上等的是保养精神，因为"神清志平，百节皆宁，养性之本也；肥肌肤，充肠腹，供嗜欲，养生之末也"。养得肌肤肥胖，脂膏满腹而嗜欲不断，这是养生的末节，而精神清明，心平气和，全身血脉都安顺，这才是养性的根本。不但形体健康，更强调心理健康。前面所述养生要遵循天地自然之道反映了人与自然万物的和谐关系；治身首先重修德、倡仁义，又反映了人与社会的和谐。

附：《淮南子·精神训》节选

精 神 训

古未有天地之时，惟[1]像[2]无形，窈窈冥冥[3]，芒芠漠闵，澒濛鸿洞[4]，莫知其门[5]。有二神[6]混生，经天营地；孔乎莫知其所终极，滔乎莫知其所止息。于是乃别为阴阳，离为八极，刚柔相成，万物乃形。烦气为虫，精气为人。是故精神，天之有也。而骨骸者，地之有也。精神入其门，而骨骸反其根[7]，我尚何存？是故圣人法天顺情，不拘于俗，不诱于人，以天为父，以地为母，阴阳为纲，四时为纪。天静以清，地定以宁，万物失之者死，法之者生。

夫静漠者，神明之宅也；虚无者，道之所居也。是故或求之于外者，失之于内；有守之于内者，失之于外。譬犹本与末也，从本引之，千枝万叶莫不随也。夫精神者，所受于天地；而形体者，所禀于地也。故曰："一生二，二生三，三生万物。万物背阴而抱阳，冲气以为和。"故曰一月而膏[8]，二月而肤[9]，三月而胎，四月而肌，五月而筋，六月而骨，七月而成，八月而动，九月而躁，十月而生。形体以成，五藏乃形。是故肺主目，肾主鼻，胆主口，肝主耳。外为表而内为里，开闭张歙，各有经纪[10]。故头之圆也象天，足之方也象地。天有四时、五行、九解[11]、三百六十六日，人亦有四支、五藏、九窍、三百六十六节。天有风雨寒暑，人亦有取与喜怒。故胆为云，肺为气，肝为风，肾为雨，脾为雷，以与天地相参也，而心为之主。是故耳目者，日月也；血气者，风雨也。日中有踆乌[12]，而月中有蟾蜍。日月失其行，薄蚀无光；风雨非其时，毁折生灾；五星失其行，州国受殃。夫天地之道，至纮以大[13]，尚犹节其章[14]光，爱其神明，人之耳目曷能久熏劳而不息乎？精神何能久驰骋而不既[15]乎？

是故血气者，人之华也；而五藏者，人之精也。夫血气能专于五藏而不外越，则胸腹充而嗜欲省矣。胸腹充而嗜欲省，则耳目清、听视达矣。耳目清、听视达，谓之明。五藏能属于心而无乖，则勃志胜而行不僻[16]矣。勃志胜而行之不僻，则精神盛而气不散矣。精神盛而气不散则理，理则均，均则通，通则神，神则以视无不见，以听无不闻也，以为无不成也。是故忧患不能入也，而邪气不能袭。

夫孔窍者，精神之户牖也；而气志者，五脏之使[17]候也。耳目淫于声色之乐，则五脏摇动而不定矣，五脏摇动而不定，则血气滔荡而不休矣。血气滔荡而不休，则精神驰骋于外而不守矣。精神驰骋于外而不守，则祸福之至，虽如丘山，无由识之矣。使耳目精明玄达而无诱慕，气志虚静恬愉而省嗜欲，五脏定宁充盈而不泄，精神内守形骸而不外越，则望于往世之前，而视于来事之后，犹未足为也，岂直祸福之间哉！故曰："其出弥远者，其知弥少。"以言夫精神之不可使外淫[18]也。

【注释】

[1] 惟：只。

[2] 像：象。

[3] 窈窈冥冥：幽深奥秘。

［4］芒芠漠闵，濒濛鸿洞：混沌不清。

［5］莫知其门：不明原委。

［6］二神：指阴阳。

［7］根：根本。

［8］膏：生命的最初状态。

［9］胅：肿块形状。

［10］经纪：经管联系。

［11］九解：九大分野。

［12］踆乌：古代传说中太阳里的三足乌。

［13］纮：通“宏”。

［14］章：文采。

［15］既：止。

［16］僻：邪。

［17］使：使者之意。

［18］外淫：外泄散逸。

《黄帝内经》养生专篇

【原文】

昔在黄帝，生而神灵，弱而能言，幼而徇齐，长而敦敏，成而登天。乃问于天师^[1]曰：余闻上古之人，春秋皆度百岁，而动作不衰；今时之人，年半百而动作皆衰者，时世异耶？人将失之耶？

岐伯对曰：上古之人，其知道者，法于阴阳，和于术数，食饮有节，起居有常，不妄作劳，故能形与神俱，而尽终其天年，度百岁乃去。今时之人不然也，以酒为浆，以妄为常^[2]，醉以入房，以欲竭其精，以耗散其真，不知持满，不时御神，务快其心，逆于生乐，起居无节，故半百而衰也。

夫上古圣人之教下也，皆谓之虚邪贼风^[3]，避之有时，恬淡虚无^[4]，真气从之，精神内守，病安从来？是以志闲而少欲，心安而不惧，形劳而不倦，气从以顺，各从其欲，皆得所愿。故美其食^[5]，任其服，乐其俗，高下不相慕，其民故曰朴。是以嗜欲不能劳其目，淫邪不能惑其心，愚智贤不肖，不惧于物^[6]，故合于道。所以能年皆度百岁而动作不衰者，

◎ 第一卷　先秦两汉篇

105

以其德[7]全不危也。

黄帝曰：余闻上古有真人者，提挈天地，把握阴阳，呼吸精气[8]，独立守神[9]，肌肉若一，故能寿敝天地，无有终时，此其道生。

中古之时，有至人者，淳德全道，和于阴阳，调于四时[10]，去世离俗，积精全神，游行天地之间，视听八达之外，此盖益其寿命而强者也，亦归于真人。

其次有圣人者，处天地之和，从八风[11]之理，适嗜欲于世俗之间，无恚嗔之心，行不欲离于世，被服章，举不欲观于俗，外不劳形于事，内无思想之患，以恬愉[12]为务，以自得为功，形体不敝，精神不散，亦可以百数。

其次有贤人者，法则天地，象似日月，辩列星辰，逆从阴阳，分别四时，将从上古合同于道，亦可使益寿而有极时。

【注释】

[1] 天师：黄帝对岐伯的尊称。

[2] 以妄为常：疑似"以安为常"。此处指好逸恶劳。

[3] 虚邪贼风：四时不正之气。

[4] 恬淡虚无：无欲无求。

[5] 美其食：所食不择精粗。

[6] 不惧于物：指不耽溺于酒色之事。

[7] 德：修养而有得于心。

[8] 呼吸精气：吐故纳新，以养精气。

[9] 独立守神：吐纳调气，则精化气，气化神，神气俱化，只有神存，故曰独立守神。

[10] 和于阴阳，调于四时：适四时生长收藏之令，参同于阴阳寒暑升降之宜。

[11] 八风：是东、南、西、北、东南、西南、西北、东北八方之风。

[12] 恬愉：无所好憎。

【旁征】

昔在黄帝，生而神灵，弱而能言，幼而徇齐，长而敦敏，成而登天。乃问于天师曰：余闻上古之人，春秋皆度百岁，而动作不衰；今时之人，年半百而动作皆衰者，时世异耶？人将失之耶（有熊国君少典之子，姓公孙。徇，疾也。敦，信也。敏，达也。习用干戈，以征不享，平定天下，殄灭蚩尤，以土德王，都轩辕之丘，故号之曰轩辕黄帝。后铸鼎于鼎湖山。鼎成而白日升天，群臣葬衣冠于桥山，墓今犹在）？

岐伯对曰：上古之人，其知道者，法于阴阳，和于术数（上古，谓玄古也。知道，谓知修养之道也。夫阴阳者，天地之常道；术数者，保生之大伦，故修养者必谨先之。《老子》曰：万物负阴而抱阳，冲气以为和。《四气调神大论》曰：阴阳四时者，万物之终始，死生之本，逆之则灾害生，从之则苛疾不起，是谓得道。此之谓也），食饮有节，起居有常，不妄作劳（食饮者，充虚之滋味，起居者，动止之纲纪，故修养者谨而行之，《痹论》曰：饮食自倍，肠胃乃伤。《生气通天论》曰：起居如惊，神气乃浮，是恶妄动也。《广成子》曰：必静必清，无劳汝形，无摇汝精，乃可以长生，故圣人先之也。新校正云：按全元起注本云：饮食有常节，起居有常度，不妄不作。《太素》同，杨上善云：以理而取声色芳味，不妄视听也。循理而动，不为分外之事），故能形与神俱，而尽终其天年，度百岁乃去（形与神俱，同臻寿分，谨于修养，以奉天真，故尽得终其天年。去，谓去离于形骸也。《灵枢经》曰：人百岁，五脏皆虚，神气皆去，形骸独居而终矣。以其知道，故年长寿延年。度百岁，谓至一百二十岁也。《尚书·洪范》曰：一曰寿，百二十岁也）。今时之人不然也（动之死地，离于道也），以酒为浆（溺于饮也），以妄为常（寡于信也），醉以入房（过于色也），以欲竭其精，以耗散其真（乐色曰欲，轻用曰耗，乐色不节则精竭，轻用不止则真散，是以圣人爱精重施，髓满骨坚。《老子》曰：弱其志，强其骨。河上公曰：有欲者亡身。《曲礼》曰：欲不可纵。新校正云：按《甲乙经》"耗"作"好"），不知持满，不时御神（言轻用而纵欲也。《老子》曰：持而盈之，不知其已。言爱精保神，如持盈满之器，不慎而动，则倾竭天真。《真诰》曰：常不能慎事，自致百疴，岂可怨咎于神明乎？此之谓也。新校正云：按别本"时"作"解"），务快其心，逆于生乐（快于心欲之用，则逆养生之乐矣。《老子》曰：甚爱必大费。此之类欤！夫甚爱而不能救，议道而以为未然者，伐生之大患也），起居无节，故半百而衰也（亦耗散而致是也。夫道者，不可斯须离，离于道则寿不能终尽于天年矣。《老子》曰：物壮则老，谓之不道，不道早亡。此之谓离道也）。

夫上古圣人之教下也，皆谓之虚邪贼风，避之有时（邪乘虚人，是谓虚邪；窃害中和，谓之贼风。避之有时，谓八节之日，及太一人徙，之于中宫，朝八风之日也。《灵枢经》曰：邪气不得其虚，不能独伤人。

明人虚乃邪胜之也。新校正云：按全元起注本云：上古圣人之教也，下皆为之。《太素》《千金》同。杨上善云：上古圣人使人行者，身先行之，为不言之教。不言之教胜有言之教，故下百姓仿行者众，故曰下皆为之。太一入从于中宫，朝八风义，具《天元玉册》中），恬淡虚无，真气从之，精神内守，病安从来（恬淡虚无，静也。法道清净，精气内持，故其气从，邪不能为害）？是以志闲而少欲，心安而不惧，形劳而不倦（内机息，故少欲；外纷静，故心安。然情欲两亡，是非一贯，起居皆适，故不倦也），气从以顺，各从其欲，皆得所愿（志不贪，故所欲皆顺；心易足，故所愿必从。以不异求，故无难得也。《老子》曰：知足不辱，知止不殆，可以长久）。故美其食（顺精粗也。新校正云：按别本"美"一作"甘"），任其服（随美恶也），乐其俗（去倾慕也），高下不相慕，其民故曰朴（至无求也，是所谓心足也。《老子》曰：祸莫大于不知足，咎莫大于欲得，故知足之足，常足矣。盖非谓物足者为知足，心足者乃为知足矣。不恣于欲，是则朴同。故圣人云：我无欲，而民自朴。新校正云：按别本云："曰"作"日"）。是以嗜欲不能劳其目，淫邪不能惑其心（目不妄视，故嗜欲不能劳；心与玄同，故淫邪不能惑。《老子》曰：不见可欲，使心不乱。又曰：圣人为腹，不为目也），愚智贤不肖，不惧于物，故合于道（情计两亡，不为谋府，冥心一观，胜负俱捐，故心志保安，合同于道。《庚桑楚》曰：全汝形，抱汝生，无使汝思虑营营。新校正云：按全元起注本云：合于道数），所以能年皆度百岁而动作不衰者，以期德全不危也（不涉于危，故德全也。《庄子》曰：执道者，德全；德全者，形全；形全者，圣人之道也。又曰：无为而性命不全者，未之有也）。

黄帝曰：余闻上古有真人者，提挈天地，把握阴阳（真人，谓成道之人也。夫真人之身，隐见莫测，其为小也，入于无间；其为大也，遍于空境；其变化也，出入天地，内外莫见；迹顺至真，以表道成之证。凡如此者，故能提挈天地，把握阴阳也），呼吸精气，独立守神，肌肉若一（真人心合于气，气合于神，神合于无，故呼吸精气，独立守神，肌肤若冰雪，绰约如处子。新校正云：按全元起注本云：身肌宗一。《太素》同。杨上善云：真人身之肌体，与太极同质，故云宗一），故能寿敝天地，无有终时（体同于道，寿与道同，故能无有终时，而寿尽天地也。敝，尽也），此其道生（惟至道生，乃能如是）

中古之时，有至人者，淳德全道（全其至道，故曰至人。然至人以此淳朴之德，全彼妙用之道。新校正云：详杨上善云：积精全神，能至于德，故称至人），和于阴阳，调于四时（和，谓同和。调，谓调适。言至人动静，必适中于四时生长收藏之令，参同于阴阳寒暑升降之宜），去世离俗，积精全神（心远世纷，身离俗染，故能积精而复全神），游行天地之间，视听八达之外（神全故也。《庚桑楚》曰：神全之人，不虑而通，不谋而当，精照无外，志凝宇宙，若天地然。又曰：体合于心，心合于气，气合于神，神合于无，其有介然之有，唯然之音，虽远际八荒之外，近在眉睫之内，来于我者，吾必尽知之。夫如是者神全，故所以能矣），此盖益其寿命而强者也，亦归于真人（同归于道也）。

其次有圣人者，处天地之和，顺八风之理（与天地合德，与日月合明，与四时合其序，与鬼神合其吉凶，故曰圣人。所以处天地之淳和，顺八风之正理者，欲其养正，避彼虚邪），适嗜欲于世俗之间，无恚嗔之心（圣人志深于道，故适于嗜欲，心全广爱，故不有恚嗔，是以常德不离，殁身不殆），行不欲离于世，被服章，举不欲观于俗（圣人举事行止，虽常在时俗之间，然其见为，则与时俗有异尔。何者？贵法道之清静也。《老子》曰：我独异于人，而贵求食于母。母，亦喻道也），外不劳形于事，内无思想之患（圣人为无为事，无事，是以内无思想，外不劳形），以恬愉为务，以自得为功（恬，静也。愉，悦也。法道清静。适性而动，故悦而自得也），形体不敝，精神不散，亦可以百数（外不劳形，内无思想，故形体不敝。精神保全，神守不离，故年登百数。此盖全性之所致尔。《庚桑楚》曰：圣人之于声色滋味也，利于性则取之，害于性则捐之。此全性之道也。敝，疲敝也）。

其次有贤人者，法则天地，象似日月（次圣人者，谓之贤人。然自强不息，精了百端，不虑而通，发谋必当，志同于天地，心烛于洞幽，故云法则天地，象似日月也），辩列星辰，逆从阴阳，分别四时（星，众星也。辰，北辰也。辩列者，谓定内外星官座位之所于天，三百六十五度远近之分次也。逆从阴阳者，谓以六甲等法，逆顺数而推步吉凶之征兆也。《阴阳书》曰：人中甲子，从甲子起，以乙丑为次，顺数之；地下甲子，从甲戌起，以癸酉为次，逆数之。此之谓逆从也。分别四时者，谓分其气序也。春温暖，夏暑热，秋清凉，冬冰冽，此四时之气序也），将从上古合同于道，亦可使益寿而有极时（将从上古合同于道，谓如上古知道之人。法于阴阳，合于术数，食饮有节，起居有常，不妄作劳也。上古知道之人，年度百岁而去，故可使益寿而有极时也）。

——《重广补注黄帝内经素问》

唐·王冰注解，（宋）林亿补注；孙国中，方向红点校．重广补注黄帝内经素问．北京：学苑出版社，2004：1～11.

【述评】

《上古天真论》为《黄帝内经》养生专篇，提出了养生的至高目标即"真人"。天真，天年之意，即自然所赋予人的原有寿命，"真人"即通过养生以尽天年之人。文中指出遵循养生之道即能尽终天年，违反了养生法则，则半百而衰，并给出五项养生之法：其一，法于阴阳，效法阴阳消长变化以调养身心；其二，和于数术，选择适合的养生之术，提倡众术合修；其三，饮食有节，主张和五味、适寒温、节饥饱；其四，起居有常，生活、劳作要有规律；其五，不妄作劳，日常生活中要讲究劳逸适度。同时还进一步论述了养生的两大原则，即对外要适应自然环境，顺时养生；对内则要注重调摄情志。《上古天真论》作为养生名篇盛传千古，其养生之法至今仍具有借鉴和指导意义。

【原文】

春三月，此谓发陈[1]，天地俱生，万物以荣，夜卧早起，广步于庭，被发缓形，以使志生，生而勿杀，予而勿夺，赏而勿罚，此春气之应，养生之道也。逆之则伤肝，夏为寒变，奉长者少。

夏三月，此谓蕃秀[2]，天地气交，万物华实，夜卧早起，无厌于日，使志无怒，使华英[3]成秀，使气得泄，若所爱在外[4]，此夏气之应，养长之道也。逆之则伤心，秋为痎疟，奉收者少，冬至重病。

秋三月，此谓容平[5]，天气以急，地气以明，早卧早起，与鸡俱兴，使志安宁，以缓秋刑，收敛神气，使秋气平，无外其志[6]，使肺气清，此秋气之应，养收之道也。逆之则伤肺，冬为飧泄[7]，奉藏者少。

冬三月，此谓闭藏，水冰地坼[8]，无扰乎阳，早卧晚起，必待日光，使志若伏若匿，若有私意，若已有得[9]，去寒就温，无泄皮肤，使气亟夺[10]，此冬气之应，养藏之道也。逆之则伤肾，春为痿厥[11]，奉生者少。

天气，清静光明者也，藏德不止[12]，故不下也[13]。天明[14]则日月不明，邪害空窍，阳气者闭塞，地气者冒明，云雾不精[15]，则上应白露不下。交通不表，万物命故不施，不施则名木多死。恶气不发，风雨不节，白露不下，则菀槁[16]不荣。贼风数至，暴雨数起，天地四时不相保[17]，与道相失，则未央[18]绝灭。唯圣人从之，故身无奇病[19]，万物不失，生气不竭。

　　逆春气，则少阳不生，肝气内变。逆夏气，则太阳不长，心气内洞。逆秋气，则太阴不收，肺气焦满。逆冬气，则少阴不藏，肾气独沉。夫四时阴阳者，万物之根本也，所以圣人春夏养阳，秋冬养阴，以从其根，故与万物沉浮于生长之门，逆其根，则伐其本，坏其真[20]矣。故阴阳四时者，万物之终始也，死生之本也，逆之则灾害生，从之则苛疾不起，是谓得道。道者，圣人行之，愚者佩之。从阴阳则生，逆之则死，从之则治，逆之则乱。反顺为逆，是谓内格。

　　是故圣人不治已病治未病，不治已乱治未乱，此之谓也。夫病已成而后药之，乱已成而后治之，譬犹渴而穿井，斗而铸锥，不亦晚乎！

【注释】

［1］发陈：推陈出新。

［2］蕃秀：繁茂秀美。

［3］华英：指人之容色。

［4］若所爱在外：形容精神外向，意气舒展。

［5］容平：“容”从容，“平”成熟。秋天是万物收获的季节，所以称为容平。

［6］无外其志：屏绝外虑。

［7］飧泄：是水谷杂下食不消化的泄泻。

［8］坼：有“裂”义。

［9］若伏若匿，若有私意，若已有得：神气内藏，安静自若，好像有隐私而不外泄，得到心爱之物而窃喜。

［10］使气亟夺：使阳气藏而不泄。

［11］痿厥：四肢枯痿。

［12］藏德不止：氤氲天气清净光明之象，永远无尽。

［13］不下：“下”有“去”义。

［14］天明：“天明”即“天蒙”，有阴霾晦涩之意。

［15］不精：精，通“晴”。

［16］菀槁：同“宛槁”，宛，痿死；槁，枯。

[17] 天地四时不想保：谓天地四时不能保持阴阳变化的正常规律。

[18] 未央：作未半解。

[19] 奇病：重病，病之异于寻常者。

[20] 坏其真：坏其身体。

【旁征】

春三月，此谓发陈，（春阳上升，气潜发散，生育庶物，陈其姿容，故曰发陈也。所谓春三月者，皆因节候而命之，夏秋冬亦然）。天地俱生，万物以荣（天气温，地气发，温发相合，故万物滋荣。）夜卧早起，广步于庭（温气生，寒气散，故夜卧早起，广步于庭）。被发缓形，以使志生（法象也，春气发生于万物之首，故被发缓行，以使志意发生也）。生而勿杀，予而勿夺，赏而勿罚（春气发生，施无求报，故养生者必顺于时也。）此春气之应，养生之道也（所谓因时之序也。然立春之节，初五日东风解冻，次五日蛰虫始振，后五日鱼上冰；次雨水气，初五日獭祭鱼，次五日鸿雁来，后五日草木萌动；次仲春惊蛰之节，初五日小桃华。新校正云：详小桃华《月令》作桃始华。次五日仓庚鸣，后五日鹰化为鸠；次春分气，初五日玄鸟至，次五日雷乃发声，芍药荣，后五日始电；次季春清明之节，初五日桐始华，次五日田鼠化为鴽，牡丹华，后五日虹始见，次谷雨气，初五日萍始生，次五日鸣鸠拂其羽，后五日戴胜降于桑。凡此六气一十八候，皆春阳布发生之令，故养生者必谨奉天时也。新校正云：详"芍药荣，牡丹华"，今《月令》无）。逆之则伤肝，夏为寒变，奉长者少（逆，谓反行秋令也。肝象木，王于春，故行秋令则肝气伤；夏火王而木废，故病生于夏。然四时之气，春生夏长，逆春伤肝，故少气以奉于夏长之令也）。

夏三月，此谓蕃秀（阳自春生，至夏洪盛，物生以长，故蕃秀也。蕃，茂也，盛也。秀，华也，美也），天地气交，万物华实（举夏至也。《脉要精微论》曰：夏至四十五日，阴气微上，阳气微下。由是则天地气交也。然阳气施化，阴气结成，成化相合，故万物华实也。《阴阳应象大论》曰：阳化气，阴成形），夜卧早起，无厌于日，使志无怒，使华英成秀，使气得泄，若所爱在外（缓阳气则物化，宽志意则气泄，物化则华英成秀，气泄则肤腠宜通，时令发阳，故所爱亦顺阳而在外也），此夏气之应，养长之道也（立夏之节，初五日蝼蝈鸣，次五日蚯蚓出，后五日赤箭生。新校正云：按《月令》作"王瓜生"。次小满气，初五日吴葵华，新校正云：按《月令》作"苦菜秀"。次五日靡草死，后五日小暑至；次仲夏芒种之节，初五日螳螂生，次五日䴘始鸣，后五日反舌无声；次夏至气，初五日鹿角解，次五日蜩始鸣，后五日半夏生，木堇荣；次季夏小暑之节，初五日温风至，次五日蟋蟀居壁，后五日鹰乃学习；次大暑气，初五日腐草化为萤，次五日土润溽暑，后五日大雨时行。凡此六气一十八候，皆夏气扬蕃秀之令，故养生者必敬顺天时也。新校正云：详木堇荣，今《月令》无。）逆之则伤心，秋为痎疟，奉收者少，冬至重病（逆谓反行冬令也。痎，痎瘦之疟也。心象火，王于夏，故行冬令则心气伤。秋金王而火废，故病发于秋而为痎疟也。然四时之气，秋收冬藏，逆夏伤心，故少气以奉于秋收之令也。冬水胜火，故重病于冬至之时也）。

秋三月，此谓容平（万物夏长，华实已成，容状至秋，平而定也），天气以急，地气以明（天气以急，风声切也。地气以明，物色变也），早卧早起，与鸡俱兴（惧中寒，露故早卧，欲使安宁，故早起）。使志安宁，以缓秋刑（志气躁则不慎其动，不慎其动则助秋刑急，顺杀伐生，故使志安宁缓秋刑也），收敛神气，使秋气平（神荡则欲炽，欲炽则伤和气，和气既伤则秋气不平调也。故收敛神气使秋气平也），无外其志，使肺气清（亦顺秋气之收敛也），此秋气之应，养收之道也（立秋之节，初五日凉风至，次五日白露降，后五日寒蝉鸣；次处暑气，初五日鹰乃祭鸟，次五日天地始肃，后五日禾乃登；次仲秋白露之节，初五日盲风至、鸿雁来，次五日玄鸟归，后五日群鸟养羞；次秋分气，初五日雷乃收声，次五日蛰虫坏户、景天华，后五日水始涸；次季秋寒露之节，初五日鸿雁来宾，次五日雀入大水为蛤，后五日菊有黄华；次霜降气，初五日豺乃祭兽，次五日草木黄落，后五日蛰虫咸俯。凡此六气一十八候，皆秋气正收敛之令。故养生者必谨奉天时也。新校正云：详"景天华三字，今《月令》无）。逆之则伤肺，冬为飧泄，奉藏者少（逆，谓反行夏令也。肺象金，王于秋，故行夏令则气伤，冬水王而金废，故病发于冬。飧泄者，食不化而泄出也，逆秋伤肺，故少气以奉于冬藏之令也）。"

冬三月，此谓闭藏（草木凋，蛰虫去，地户闭塞，阳气伏藏），水冰地坼，无扰乎阳（阳气下沉，水冰地坼，故宜周密，不欲烦劳。扰，谓烦也，劳也），早卧晚起，必待日光（避于寒也），使志若伏若匿，若有私意，若已有得（皆谓不欲妄出于外，触冒寒气也，故下文云。）去寒就温，无泄皮肤，使气亟夺（去寒就温，言居深室也。《灵枢经》曰：冬日在骨，蛰虫周密，君子居室，无泄皮肤，谓勿汗也，汗则阳气发泄，阳气发泄则数为寒气所迫夺之。亟，数也），此冬气之应，养藏之道也（立冬之节，初五日水始冰，次五日地始冻；后五日雉入大水为蜃；次小雪气，初五日虹藏不见，次五日天气上腾、地气下降，后五日闭塞而成冬；次仲冬大雪之节，初五日冰益状、地始坼、鹖鸟不鸣，次五日虎始交，后五日芸始生、荔挺出；次冬至气，初五日蚯蚓结，次五日麋角解，后五日水泉动；次季冬小寒之节，初五日雁北乡，次五日鹊始巢，后五日雉雊；次大寒气，初五日鸡乳，次五日鸷鸟厉疾，后五日水泽腹坚。此六气一十八候，皆冬气正养藏之令，故养生者必谨奉天时也）。逆之则伤肾，春为痿厥，奉生者少（逆，谓反行夏令也。肾象水，王于冬，故行夏令则肾气伤；春木王而水废，故病发于春也；逆冬伤肾，故少气以奉于春生之令也）。

天气清净，光明者也（言天明不竭。以清静故致人之寿延长，亦由顺动而得，故言天气以示于人也），藏德不止（新校正云：按：别本"止"一作"上"。）故不下也（四时成序，七曜周行，天不形言，是藏德也，德隐则应用不屈，故不下也。《老子》曰：上德不德，是以有德也。言天至尊高。德犹见隐也，况全生之道，而不顺天乎），天明则日月不明，邪害空窍（天所以藏德者，为其欲隐大明，故大明见则小明灭，故大明之德不可不藏，天若自明，则日月之明隐矣。所论者何？言人之真气，亦不可泄露，当清净法道，以保天真，苟离于道，则虚邪入于空窍），阳气者闭塞，地气者冒明（阳谓天气，亦风热也。地气谓湿，亦云雾也。风热之害人，则九窍闭塞；雾湿之为病，则掩翳精明。取类者，在天则日月不光，在人则两目藏曜也。《灵枢经》曰：天有日月，人有眼目。《易》曰：丧明于易。岂非失养正之道邪），云雾不精，则上应白露不下（雾者云之类。露者雨之类。夫阳盛则地不上应，阴虚则天不下交，故云雾不化精微之气，上应于天而为白露不下之咎矣。《阴阳应象大论》曰：地气上为云，天气下为雨，雨出地气，云出天气。明二气交合，乃成雨露，《方盛衰论》曰：至阴虚，天气绝；至阳盛，地气不足，明气不相召，亦不能交合也）。交通不表，万物命故不施，不施则名木多死（夫云雾不化其精微，雨露不沾于原泽，是为天气不降，地气不腾，变化之道既亏，生育之源斯泯，故万物之命，无禀而生，然其死者，则名木先应，故云名木多死也。名，谓名果珍木。表，谓表陈其状也。《易·系辞》曰：天地氤氲，万物化醇。然不表交通，则为否也。《易》曰：天地不交，否），恶气不发，风雨不节，白露不下，则菀槁不荣（恶，谓害气也。发，谓散发也。节，谓节度也。菀，谓蕴积也。槁，谓枯槁也。言害气伏藏而不散发，风雨无度，折伤复多，槁木蕴积，春不荣也，岂惟其物独遇是而有之哉？人离于道亦有之矣。故下文曰）。

　贼风数至，暴雨数起，天地四时不相保，与道相失，则未央绝灭（不顺四时之和，数犯八风之害，与道相失，则天真之气，未期久远而致灭亡。央，久也，远也）。唯圣人从之，故身无奇病，万物不失，生气不竭（道非远于人，人心远于道，惟圣人心合于道，故寿命无穷。从，犹顺也，谓顺四时之令也。然四时之令，不可逆之。逆之则五脏内伤而他疾起）。

　逆春气，则少阳不生，肝气内变（生，谓动出也。阳气不出，内郁于肝，则肝气混糅，变而伤矣）。逆夏气，则太阳不长，心气内洞（长，谓外茂也。洞，谓中空也。阳不外茂，内薄于心，燠热内消，故心中空也）。逆秋气，则太阴不收，肺气焦满（收，谓收敛。焦，谓上焦也。太阴行气，主化上焦，故肺气不收，上焦满也。新校正云：按："焦满"，全元起本作"进满"。《甲乙》《太素》作"焦满"）。逆冬气，则少阴不藏，肾气独沉（沉，谓沉伏也。少阴之气，内通于肾，故少阴不伏，肾气独沉。新校正云：详"独沉"，《太素》作"沉浊"）。夫四时阴阳者，万物之根本也（时序运行，阴阳变化，天地合气，生育万物，故万物之根，悉归于此），所以圣人春夏养阳，秋冬养阴，以从其根（阳气根于阴，阴气根于阳，无阴则阳无以生，无阳则阴无以化，全阴则阳气不极，全阳则阴气不穷，春食凉，夏食寒，以养于阳，秋食温，冬食热，以养于阴，滋苗者，必固其根；伐下者，必枯其上，故以斯调节，从顺其根，二气常存。盖由根固，百刻晓暮，食亦宜然），故与万物沉浮于生长之门（圣人所以身无奇病，生气不竭者，以顺其根也），逆其根，则伐其本，坏其真矣（是则失四时阴阳之道也）。故阴阳四时者，万物之终始也，死生之本也。逆之则灾害生，从之则苛疾不起，是谓得道（谓得养生之道。苛者，重也）。道者，圣人行之，愚者佩之（圣人心合于道，故勤而行之；愚者性守于迷，故佩服而已。《老子》曰：道者同于道，德者同于德，失者同于失。同于道者，道亦得之，同于德者，德亦得之，同于失者，失亦得之。愚者未同于道德，则可谓失道者也）。从阴阳则生，逆之则死，从之则治，逆之则乱。反顺为逆，是谓内格（格，拒也。谓内性格拒于天道也）。

是故圣人不治已病治未病，不治已乱治未乱，此之谓也（知之至也）。夫病已成而后药之，乱已成而后治之，譬犹渴而穿井，斗而铸锥，不亦晚乎（知不及时也。备御虚邪，事符握虎，噬而后药，虽悔何为）？

唐·王冰注解，（宋）林亿补注；孙国中，方向红点校.重广补注黄帝内经素问.北京：学苑出版社，2004：12～19.

【述评】

本篇以优美的文字给我们讲述了四季精神调摄、"春夏养阳，秋冬养阴"、"治未病"等问题。经文前四段如诗的文字，将人们如何顺应四时调养的规律，娓娓道来。《黄帝内经》所谓的"四气调神"、"春夏养阳、秋冬养阴"，就是要求通过安排起居，调养精神，使人体的阴阳之气与自然界阴阳之气的升降规律保持同步。并自"从""逆"两个方面反复论证顺应四时之气调摄精神意志的必要性。"治未病"首先是顺应自然规律，防病于"未生"，具有积极的预防保健思想。

张仲景论养生

【原文】

问曰：上工[1]治未病[2]，何也？师曰：夫治未病者，见肝之病，知肝传脾[3]，当先实脾[4]，四季脾王不受邪[5]，即勿补之。中工不晓相传，见肝之病，不解实脾，惟治肝也。

夫肝之病，补用酸，助用焦苦[6]，益用甘味之药调之。酸入肝，焦苦入心，甘入脾，脾能伤肾[7]；肾气微弱，则水不行[8]；水不行，则心火气盛；心火气盛则伤肺；肺被伤，则金气不行；金气不行，则肝气盛，故实脾，则肝自愈。此治肝补脾之要妙也。肝虚则用此法，实则不在用之。

经曰：虚虚实实；补不足，损有余。是其义也，余脏准此。

夫人禀五常[9]，因风气[10]而生长，风气虽能生万物，亦能害万物。如水能浮舟，亦能覆舟。若五脏元真[11]通畅，人即安和，客气邪风，中人多死。千般疢难[12]，不越三条：一者，经络受邪入脏腑，为内所因也；二者，四肢九窍，血脉相传[13]，壅塞不通，为外皮肤所中也[14]；三者，房室、金刃、虫兽所伤。以此详之，病由都尽。

若人能养慎[15]，不令邪风干忤[16]经络；适[17]中经络，未流传脏腑，即医治之；四肢才觉重滞，即导引、吐纳、针灸、膏摩[18]，勿令九窍闭塞；更能无犯王法；禽兽灾伤，房室勿令竭乏，服食[19]节其冷热苦酸辛甘，不遗形体有衰，病则无由入其腠理。腠者，是三焦通会元真之处，为血气所注；理者，是皮肤脏腑之纹理也。

——《金匮要略·脏腑经络先后病脉证》

【注释】

[1] 上工：指高明的医生。

[2] 治未病：治未病之脏腑。其理论与《素问·四气调神大论》"圣人不治已病治未病"之未病先防不同。

[3] 知肝传脾：肝属木，脾属土，木能克土，故肝脏有病后，极易影响及脾土。

[4] 实脾：调补脾脏。

[5] 四季脾王不受邪：谓一年四季之末十八天，脾土旺盛之际，正气充沛，不易遭受肝木之邪的克伐。"王"通"旺"，即旺盛、健旺。

[6] 焦苦：偏指"苦"。

[7] 脾能伤肾：脾土健旺，运化正常，就能制约肾水。伤，制约。

[8] 水不行：肾水被制约不能上行，行使其职能。

[9] 夫人禀五常：人禀受阴阳五行之常。

[10] 风气：自然界正常的气候。

[11] 元真：生命活动的本元真气。

[12] 疢（chèn 趁）难：疾病。

[13] 血脉相传：此处意为血脉相结。

[14] 为外皮肤所中也：与下文"为内所因"相应。

[15] 养慎："养慎"二字颠倒，当做"慎养"。

[16] 干忤：侵袭，侵犯。

[17] 适：始。

[18] 膏摩：用膏药贴敷或按摩体表。

[19] 服食：穿衣，饮食。

【旁征】

夫病，有释为"无病"，然无病之人，有何治之必要！要之，治未病实为根据病传规律，及早采取既病防病的措施。原文"酸入肝，焦苦入心，甘入脾。脾能伤肾，肾气微弱，则水不行，水不行，则心火气盛则伤肺；肺被伤，则金气不行；金气不行，则肝气盛，则肝自愈。此治肝补脾之要妙也"一段，尤在泾以为非仲景原文。虽然这一段原文所述之法较为曲折，然于五行相克却全然相合。而治未病仍应遵循虚补实泻法则，虚实异治。原文"四季脾王不受邪，即勿补之"，"肝虚则用此法，实则不在用之"均说明于此，并指出"余脏准此"。

人与自然界密切相关，预防疾病不仅当避客气邪风，更应重视内护元气，因"不遗形体有衰，病则无由入其腠理"，原文所述饮食起居之摄生法，目的也在于此。一旦发生疾病当及早诊治，浅者易疗，深者难治也。疾病种类虽繁，然则千百种疾病总不越三条。原文对发病途径所作之归类，虽未与病因特性相联系，但对发病途径之认识却提要钩玄，为宋代陈言创立三因学说奠定了基础。

何任．金匮要略校注．北京：人民卫生出版社，1990：2～4.

对于虚实异治的法则作出结论指出：虚证如用泻法，则虚者更虚；实证如用补法，则实者更实，故"虚虚实实"概指误治。必须虚则补之，补其不足；实则泻之，损其有余，才是正治。肝病如此，心、肺、脾、肾等脏，可以类推，所以说"余脏准此"。

吕志杰．金匮要略注释．北京：中医古籍出版社，2003：4.

《金匮要略》认为，生命的产生和存在，有赖于内外两个条件。所谓"内"，指自身的内在基础，谓："五脏元真通畅，人即安和，客气邪风，中人多死。"所谓"外"，指外部的环境条件，主要指自然气候的正常变化，谓"夫人禀五常，因风气而生长"，从生命的产生来看，没有正常的气候变化，就没有生命的产生。《金匮要略》正是在人生存的这种时空大环境中来观察和认识生命的。这一整体恒动的自然观贯穿《金匮要略》的全部内容，指导着养生、治病和康复。《金匮要略》研究生命、养生、疾病等正是从这两个根本方面入手，而不是孤立单一地去研究人类自身。在这方面《金匮要略》全面继承了《黄帝内经》的思想，认为人与自然环境是一个统一的整体。四时风气流行，适宜于自然界气候的要求便能生长万物；若是不正常的自然气候，则能毒害万物，对人来说，就将变成一种致病因素。如"风气虽能生万物，亦能害万物，如水能浮舟，亦能覆舟"。

"未病先防，既病防变"，首先是顺应自然规律，防病于"未生"，这是中医养生的最高原则，而且还贯穿于中医对疾病的诊断和治疗中。如"脏腑经络先后病脉证"中指出："若五脏元真通畅，人即安和，客气邪风，中人多死。"具体体现在养慎方面，如"无犯王法，禽兽灾伤，房室勿令竭乏，服食节其冷、热、苦、酸、辛、甘，不遗形体有衰，病则无由入其腠理"，此谓之"治未病"含义之一。二谓当疾病处于感而"未发"，但已出现某些先兆时，如在机体的特定部位出现异常表现时，即采取早期诊断，早期治疗。如该篇"若人能养慎，不令邪风干忤经络，适中经络，未流传脏腑，即医治之，四肢才觉重滞，即导引吐纳，针灸膏摩，勿令九窍闭塞"，这种"治未发"亦谓之"治未病"。在发作之前，先行一步，予以截断，防止表病传里。三谓病虽已发，依其传变规律，当传而未传之时，抓紧治疗"治未传"亦谓之"治未病"。如"脏腑经络先后病脉证篇"第一条"见肝之病，知肝传脾，当先实脾"。"治未病"是在中医整体恒动的指导下贯穿于养生、诊断、治疗、预后全过程的一项重要的防治法则。

李云海，张雪荣．也谈《金匮要略》的养生思想．中医药学刊，2005，23（12）：2257～2258.

【述评】

人在四季变化交替过程中，体会着自然界生、长、化、收、藏带来的不同感受，大自然在潜移默化地影响着万物，给人类带来生机，风调雨顺，五谷丰登；也能带给人类灾难，洪涝干旱，颗粒无收，哀鸿遍野，甚至疫病流行，十室九空。对大自然的崇敬与畏惧，古人的认识体会极为深刻。而今科技的发展进步，让我们的生活有了极大的改善，我们夏天开空调，冬天有暖气。我们更相信"人定胜天"，人能征服自然，有人在严寒冰冻的河水中游泳，有人在炎炎烈日下奔跑。但是，自然界的气候在有一定规律和趋势的变化中又是复杂多变的。气候的反常，或太过或不及，如此变化多端，想要征服与预知谈何容易？所以，仲景启示我们与其征服自然，不若顺应自然，学会"养慎"，适时添减衣物，避风挡雨，"不令邪风干忤经络"；"若五脏元真通畅，人即安和，客气邪风，中人多死"。仲景重视对人体正气的养护，正如《黄帝内经》所说的"正气存内，邪不可干"。

【原文】

凡饮食滋味，以养于生，食之有妨，反能为害，自非[1]服药炼液[2]，焉能不饮食乎？切见时人，不闲调摄，疾疢竞起，若不因食而生，苟全其生，须知切忌者矣。所食之味，有与病相宜，有与身相害，若得宜则益体，害则成疾，以此致危，例皆难疗。凡煮药饮汁以解毒者，虽云救急，不可热饮，诸毒病得热更甚，宜冷饮之。

肝病禁辛，心病禁咸，脾病禁酸，肺病禁苦，肾病禁甘。春不食肝，夏不食心，秋不食肺，冬不食肾，四季不食脾。辨曰：春不食肝者，为肝气旺，脾气败，若食肝，则又补肝，脾气败尤甚，不可救，又肝旺之时，不可以死气入肝，恐伤魂也。若非旺时即虚，以肝补之佳，余脏准此。

——《金匮要略·禽兽鱼虫禁忌并治》

【注释】

[1] 自非：假如不是。

[2] 服药炼液：炼制丹药。道家常用养生之法。

【旁征】

肝色青，宜食甘，粳米牛肉枣葵皆甘。心色赤，宜食酸，小豆犬肉李韭皆酸。肺色白，宜食苦，麦羊肉杏薤皆苦。脾色黄，宜食咸，大豆豕肉栗藿皆咸。肾色黑，宜食辛，黄黍鸡肉桃葱皆辛。

——《素问·藏气法时论》

饮食调养是中医保健的一项重要措施，《素问》中指出"食饮有节，谨和五味"。《难经》云："人赖饮食以生，五谷之味，熏肤、充身、泽毛。"《金匮要略》全面继承了《黄帝内经》《难经》之旨，认为饮食不但是后天气血生化之源，而且还具有补偏救弊的作用，与健康长寿息息相关。该书专门设立了食物三篇，大篇幅详细地介绍饮食禁忌，注意饮食卫生。《金匮要略》的这些食疗思想，至今仍有较高的实践价值。"凡饮食滋味，以养于生，食之有妨，反能为害"，提出饮食要卫生，凡有毒、生冷、变质等食物，不可食用。

李云海，张雪荣．也谈《金匮要略》的养生思想．中医药学刊，2005，23（12）：2257～2258．

【述评】

个人因体质有别，所患之疾亦有所差别，因此饮食上必须谨慎行事。有的食物本身有益于身体，但对进食者所患之疾却有害无益；有的食物可以用来治疗疾病，但却与患者体质相互为害，这都是饮食的忌讳所在。现代营养学要求糖尿病患者要控制淀粉的摄入量，肾病患者则要控制盐的摄入量。仲景还告诫我们"服食节其冷热，苦酸辛甘"，而病人更应该注意饮食的禁忌，以防因食害生，反使病情更加严重。

先秦两汉养生现代研究论文选录

道家先驱与养生论

——彭祖考

中国道家、道教，之所以成为我国古代传统文化的支柱之一，有一个长期孕育发展过程。春秋《老子》、战国《庄子》的出现，标志着道家思想体系的建立和完成；西汉初期的黄老道家走上政治舞台，成为治国的统治思想，表明道家思想的发展已经达到了顶点；东汉张道陵创立道教，说明道教的宗教性质及组成形式已经完备。凡此种种，都很自然地涉及一个最基本的问题，道家和道教从产生、发展到日臻成熟，必然有一批早期的代表人物，而彭祖则是其中的一员。

彭祖的长寿及行止广泛见于战国秦汉史籍之中。而较早的是战国初期的《列子·力命》："彭祖之智，不出尧舜之上，而寿八百。"认为他的才智不如尧舜，寿命却远远超过他们。《荀子·修身》也有记述："扁善之度，以治气养生，则身后彭祖；以修身自强，则名配尧禹。"荀子认为，遵循善行的法度，用善行来理气、养生，就可以追踪彭祖。对彭祖的养生长寿理论予以充分的肯定。

具有浓重道家思想的文学巨子屈原，在其《楚辞·天问》中对彭祖的时代及特长也有记述："彭铿斟雉，帝何飨？受寿永多，夫何长？"东汉王逸注云："彭铿，彭祖也。好和滋味，善斟雉羹，能事帝尧，尧美而飨食之。"又云："言彭祖进雉羹于尧，尧飨食之以寿考。彭祖至八百岁，犹自悔不寿，恨枕高而唾远也。"可知战国之时彭祖以食补养生长寿而在南方广为流传，并引起屈子的关注。

对于彭祖，战国道家旗手庄子，曾有四次记述，并指出：彭祖亦为道家理想人物，以其得"道"而致长寿，并闻名于当世。

彭祖长寿，是得到了大道。《庄子·大宗师》："夫道，有情有信，无为无形。自本自根，未有天地，自古以固存；神鬼神帝，生天生地；在太极之先而不为高，长于上古而不为老。"接着，列举豨韦氏、伏羲氏、堪坏、冯夷、肩吾、黄帝、颛顼、禺强、西王母、傅说及日月、维斗得"道"之结果，与此十二得道之人及自然界、北斗、日月并列的还有"彭祖得之，上及有虞，下及五伯"。庄子这里告诉我们，彭祖也属道家人物，深得天地自然之道，而达到长寿的结果。

《庄子·逍遥游》记载："而彭祖乃今以久特闻，众人匹之，不亦悲乎？"可知彭祖长寿在当时是广为传扬的。《齐物论》指出长寿与短命都是相对的："天下莫大于秋毫之末，而太山为小；莫寿乎殇子，而彭祖为夭。天地与我并生，而万物与我为一。"

对彭祖的"养形"长寿论，《庄子·刻意》是这样记述的："吹呴呼吸，吐故纳新，熊经鸟申，为寿而已矣。此导引之士，养形之人，彭祖寿考者之所好也，若夫不刻意而高，无仁义而修，无功名而治，无江海而闲，不导引而寿，无不忘也，无不有也，淡然无极，而众美从之。此天地之道，圣人之德也。"

可知庄子对彭祖的长寿也是肯定的。但是通过吐纳、导引而达到长寿的目的，他是持否定态度的。而对于达到"淡然无极"境界的"圣人"，才是庄子所赞赏的。

彭祖之所以在中国早期道家发展史上产生一定的影响，主要是以其长寿养生的理论，而为历代道家、道教思想家、医学家、科学家所继承，产生了广泛而深远的影响。可以说，它是老子"长生久视"思想的先声。

其一，是修道而长寿。《列子》载彭祖八百，《庄子》有"久特"、"寿考"之说，《神仙传》云"七百六十七"，《荀子注》则主七百岁，《吕览》有"彭祖至寿"之论，《论衡》曰"寿如彭祖"，《史记》《汉书》《大戴礼》《世本》等史籍及注疏，亦如是说。其长寿皆由专心修道所致。《神仙传》载"少好恬静，不恤世务，不营名誉，不饰车服，唯以养生治身为事"，"然性沉重，终不自言有道，亦不作诡惑、变化、鬼怪之事，窈然无为"。可见其具有道家人物所独具的美德，不去追求人世间的名誉、富贵、金钱、权势，而恃自然之道，以养生治身为平生之首要。他与老子的"百有六十余岁，或言二百余岁，以其修道而长寿也"（《史记·老子韩非列传》）相同，都成了中国道家人物中的两个得道仙翁，是中国古代在生命科学研究中出现的两个杰出典型。

其二，由服食而长寿。彭祖为服食派的创始人，对道教的服食、中国医药科学的发展，及中国人的养生健身起到奠基的作用。

彭祖所服有牡桂、芝、雉羹、云母粉、麋角散等。《列仙传》中说："彭祖者，殷大夫也。历夏至殷末，八百余岁，常食桂、芝，善导引行气。"《天问》："彭铿斟雉帝何飨？"王注："好和滋味，善斟雉羹。"《神仙传》："善于补导之术，服桂、云母粉、麋角散，常有少容。"桂有木桂（即牡桂）、菌桂等多种。《本草经》载"牡桂，味辛温，主上气咳逆结气，喉痹吐吸，利关节，补中益气，久服通神，轻身不老"，"菌桂，味辛温，主百病，养精神，和颜色，为诸药先聘通使，久服轻身不老。面生光华，媚好常如童子"。

其三，吐纳导引，闭气内息，也是彭祖养生长寿的要道之一。

《庄子·刻意》载彭祖寿考者"所好"的是"吹呴呼吸，吐故纳新，熊经鸟申"。《列仙传》有"导引行气。"《神仙传》："常闭气内息，从旦至中，乃危坐拭目，摩挱身体，舐唇咽唾，服气数十，乃起行言笑。其体中或瘦倦不安，便导引闭气，以攻所患，以存其体，面头九窍，五脏四肢，至于毛发，皆令具至，觉其气云行体中。故于鼻口中达十指末，寻即体和。"彭祖的气功有吐纳、闭气、引气、咽津、服气、运气、疗病等内容，包含了中国道家、道教气功理论的所有精华，对中华传统文化的养生理论，产生极为广泛的影响。

"服气"是长寿的"本要"。彭祖论述长寿时说："次有服气，得其道则邪气不得入，治身之本要。人爱精养体，服气炼形，则万神自守其真。不然者，则荣卫枯瘁，万神自逝，悲思所留者也。"可知食气在彭祖养生理论中占有重要地位。

其四，房中术的研究和实践，是彭祖达到长寿目标的主要途径。

《抱朴子·释滞》载："房中之法十余家，或以补救伤损，或以攻治百病，或以采阴益阳，或以增年延寿，其大要在于还精补脑一事耳。玄素、子都、容成公、彭祖之属，盖载其粗事，终不以至要著于纸上者也。"《微旨》中也说"凡服药千种，三牲之养，而不知房中之术，亦无所益也。彭祖之法，最其要者"，"阴阳之交，人皆有之。幽闭，会多病而不寿；肆欲，则折损性命"。彭祖得"节宣之和"，故能长寿。服药也好，美食也好，而不懂房中之术，自觉节制性欲，都无益于长寿。"彭祖之法"今虽不传，葛洪认为是"最其要者"，当是可信的。

马王堆出土帛书中有《十问》篇，有彭祖回答王子巧父房中养生的问题，进一步说明房中术中"固精勿泄"是长寿的关键。

王子巧父问彭祖，彭祖回答说："人气莫如竣精，竣气宛闭，百脉生疾，竣气不成，不能繁生，故寿尽在竣。"指出，生殖之精的"竣"，乃是身体强健的关键之所在。他还说："彼生有殃，必其阴精漏泄，百脉菀废，喜怒不明，不明大道，生气去之。俗人芒生，乃恃巫医，行年七十，形必夭霾，颂事自杀，亦伤悲哉！死生安在？彻士制之，实下闭精，气不漏泄。心制死生，孰为之败？慎守勿失，长生累世。"彭祖认为"阴精漏泄"，是"俗人""有殃"的根源。必须"实下闭精""慎守勿失"，就能"长生累世。"彭祖还说："赤子骄悍数起，慎勿出入，以修美浬。钴白内成，何病之有？"这里谈的是"固精"之法，"赤子"竣"怒"，慎而勿泄，积累体内，就能使性机能健康，从而增强身体的抵抗力，还会产生什么疾病呢？这样自然就能达到长寿的目的。

其五，彭祖的"养生之道"中特别强调要"守静"，要顺应自然规律和社会变化，要和外部世界保持和谐统一，不能人为地违背它。

守静，也是彭祖养生要道。《神仙传》中说："少好恬静，以养生治身为事。""静"是道家养生功的基础。《老子》中对"静"的论述十几次，其中有最精彩的描述："致虚极，守静笃。"这就是道家静功所要达到的最高境界。彭祖日常行止也持"守静"的原则："少周游，时还独行，人莫知其所诣，伺候竟不见也。有车马而常不乘，或数百日，或数十日，不持资粮，还家则衣食与人无异。"他独来独行，"静"而往，"静"而归，可知彭祖也是主张守静养神的。《庄子》把彭祖归为养形派，实则是神、形兼养派，与道家所主张的养神有所不同。

对于人类社会的花花世界，彭祖认为"美色淑资，幽闲娱乐，不致思欲之惑，所以通神也；车服威仪，知足无求，所以一志也；八音五色，以悦视听，所以导心也。凡此皆以养寿，而不能斟酌之者，反以速患。古之至人，恐下才之子，不识事宜，流遁不还，故绝其源。五音使人耳聋，五味使人口爽，苟能节宣其宜适，抑扬其通塞者，不以减年，得其益也。凡此之类，譬犹水火，用之过当，反为害也"（《神仙传》）。彭祖作为一个诸侯，对于美色、美味、美音、美饰，并不一概斥为尤物，这些对养生都是有益的，不可能完全禁绝，关键是怎样对待。彭祖一再告诫"下才"之人，这些外物，对于人生来说，就如同"水火"，用之过当，"沉溺其中"，"流遁不反"，不但不能长寿，反而会加速死亡。只有"节宣其宜适"才能延年益寿。

彭祖把服食养生作为人体健康的重要内容，把医道与长寿有机结为一体。至迟在魏晋时代，人们就把四大医祖岐黄彭扁并称。

陶弘景《名医别录·自序》说："昔神农氏之王天下也，书八卦以通鬼神之情，造耕种以省杀生之弊，宣药疗疾以拯夭伤之命。此三者，历众圣而滋彰……岐、黄、彭、扁，振扬辅导，恩流含气。"岐伯、黄帝所传《黄帝内经》，扁鹊遗有《扁鹊内经》9卷、《外经》12卷（《汉书·艺文志》），而彭祖则有《彭祖服食经》（见《本草纲目》《彭祖经》等）。《神仙传》载："后有黄山君者，修彭祖之术，数百岁犹有少容。彭祖既去，乃追论其言，以为《彭祖经》。"可知此书为弟子所记。葛洪《抱朴子·遐览》收有《彭祖经》1卷。《隋书·经籍志》"医方类"中收有"《彭祖养性经》1卷，《彭祖养性》1卷"。前者并见《新唐书·艺文志》。由此可知，彭祖至少曾留有四部医学养生类著作，其中部分内容尚保存在《本草纲目》之中。古人称之为医祖则是当之无愧的。

彭祖的吐故纳新，闭气内息，行气服气的养生气功，直接影响到道教的内丹理论和实践，成为道教日常修炼的功课之一。《太平经》中有"食气"的记载："夫人，天且使其和调气，必先食气。故上士将人道，先不食有形而食气，是且与元气合。"《云笈七签》有《服气绝粒》诸篇，对服气辟谷有所发展。其中云"闭玄牝气鼓满牙齿"，"收息缩气，蝶腹咽下"，使气进入"食脉"，以气代粮。至于《楚辞·远游》《淮南子·泰族训》《黄帝内经》、马王堆帛书《却谷食气》《河上公老子道德经章句》等，都有服气的记述，可以说是彭祖食气理论的发展。

彭祖的导引术，《庄子·刻意》仅载"熊经鸟申"两种；《淮南子·精神训》中有六种："熊经鸟申，凫浴蝯躩，鸱视虎顾"；马王堆汉墓《导引图》则有包括吐纳、导引、器械诸项运动的四十四式，是导引术最为完整的记述。华佗创五禽戏，并云"古之仙者为导引"之事，当指的是彭祖；其中"熊""鸟"动作即来自彭祖。

彭祖的房中术，强调顺其自然，固精慎泄。"节宣之和"对古代养生产生重要影响，并成为道教徒遵循的要则之一。它是我国古代研究男女生育、性保健及生命科学、医疗等方面长期积累的结晶。马王堆汉墓出土竹简有《养生方》《十问》《合阴阳方》《天下至道谈》《杂禁方》等，涉及房中术诸方面的内容，其中有关彭祖论房中的见解则十分高明。说明汉初黄老道家对房中与长寿关系的研究，达到很高的水平。

由此可知，彭祖所施行的守静、服食、导引、吐纳、房中术等，对健身长寿确实起到了重要的作用，他的理论和实践，对祖国古代医学、体育、生命科学、养生学等诸多领域，都产生了不可忽视的影响，为我们留下了一份宝贵的精神财富。

陈广忠．道家先驱与养生论——彭祖考．中国道教，1997（1）：50～53．

漫话易学与养生

一、变通求久——养生理论基点

天地万物处于不断地永恒地运动、变化之中，这是《周易》的核心思想，也是易学确认的一条基本原理。《周易》尤其是《易传》并不限于指出这一点，它还深入地探讨了万物运动变化的普遍规律和形式，由万物变易引出"居安思危"，并提出"穷则变，变则通，通则久"的运行公式，成为养生学的重要依据。

"通"是中国哲学的一个重要范畴，在中国哲学中，"道"标示宇宙的本体、始原和总规律。而道的本质属性就是"通"。《彖传》和《文言传》指出"元、亨、利、贞"为乾卦四德，而坤卦亦以"元、亨"为本性。所谓"亨"即通。

"通"作为哲学范畴主要包括两个含义：一是顺性而通，一是物物相通。顺性而通指的是宇宙万物的大化流行。易学认为，对于宇宙大化流行必须顺其方向，从其大势，否则万物不能生化，人类也难于生存。如《象传·豫》说："天地以顺动，故日月不过，而四时不忒；圣人以顺动，则刑罚清而民服。"程颐《周易程氏传》说："圣人所以能使万物顺治，非能为物作则也。"

顺既然是指大化流行的顺畅进行，所以顺也就是通。

宇宙中并存的万物之间从本质上说是相通的。天地阴阳的相互作用同时为万物顺性自通和物物相通开辟了道路。物物相通与万物顺性自通，构成同一大化流行的两个方面。

"孔窍肢体，皆通于天"（《淮南子·天文训》），"夫自古通天者，生之本，本于阴阳。天地之间，六合之内，其气九州、九窍、五藏、十二节，皆通乎天气"（《黄帝内经·素问·生气通天》），"上古圣人，论理人形，列别藏府，端络经脉，会通六合"（《黄帝内经·素问·阴阳应象》），这些话表明，人体之所以与其生活的大环境构成统一的整体，就是因为人体与天地四方有着普遍多样的相通关系。

古代学者提出，养生之道主要在于恒常地维持人体气血的通畅。《易传》提出的"通则久"，成了中国养生学遵奉的基本法则。历史久远的导引行气，就是促进气血在体内通畅循行的健身方法。

人体生长发育，气血流通，与宇宙万物的运化一样，是朝着一定方向，遵循一定程序的。因此，养生和治疗必须遵守"顺"的原则。只有做到顺，经脉气血方可畅通，病邪之气方可祛除。《行气玉佩铭》云："顺则生，逆则死。"《黄帝内经·灵枢·师传》："夫治民与自治，治彼与治此，治小与治大，治国与治家，未有逆而能治之也，夫惟顺而已矣！"

二、圜道——行气养生规律

《周易》认为宇宙万物所遵守的最普遍的规律是圜道。圜道是天地人一切事物运动变化的基本形式。圜道即循环之道。圜道观认为宇宙和万物永恒地循着周而复始的环周运动，一切自然现象和社会人事的发生、发展、消亡，都在环周运动中进行。圜道观是易学和中国传统文化最根本的观念之一。

《周易》认为，一切矛盾都应在循环的流通过程中解决。如果事物的循环动转畅然无阻，顺利完成，那么就会产生于人于物有利的结果。

所有气功理法几乎都离不开真气在体内合乎规律的循环运行。小、大周天和其他几乎一切功法功理，都直接或间接地以精气神在体内按一定线路循环运行为基础。这是因为人体本身原是一个循环结构，精气神有规律的循环，是正常生理和心理的必备条件。而且，圜和通有着深刻的内在联系。如前所述，道的本性是通，通与圜密不可分。通必圜，圜方通，没有圜就没有长久维持的通。《系辞上传》曰："一阴一阳之谓道。"一阴一阳即一阖一辟，一往一复之循环。又曰："一阖一辟谓之变，往来不穷谓之通。"通只有在一阖一辟、一往一来的循环中才能实现。而没有通，也就没有圜，没有气化流行，没有了生命。气功锻炼促进精气神的循环运行，其目的正是为了使身体充分通透，并在此基础上开掘人的潜能，不断实现生命的自我超越。

三、中和——维持健康的目标

天地万物运动变化的动力和根源在于阴阳的矛盾作用，运动变化采取圜道形式的根本原因也在于阴阳。阴阳关系是圜道运动的内容和本质。

阴阳是生化的根源。易学认为，阴阳之间既有互依共存的一面，同时又有相互推荡、相互排斥的一面。《说卦传》曰："战乎乾。乾，西北之卦也，言阴阳相薄也。""相薄"，即排斥、压迫。

阴阳在对立统一中相互作用，使阴阳双方的力量对比不断地发生变化，出现此长彼消、此消彼长的情形。而且，消长到一定程度，即达到极点的时候，阴即转化为阳，阳即转化为阴，此点可谓关节点。夏至以后，阴气渐长，阳气渐消，表现为白昼日短，黑夜日长，气温逐渐转凉变寒。冬至以后，则阳气渐长，阴气渐消，表现为白昼日长，黑夜日短，气温又向暖热转变。夏至和冬至正是季节变化的关节点，阴气和阳气的地位将在此两个关节点上发生转化。

阴阳相交兴万物。"天地交而万物通也。上下交而其志同也"（《象传·泰》），"天地交，泰"（《象传·泰》），"天地不交而万物不通也。上下不交而天下无邦也"（《象传·否》），"天地感而万物化生，圣人感人心而天下和平。观其所感，而天地万物之情可见矣"（《象传·咸》）。阴阳交感是天地正常化生、万物嘉盛繁祉的必备条件。

"和"与"中"是阴阳关系中的要素和状态，属于阴阳法则的组成部分。

"和"的原义是指不同的，甚至截然相反的事物结合在一起，保持协调统一并产生积极的成果。阴阳的正常关系是，阴阳双方既发生矛盾，其差异、对立、排斥的程度又限定在一个能够自我控制和调节的域限之内，从而通过阴阳的相互作用，使阴阳双方达到并保持和谐、协同、相成、合作的关系。阴阳相和为阴阳相交创造了条件，阴阳交是阴阳和的最后结果。易学认为，这种关系是有利于事物正常生化的。

精合法度为"中"。"尚中"是中国古代传统的行为准则，中即正，正即中。尚中就是要求恰如其分地掌握宇宙的法则和规范，做到不偏不倚，无过无不及。

中与和有非常密切的关系。依据易学，中是恰如其分，切中其理，和是阴阳协同，和调制化。中与和皆是天地万物的本性，而中为里，和为表；中为因，和为果；中为质，和为文。事物合于中正，方可能和调制化；要想使事物时时处处美好和谐，就要时时处处恪守中道。在易学看来，太和与中正是事物的理想状态。如果阴阳双方能够保持中和，则事物可久长。

阴阳中正和谐是万物生化的理想状态，表现在人体则为"阴平阳秘"。《内经》强调，人体阴阳矛盾，其对立双方在发挥各自性能的时候，都保持恰如其分，从而紧密结合，协同制化，这样，人就健康无病。气功养生学和中医学都把人体阴阳中正和谐视作健康的本质与依据。

中国古代学者认识到，人体阴阳有很强的"自和"功能，即通过整体自我调节，而产生防病祛病的效果。"阴者，藏精而起亟也；阳者，卫外而为固也"。当阴邪侵害阳气之时，阳气又会起卫固阴精的作用。如果病邪使阴阳某一方过旺，那么另一方又会起抵消其偏盛的作用。

明白了阴平阳秘的道理，练功养生就应当考虑到季节和自然环境的阴阳因素对人体的影响。《灵枢·本神》曰："智者之养生也，必顺四时而适寒暑……节阴阳而调刚柔，如是则僻邪不至，长生久视。"人的各种行为，功法的选择，饮食起居的安排，都要跟随四时阴阳的消长而适当调整，以使身体与之相应，气血与之顺从，做到应和春夏阳气上升而强健体中之阳，宜适秋冬阴气盛旺而强健体中之阴。

练功养生必须注意自身体质的特点。阴寒体质之人，须多行升阳之法，阳热体质之人，须多用滋阴之功。

四、太极——宝贵的生命之源

天地是世间最大的阴阳，万物为天地所生，而产生天地的是太极。

太极即气，气是宇宙的本体。

虚即气，气无形。而有形之物为实，为气凝聚而成。由于气的推荡、氤氲、传递，形和气不断相互转化，一切事物处于永恒的生化过程中。人是一个小宇宙，自然也以气为自身存在的本体。

历代气功家和医家极为重视"气"。《黄帝内经》曰："天地合气，命之曰人。"人作为有形之躯，不仅为气聚而成，更为重要的是，人的生命来源于天地之气。

气在机体内充盈丰富，人的生命力就强壮而富有潜力。同时气的运动就是人体的法则。气在人体内沿固有轨道通畅运行，就是保障人体健康的生命规律在正常发挥作用，亦即太极在人体内顺利地控制发育和生化。

养生学历来主张，要想健康长寿，首先须使体内经常保持真气充盈。早在战国时代，孟子就说过："我善养吾浩然之气。"他主张以诚直的精神去培育身中的正气。孟子所养的正气，指气节，道德境界，这是一种精神状态。然而精神即气，高尚正直的精神本身就是与乾元神元即道体相通而于人身健康大有裨益的真气。所以孟子养浩然之气，即是养德，也是养生。当这气养到一定程度，即能与天地之气融为一体，产生盈满环宇之感。他又说："必有事焉，而勿正，心勿忘，勿助长也。""正"训止。意思是，养气之事一定不可中断。要时时想着它，但决不可揠苗助长，而要顺其自然。顺其自然，就是在不间断练功的前提下，让气在体内外自行流转，自行生长积蓄，而不操之过急。功夫到了，气自然会长起来。

对于人的健康来说，气不单须要充盈，还必须和调。气机和调，血脉调畅，抗拒病邪和衰老的能力就会提高。

刘长林，滕守尧．漫话易学与养生．现代养生，2001（10）：4～7.

《周易》的养生思想及其影响

一、重视生命运动及其规律

《周易》十分重视人，重视生命运动及其规律。它说"昔者圣人之作易也，将以顺性命之理"（《易·说卦》）。其所谓"性命"，从哲学上解释"性"是生命的本质，"命"是生命的本源。从养生上解释"性"是先天元神，是主宰机能；"命"是先天正气，是生理机能。"理"是规律，"顺"意为通。"将以顺性命之理"，即要用它来说明生命运动的规律。对这一点《周易》的要求是十分严格的，它提出要"穷理尽性以至于命"（《易·说卦》），亦即彻底弄清生命运动的规律。我国养生学所以被称为"养性之学"、"性命之学"、"尽性至命之学"，《周易》之所以成为养生学理论基础，原因即在于此。

《周易》重视人的生命的思想，对后代特别是养生学的发展影响极为深远。《庄子·达生篇》说："达生之情者，不务生之所无以为；达命之情者，不务知之所无奈何。"《吕氏春秋·重己篇》说："夫生之为我有，其利我亦大矣。论其贵贱，爵为天子不足以比焉，论其轻重，富有天下不足以易之，论其得失，一曙失之，终身不可复得。此三者，有道者之所慎也。有慎之而反害之者，不达乎性命之性也，不达乎性命之情，慎之何益。"道家庄周、杨朱学派讲究养生，其重视生命及其运动规律的思想，似均源出于《周易》。历代养生家重视生之情，命之理，无不受《周易》的影响。

《周易》怎样认识生命的本质、起源及其运动规律呢？从其有关论述看，《周易》认为生命运动决定于阴阳二气的动静聚散。

《易·乾》说："乾道变化，各正性命。"《易·说卦》谓"乾为天"，"乾道"即天道、自然之道，"变"是逐步而改，即渐变、量变，"化"是忽然而改，即突变、质变，"正"之意为定，说明生命决定于天道自然变化。什么是天道呢？《易·说卦》谓"立天之道曰阴与阳"，《易·系辞上》说"一阴一阳之谓道"，二者互为补充，说明生命运动，它的本质、起源和规律，都决定于阴阳二气的变化。

论及生命的本质、起源及其规律，是和宇宙的本质、生成及其规律

◎第一卷 先秦两汉篇

131

这一哲学的根本问题密不可分的。《周易》对此坚持了气化生万物的唯物主义认识，统一用"易有太极，是生两仪，两仪生四象"（《易·系辞上》），四象变化生万物来解释的。其所谓"太极"是混一未分的阴阳二气，是相对静止又运动不息的。在"太极"内部，或阳负阴而上，或阴抱阳而下，沉浮升降，运动不息，只是这种运动被限于"太极"之中，而使"太极"处于阴阳二气混一未分的相对静止状态罢了。一旦受到足够的内外影响，其运动就会产生质变，使"太极"出现阴阳离决状态，阳上浮为天，阴下凝为地，就生成了"两仪"，即阴阳或天地。"两仪"继续运动变化又生成"四象"；"四象"就其性说是阴、阳、刚、柔；用物质来说明就是金、木、水、火。在此应该说明，古代人认为土是金、木、水、火合成的，它不是单一的物质元素，所以不把土列入"四象"，如果加上土就是"五行"了。"五行"的"五"是指这五种物质元素，"行"指运动变化。所以说"四象"变化生万物与"五行"生万物是一致的认识，是唯物的。如把"两仪"，"四象"或阴阳"五行"联系起来，就进一步说明了物质运动中生、克、制约等矛盾现象，体现出它古朴的辩证思想了。《易·系辞上》说"天地（阴阳）氤氲，万物化醇，男女（阴阳）构精，万物化生"，就是对阴阳二气运动中化生万物的说明。宋代人张载说："若夫阴阳之气，则循环迭至，聚散相荡，升降相求，盖相兼相制，欲一之而不能；其所以屈伸无方，运行不息，莫或使之，不曰性命之理，谓之何哉"（《正蒙·参两》）。他的论述，可说是对《周易》气化生万物的形象概括。"生命在于运动"语出于法国启蒙思想家伏尔泰（Voltaire，1694～1778）；而这一原理，早在三千多年前的《周易》中已经提出了。

　　《周易》的上述认识影响极为深远，《老子》所说"道生一、一生二、二生三、三生万物，万物负阴而抱阳，冲气以为和"。《荀子》所说"天地者，生之始也"（《王制》），"阴阳大化……万物各得其和以生"（《天论》）。《庄子》所说"野马（游气）也，尘埃（气之状）也，生物之以息相吹也"（《齐物论》），又说"人之生，气之聚也，聚则为生，散则为死"（《知北游》）。其认识似均源出于《周易》。张载说"气块然太虚，升降飞扬，未尝止息，易所谓氤氲，庄生所谓生物之息相吹野马者欤？此虚实动静之机，阴阳刚柔之始"，"气不能不聚而为万物，万物不能不散而为太虚，循是出入，是皆不得已（自然）而然也"（《正蒙·太和》）。《周易》阐明的阴阳二气在运动中化生万物的理论，构成我国古代养生理论的核心和基础，各家养生理论都是由此推衍出来的。

二、《周易》的天人协调思想，对养生学的发展影响极为深远

《周易》重视自然规律，主张顺应自然；同时也重视人为，强调利用和改造自然。《易·系辞上》说："范围天地之化而不过，曲成万物而不遗。"是要求人们以天地自然为法，来规范人的行动，以顺应自然，普利万物。另外《易·系辞上》说："易与天地准，故能弥纶天地之道。"《易·泰》讲："裁成天地之道，辅相万物之宜。"这就是说人不仅要顺应自然，而且要弥缝补合，裁剪成就，去利用改造自然为人民服务。正因如此，《周易》才能"先天而不违，后天而奉天时"（《易乾·文言》），这样预见到事物的发展，按自然规律行事而无往不胜。

首先《周易》认为生命是自然现象，为养生要"顺其自然"的思想提供了根据。《易·辞系上》说"精气为物，游魂为变"，"原始反终，故知生死之说"。所谓"精气为物"是说生命是由阴阳二气聚合而成；"游魂为变"是说阴阳二气聚集而成的生命，又逐步消散成为游魂（气）。"原始反终，故知生死之说"，是万事万物必有始有终，生命有生亦必有死，死生存亡都是自然现象。基于上述认识，它提出了"乐天知命故不忧"（《易·系辞上》）。原注谓："顺天施化，是欢乐于天，识物终始，是自知性命；顺天道之常教，知性命之终始故不忧也。"说明《周易》讲养生，首先是顺其自然的。这一思想对道家庄周学派养生思想影响极大。庄周说："天地者，万物之父母也；合则成体，散则成始"（《庄子·达生》）。王夫之说："此合乎大易'精气为物，游魂为变'之旨，实有取焉"（王夫之《庄子解》）。庄子养生顺乎自然之说源出于《周易》是应该肯定的。《老子》强调"同于大顺"，亦同此理。

《周易》讲养生要顺应自然，同时又强调人的作为，主张利用自然趋吉避凶。《周易·序卦》说："有天地然后万物生焉，盈天地之间者唯万物，故受之以屯；屯者盈也，屯者物之始生也。物生必蒙，故受之以蒙；蒙者蒙也，物之稚也。物稚不可不养也，故受之以需，需在饮食之道也。"《易·说卦》谓："万物出乎震。"《易·序卦》说："震在动也，物不可以终动，故受之以艮，艮者止也。物不可以终止，故受之以渐，渐

者进也。"又说"物畜然后可以养，故受之以颐，颐者养也，不养则不可动。"上述论述说明《周易》认为人物始生，困难重重，养生之道，首在饮食。生命在于运动，而动必有静；养生贵在动静结合，而动必有饮食营养，不养则不可动。这一论述说明了饮食营养与运动的关系，说明了生命运动中动静结合的关系，说明了其利用自然规律指导养生的思想，是十分可贵的。这一思想在哲学和养生上影响很大，荀子讲"制天命而用之"，提出"万物……各得其养以成"（《荀子·天论》），主张"扁善之度以治气养生则身后彭祖"（《荀子·修身》），看来就是受《周易》"弥纶"、"裁成"天地之道的影响，而这正是荀子哲学和养生思想之本源。

《周易》"近取诸身，远取诸物"（《周易·系辞下》）的思想一方面是用人体和天地自然相比拟，如《说卦》所说："乾为首（天），坤为腹（地），震为足（雷），巽为股（木），坎为耳（水），离为目（火），艮为手（山），兑为口（泽）。"古人称八卦为"八索"，"八索"和则天地交泰，人物繁荣。《国语·郑语》谓"刚四肢以卫体……平八索以成人"，其讲究锻炼四肢以保（养）卫身体，和使"八索"均衡发展亦即人体全面发展思想，是与《周易》"近取诸身，远取诸物"思想互为表里的，它对古代养生思想影响是积极的。

《周易》"近取诸身，远取诸物"的思想另一重要方面是它提出了"崇效天，卑法地"，"法象莫大乎天地"（《易·辞上》）的论述，要人们效法天地自然。《老子》所说"人法地，地法天，天法道，道法自然"与《周易》认识实质相同，似源于《周易》。基于上述认识《易·乾》提出："天行健，君子以自强不息"，"君子终日乾乾"，要人效法天地，自然而有规律地去动，对养生起到很大的影响。《墨子·经说上》提出："动，偏祭从者，户枢免瑟。"《吕氏春秋》说："流水不腐、户枢不蝼，动也。形气亦然，形不动则精不流，精不流则气郁。"其认识都离不开"近取诸身，远取诸物"的指导。宋代苏东坡说："天之所以刚健不屈者，以其运动不息故也……使天而不知动，则其块然者将腐坏而不能自持，况能以御万物哉"（《策略一》）！又说："故天以日运故健，日月以日行故明，水以日流故不竭，人之四肢以日动故无疾。"我国古代养生贵动思想，无不直接间接受《周易》影响。

《周易》的思想并不单一主动，它提出了"易无思也，无为之，寂然不动，感而遂通天下之故"，"天下何思何虑"等论述。可能是由于某些古代哲人片面强调了其无思、无为、寂然不动的一面，又给养生贵静思想提供了根据。《逸周书·武顺篇》说："天道曰祥……知祥则寿。"原注谓："人如天之无为则寿。"《老子》讲"益生曰祥"、"道常无为"、"上德无为"、"致虚"、"守静"。《庄子》讲"淡而无为"、"心斋"、"坐忘"等，对养生贵静影响很大，这一思想根源亦似出于《周易》。

应该说明，《周易》讲养生既不片面主动，也不单一主静，而是主张动静结合的。《易·系辞上》说"夫乾其静也专，其动也刚，是以大生焉"，"夫坤其静也翕，其动也辟，是以广生焉"。它认为天地生万物都是动静结合，养生也必须是动静结合。它说"动静有常"（《易·系辞上》），提出"时行则行，时止则止，动静不失其时，其道光明"（《易艮》）。《大载礼记·易本命篇》说："动必以道，静必以理；动不以道，静不以理，则自夭而不寿。"用它来说明《周易》动静结合的养生思想是比较恰当的，而这一思想也是比较科学的。

《周易》的阴阳说，关于生命在于阴阳二气运动变化的理论，对以调节阴阳为中心的养生学的发展，起到了积极的指导推动作用。

《周易》关于阴阳二气的变化原理，是太极生两仪，两仪生四象，四象生八卦，以及由此引起的一系列物质运动变化，这具体体现在爻的产生和卦的形式上。

八卦、六十四卦，一般认为是用于占卜，实际上这是次要的；它的主要作用，在于用它来说明自然、社会，特别是人的生命运动中的阴阳二气变化。经"昔者圣人之作易也，将以顺性命之理"来认识，六十四卦每一卦都象征着一种生命运动现象。其第一卦是六爻皆阳的乾卦用以象天、象男，二卦是六爻皆阴的坤卦以象地、象女。首列乾坤二卦，说明天地阴阳是万物生命之来源，"男女阴阳构精"是人和其他生命之来源。第三卦取坎上震下的屯卦，以象在运动中阴阳始交，人物始生。第四卦则艮上坎下的蒙卦，象人物始生后的蒙昧状态。第五卦取坎上乾下的需卦，说明人物始生需要养护，养护首在饮食。再如二十二坤上震下的复卦，说明阳气反复故出入无疾。二十三乾上震下的无妄，说明刚（阳）自外来为主于内故动而愈健。二十四艮上乾下的大需，说明只有刚健笃实才能日新其德。二十五艮上震下的颐卦，说明养正则吉，不养则不可动。二十六兑上巽下的大过，说明养过则反而不利于生等等，这些卦象在实质上已说明了养生的基本原理。

《周易》的卦象，以阴阳二气象生命运动最易于理解的是第十一坤（阴）上乾（阳）下的泰卦，和第十二乾（阳）上坤（阴）下的否卦。泰卦阴在上其性向下，阳在下其性向上，阴阳二气协和一致，以之象自然则天地交泰而万物通，以之象性命则阴阳协调内健外顺，是最有利于生命的象征。否卦则正相反，阳在上其性向上，阴在下其性向下，这就出现了阴阳离决状态，以之象自然则天地不交，万物不通，以之象性命则性命分离，是衰老死亡之象了。

顺应阴阳二气变化的性命之理用以养生上，古人主要是用导气、引气的养生方术，亦即我们常说的导引行气。后人以《周易》为指导，把人的寿命按六十四卦平均为六十四岁，以一卦象一岁。泰卦象二十五岁，说明这是人体阴阳协调精力充沛的最好时期；在这时就要意识到好景不长注意摄养。另以五十七岁为否卦之象，说明人已进入衰亡阶段，要按否卦所说"其亡其亡，系于苞桑"儆戒自己，善于导引行气，调节阴阳，以求健身长寿。这样经过一个阶段匹配（调节）阴阳，使否变为益；再经聚散（调节）水（阴）火（阳），由益转为未济；进一步使水（阳）火（阳）既济，由未济转为咸；再经聚气（阴）养神（阳），由咸转入既济；再经抽铅（坎、阴）添汞（离、阴），由既济转为恒；再玉液还丹，最后由恒转为泰。这样经过导引行气，调节阴阳，使人体从阴阳离决的否象，逐步转变，最后变为阴阳协调的泰象，这时人的生命就转危为安、返老还童了。这就是《灵宝毕法》气功六步法的基本原理。此种功法，可说是对《周易》性命之理的最典型的运用。在生命科学受到高度重视的今天，如何认真研究《周易》的性命之理确是值得重视的一个大课题。

郑振坤.《周易》的养生思想及其影响.体育文史，1987（1）：6～12.

论庖丁的"解"术

庄子《养生主》中，提出"庖丁解牛"的寓言，来表诠"缘督以为经"的养生大法。庖丁的"解"术，投射到纷纭繁杂的人间，就成为庄子所提倡的一种养生之道。

庄子的养生之道，是从他自己生存环境里提炼出来的存养方式，要在纷纷扰扰的乱世里，找出"可以保身，可以全生，可以养亲，可以尽年"（《养生主》）的安养法。这种安养法在《庄子》书中屡屡出现，如《齐物论》中"圣人和之以是非，而休乎天钧，是之谓两行"的观念。既要"与天地精神往来"，又要"与世俗处"，显示庄子寻求天人合一的养生之道，寻求植根于精神层面的理想生活方式，既不违背自己心灵生命的呐喊，又不与现实生活相连逆，这种在"顺天"与"应人"夹缝中求取平衡的生活方式，是从庄子的时代背景中衍生出来的。

在"顺天"、"应人"的夹缝中，由于生命的无定感与生活的疏离感往复交织，遂形成庄子与众不同的人生价值观与舒徐的生命情调。他不尚现实的争竞，注重精神的自在；他不鼓励人们挤在一条路上比肩摩踵相竞相逐，而赞成人们漫山遍野自由寻找自己的适意桃源；他呼吁世人摆脱社会教条的规范，寻找自己的价值观，挣出世俗框架的局限。"不从事于物，不就利，不违害，不喜求，不缘道"（《齐物论》），换言之，他把"与天地精神往来"的生命价值放在"与世俗处"的生活价值之上，这是庄子养生的核心基础。

在《养生主》中，庄子注重各适其性，没有一般世俗的强人同己，也不去规范世俗的齐一标准；他是一种朴拙的个人心性本源观，不是僵硬的社会伦常团体观。所以只讲逍遥的"解"术，不讲治理的权术，这是庄子提出"庖丁解牛"的基本观念。

一、生命高度——"解"的接触面

《庄子·养生主》中，写"庖丁为文惠君解牛"一段，从"释刀"开始，连续用了三个"解"字设写，节节开展内涵，凸显了"庖丁解牛"寓言的深广角度，诠释了所要表达的养生之理。由于说理深辟，有节奏美，将血腥残酷之屠宰变成"以无厚入有间"之养生境界，化解为一场"善刀而藏之"的生命美感历程，遂使"庖丁解牛"成为《庄子》书中特别豁人眼目的一段公案，无论在文字与哲理上均极出色，因此，"解"的层次从牛身及于人身，又从人身提升至天地大化之体现，其接触面涵盖了牛境、人境、宇宙三层生命境界。

1. 形解 以生物之形躯为重心，侧重形体松解而呈现之失落状态。在这种肉身无常的状态下，"形解"即落在悦生而恶死的形体桎梏高度。

2. 心解 超越"形解"，以人之心灵神魂为重心，侧重心理觉悟所呈现之解脱状态。在这种精神开窍的状态下，"心解"即脱出劳形伤神的情绪樊笼高度，成为"有人之形，无人之情"的游心状态，成为"乘物以游心，托不得已以养中"的自生状态，成为"哀乐不易施乎前，知其无可奈何而安之若命"的至德状态。

二、生命的深度——"解"的纵切面

庖丁"解"牛的全形，包含生命的深度与广度，分别从纵切、横剖两方面下刀，发挥了《庄子》的一种完整养生意识。庖丁"释"刀自道其"解"法，是从"所好"之道进至"技"，再从"技"至于"善刀"而"藏"的三个阶段，也就是由本能进至技能，又得其巧妙的历程。这三个阶段的深度，以递进的视角呈现：初解时"所见无非牛"。眼中见到的是完整的骨骼结构"大轱"。是"族庖"的深度，所以"月更刀"，以"折"法尸解；三年之后是"未尝见全牛"，眼见的是"技经肯綮"的肌理、脉络，是"良庖"的深度，所以"岁更刀"以"割"法肢解；十九年后"以神遇而不以目视"，眼中见到的是天然膝理的"大郤"、"大款"，是可以批击的关节间隙，可以导通的穴道款窍，遂进至"解庖"的深度，所以"十九年而刀刃若新发于硎"，是以"游刃"法来剖解。透过庖丁一层层深入的眼光，可以透视出《庄子》从纵切面解剖出来的生命深度：

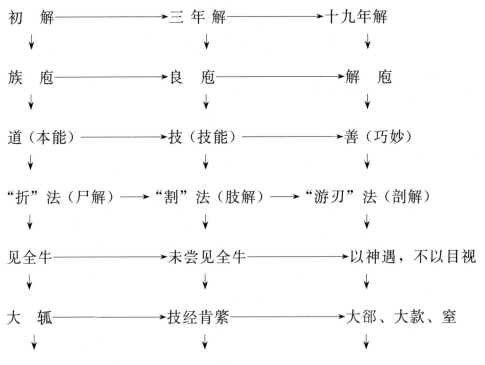

初　解　————→　三　年　解　————→　十九年解

族　庖　————→　良　庖　————————→　解　庖

道（本能）　————→　技（技能）　————→　善（巧妙）

"折"法（尸解）————"割"法（肢解）————"游刃"法（剖解）

见全牛　————————→　未尝见全牛　————→　以神遇，不以目视

大　轱　————————→　技经肯綮　————————→　大郤、大款、窒

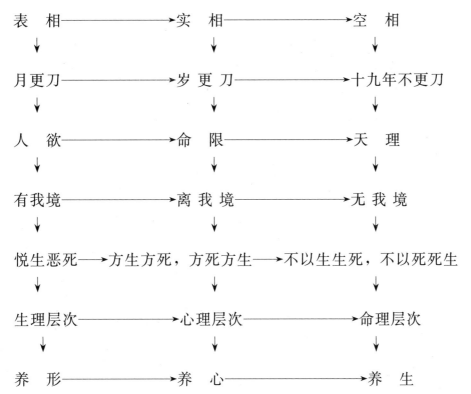

表 相	→	实 相	→	空 相
月更刀	→	岁 更 刀	→	十九年不更刀
人 欲	→	命 限	→	天 理
有我境	→	离 我 境	→	无 我 境
悦生恶死	→	方生方死，方死方生	→	不以生生死，不以死死生
生理层次	→	心理层次	→	命理层次
养 形	→	养 心	→	养 生

"解"到最后，会发现《庄子》存养生命深度的层次，是从生理上的善养形躯进至心理上的善养心神，再升华至命理层次的善养生命。以下分论这三层生命深度：

1. 表相的养形　《庄子》以为"养形必先以物……有生必先无离形"（《达生》），生命必须具备基本的生存条件，要在衣食无缺、饱暖无虞的生存环境里善加养护身躯，而养身之要在于"吹呴呼吸，吐故纳新，熊经鸟申，为寿而已"（《刻意》），为了维持形躯的寿养，所以"养形者忘利"（《让王》），必须"虽贫贱不以利累形"（《让王》），唯有远离世间之名闻利养，"以养天下之形，愁其五藏以为仁义，矜其血气以规法度"（《在宥》），从心胸、血气中建立仁义、法度的标杆，使此身在现实环境中避免冲突迫害，远离名利是非，才能保持生命与生活的平衡，这是偏重生理健康层次的"有我"境，也就是庖丁凭借屠宰才能从牛身下刀，使力从骨骼结构去尸解全牛，以脆薄的刀锋硬劈猛砍，虽然也能力解全牛，却不免屡屡自伤而换刀的厄运。在庄子看来，世人以为养形可以保全生命，可以化解生活的横逆挫折，其实是一种缘木求鱼的痴想。养形或许可以护养身体于一时，却未必能逃避生命的苦难；养形不是值得从事的"解"法，却又不能不做；保全补救之道在于抛弃功名利禄、世见

◎ 第一卷　先秦两汉篇

139

俗累，把生命的深度沉潜至不随物迁的"无累"，以及不与物撄的"正平"心境，才有不劳神、不亏精的"更生"之生机。"欲免为形者，莫如弃世，弃世则无累，无累则正平，正平则与彼更生，更生则几矣《达生》"。

2. 实相的养心　　《庄子》以为从人内在的本性出发，去人欲，知命限，以"纯粹而不杂，静一而不变，淡而无为，动而以天行"（《刻意》）的方式存养精神，可以免于世累，摆脱戕害本性的桎梏，所以《在宥》提出"心养"的"解"法，劝人"徒处无为，而物自化。堕尔形体，吐尔聪明，伦与物忘，大同乎涬溟。解心解神，莫然无魂"，从心灵与精神上去化解生命的缚累，以"形莫若就，心莫若和……就不欲入，和不欲出"（《人间世》）的和光同尘之心理去"乘物以游心，托不得已以养中"（《人间世》），一方面不与现实利害正面抵触，避开我执的纠纷，一方面拓展心灵的空间，拥有安心立命的余裕，不再求取生命与生活的平衡，而让生命超越生活之上，以生命的清扬来化解生活的尘垢，是偏重心理建设层次的"离我境"。一如庖丁倚仗肢解技能从肌理、脉络去切割全牛，顺着内在结构进行分割，用"以柔克刚"的方式将刀锋的挫伤性减到最低。

庄子从形体的存养过渡到精神的安养，其间有微妙的离合：一方面提出保身养形，要有随俗而无累的肉体生命，是人事之当尽，由不离形体的"生于陵而安于陵，故也"的生理层次，到"长于水而安于水，性也"（《达生》）的心理层次，加强了"物来顺应"的深度；一方面又提出"全生、尽年"以免除形累，视生活为尘垢，形躯为假借，生存为昼夜空梦，要有"茫然彷徨于尘垢之外，逍遥乎无事之业"（《大宗师·达生》）的精神生命，才能深造至"不知吾所以然而然"的命理层次。这种看似矛盾，实则又递进吻合的内层思想，是庄子哲学的一个根本问题：庄子既站在肉体生存的立场作生命的超越，要求忘形、弃世，却又必须应付生活、周旋人间，无法达到完全的精神自由；而站在生命超越的立场来对待肉体生存，要求达生、至乐，却又强调"有生必先无离形"，无法完全超脱肉体形躯。既要消除有生（身）之象，进入"未尝见全生（身）"之象，却毕竟受限于触机触境之因，仍不免有生（身）之累赘；既要于现实世界作死中求生的挣扎，又要在精神世界作度生度死的解脱，"一死生，齐妄诞"，正是《庄子》的基本矛盾与困境。

然而《庄子》并不是采取主、客观对立的一元论来判定形躯与精神的，也不采取二元对立的比较立场强分高下，而是超越主、客观与形躯、精神的对立分判，跳脱生活的功利态度，提升至生命的自适境界，不以现实的世俗价值观为取舍标准，而以精神的逍遥自在为依归。《庄子》也不是把现实生活与精神生命对立起来，而是因为"小知不及大知"，故要"起而飞……抟扶摇而上"（《逍遥游》），超越现实生活的逼仄层面，寻求精神领域的大天空，以求"全吾形，抱吾生"（《庚桑楚》），但并不因此否定"安时而处顺"、"乘物以游心"的生命，也不反对现实生活的调适，所以《庄子》的"解"术，不是讲现实层面的大小高低，而是重视精神层面的高深广远，这是《庄子》从表相的养形提升到实相的养心时，必须认知的一道门槛。

这一道门槛的内外"解"法，有很大的差距，如《德充符》所谓"今子与我游于形骸之内，而子索我于形骸之外"，这种游心与索形的心理鸿沟，会造成双方的隔阂伤害，也会造成心灵上的大寂寞。如果彼此只是酒肉之交或江湖泛友，倒也无谓，至多不过造成疏离或误解；但如果落在知己、至交之间，则形成精神上之叛离、悬隔，成为铺天盖地无可抑止的孤独，那就很难化解了。《庄子》知道"养形、养心"之不足，遂进一步提出了更深邃的养生之道。

3. 空相的养生　《庄子》针对生命表相、实相之不足，进一步再将生命深度化解至"空相"之境，把官能"目视"的止境，拓广至精神上"安时而处顺，哀乐不能入"的宇宙自然化境，提出"悬解"的身灭魂接、薪尽火传义。在此一生命深度中，人身灭而天道无限延伸，"缘督以为经"的脱出人我是非的罗网，飞翔至无生无死的"无我相，无人相"境，达到"尽年"的解脱，这是超越了有限的生理、心理层次，进入生命之命理深度的"无我境"。庖丁此时已摆脱官能技巧的限制，以"依乎天理……因其固然"的神行操刀，用"无厚"的刀刃进入"有间"的窍隙，轻轻灵灵施展"四两拨千斤"妙法，从以刀折骨、以刀割肉到"动刀甚微，謋然已解，如土委地"，刀刃历十九年而无伤、如新，人与牛也在宇宙中融合为一，生命进入无人我、无对立的广宇悠宙了。

这种"空相"之境，《达生》中另以"善养生者如牧羊然，视其后者而鞭之"来显现，借着仲尼表达"无入而藏，无出而阳，柴立其中央"的化境，提出类似禅宗"不在内，不在外，不在中间"的空境，可以参照。这种不著有，不著无，有无双泯的化境，正是以人合天的关键，钱穆于此一关键有自然之接榫："内能丧我，斯吾心大。外能无物，斯能一一依乎天理，天理即自然之分理……故必至于'目无全牛'，然后天地万物，乃豁然开解。外无物际，斯内有心游。凡其所见，则莫非天地间一种自然之分理，依乎其理以游吾心，斯庄子内心修养所企之最高智慧，亦即其最终极之理想所寄也。"

能够"丧我"、"无物"，即超越了死生祸福的有形命限，升华至"不以生生死，不以死死生"的无形天壤。庄子对于死生祸福的看法与世俗迥异，甚至有某种无形的淡漠。他从养生的立场反对任何以身殉名、殉利、殉物……的行为，认为生命即身而灭，没有不朽的灵魂，没有任何死后的世界，即身而灭的虚无感，这是庄子的命限观念之一。针对生命最终的绝望，庄子找到了几种绝境求生的活路，要在没有意义的现实生活中，寻觅一些有意义的生命价值，所以他提出了超脱世俗的"无我境"来对治蒙昧空虚的人生。因为对死亡的畏惧乃是生命中必然无法克服的窒碍，既无从前进，又无可后退或停滞，唯有将死亡予以某种程度之美化，始能消解一己之恐惧，此即《养生主》中，老聃死，秦失不堕"遁天倍情，忘其所受"的窠臼，"三号而出"而已，庄子的逍遥、养生诸义，大多植根于死生祸福的转化基础上，如果不能破除生死迷茫，就谈不上任何养生、游心的"解"术了。

庄子身处战国乱世，不免有人命危浅的"有涯"感，故将现实世界之诸种世相视为"适来适去"之障碍，意图破除虚幻之"保身"表相，而直探生命底层的余温，发掘人人可以转身跳脱出来的心灵空间，所以假借"庖丁解牛"的寓言提出化解生命困境的道术，避免硬碰硬式的两败俱伤，而在其间找出"为善无近名，无恶无近刑"这一类"缘督以为经"的"解"术，探出更沉潜的生命深度。

三、生命的广度——"解"的横剖面

庖丁在"解"术的进化过程中，经历了三种生命转型：族庖、良庖、解庖，隐寓凡人、神人、至人三种生命形态，拓展了生命的广度。

1. 族庖（凡人）　庖丁初习屠术之时，只具世俗知解，故需月换一刀。凡人在现实之功利罗网中身随境转，只凭世间生存的本能去应变，无异于"折也"，能生而不能游，或有生活价值，却缺乏生命意义。

2. 良庖（巧人）　庖丁操刀三年之后，始窥"岁更刀"之"解"术，隐喻在生存限制与死亡焦虑中初觅得精神自由途径的"巧者"，虽然能够凭借世智聪辩的技能在现实围墙中游心物外，栖心玄寂，但仍然不免有触处成碍之困境，易成"割也"之钝刃，能游而不能"解"，或有生命意义，却缺乏"外死生，无终始"之生命终极理念。

3. 解庖（至人）　庖丁自从能够"以神遇而不以目视，官知止而神欲行"后，即臻至"用心若镜，不将不迎，应而不藏，故能胜物而不伤"（《应帝王》）的"无己"之境，巧妙地脱离是非祸福，脱离悦生恶死的生命桎梏，以内心的宁静自在去反观外界，以精神上的无我眼光去取舍外物，自成"恢恢有余"的生命终极理念。

《庄子》书中的"至人"，燕京学社的《引得》统计出现了28次，比较有代表性的是《逍遥游》之"至人无己"、《知北游》之"至人无为"、《天下》之"不离于真"，均可与庖丁的"解"术相观照。

由于《庄子》的至人、神人、圣人这些寓设人物都具有相当的生命广度，历来学者已多有论述。

庄子的"解"术，注重顺天安命，贵真全性，追求真我，破除形体的涉累和名相的执妄：以此解剖人生的根本问题在于"不自由"，人的种种欲望造成种种痴迷，迷失于物质，迷失于情爱，迷失于俗见，迷失于世相……不知不觉让生命陷入种种桎梏和枷锁之中，执著现实，执著名利，执著得失，执著人我……终于形成人情世故无所不在的缠缚，丧失了身心的自由自在。庄子藉"庖丁解牛"的寓言，提示了生命的深度与广度，也呈现了生命在现实人间应化的契机。一个"解"字，可以观照出庄子哲学的核心理论，亦即庄子一贯的主张——绝对的精神自由。

吉广舆 . 论庖丁的"解"术 . 杭州师范学院学报，1999（2）：10～15.

内在超越与庄子的人生价值取向

——庄子养生理论探要

如果说以孔孟为代表的先秦儒学的主要旨趣在于协调人际关系以经国治世，则庄子哲学的最终归宿乃落脚于世人的个体生命，这已是中国思想史者的常识。只是此种重个体价值的哲学观念是通过其养生理论而阐发的，因而庄子哲学所阐发的整个人生解脱理论，亦不妨被视为一种意蕴丰富的养生论。

一、肉体与精神

肉体乃个体生命存在的基础，庄子自然不会无视肉体生命的存在。他曾对人类中道夭折者深表惋叹，并设计了种种养生保命的方案。首先是把握"道枢"而"得其环中，以应无穷"。所谓道枢即依乎天理。因其自然的无所偏执，故《养生主》曰："为善无近名，为恶无近刑，缘督以为经，可以保身，可以全生，可以养亲，可以尽年。"此处"缘督以为经"显然为把握道枢而得其环中的另一表述。在注庄各家中，以清人陆树芝的解说最得庄子意旨，他说："缘，循也；督，中也。谓中两间而立……即下文所谓有间是也。凡事莫不有当中之间，循此以为应物之常经者，因其自然之理路，不必劳神也。"循中以为常的处世方法，既可"不必劳神"，也能保肉体之身。庖丁之刃之所以能十九年如新发于硎，盖因其能"因其固然"，以无厚之刃入有间之节，故可游刃有余而不受损害。循此而行，则养身养性，均为良法。故文惠君听言"吾闻庖丁之言得养生焉"，实含有养身养性的双重内涵。其次是无用之用的保身原则。庄子认为，物之有害，起于有用，而没用的东西却能免去祸害，诸如栎社树，商之丘大木、白颡之牛、亢鼻之豚、痔病之人等，均因其无用或被视为不祥而得以自我保全，诚可谓因无用而得福。再次，庄子还为世人在身处危境时设计了种种解脱方法。在《人间世》中，庄子一再教导那些与帝王打交道者如何全身远害。比如颜阖要去做"其德天杀"的太子的师傅，庄子便让其采取若即若离的态度，要一切顺应他，"彼且为婴儿，亦与之为婴儿；彼且为无町畦，亦与之为无町畦；彼且为无涯，亦与之为无涯"，如此方可"入于无疵"而不蹈险境。在此儒家倡言的杀身成仁、舍生取义不再被视为高举，而保存自我生命才最重要。这或许会招致儒者的混世之讥，但庄子认为身处"仅免刑焉"的混乱时代，即令圣贤也难挽狂澜，只可全生远害，韬光晦迹，万不可为世所用。因而尽管庄子为身陷险境者开设出种种药方，但显然已落保身之第二义，若真要全生远害，便应做无用之用的人。明人李贽对此深有会心曰："夫知支离疏之为神，则颜回之卫，叶公之齐，颜阖之傅，皆以能苦其生者也，虽圣人将如之何？然则向所说许多方法亦皆为有用之技，神人所不载矣。"无论是把握道枢、无用之用还是无可无不可，均为达到全身免害的养身目的。但庄子的珍惜肉体生命有其自身的限度，而不同于中医的延年益寿与道教的长生不死。庄子肉体保护的目标在于"终其天年而不中道夭"。而不主张益生，故曰："吾所谓无情者，言人之不以好恶内伤其身，常因自然而不益生者也。"养生而不贪生，全生而不益生，此乃庄周之养身法则。可知庄子判断人生之有无价值并不在肉体生命的短长，《庄子》中出现的所谓神人、至人、真人非但全有生死，其追求重心亦不在养身。庄子之所以未心存肉体不灭的奢望而滑向后世道教的神仙方术，乃在于他有更重于肉体者的需要追求，这便是他所言之"德"，即今人所讲的精神世界。庄子认为德更重于形，世人若不知求德而在世俗中枉度一生，即使肉体长存亦为徒然，倘"终身役役而不见其功，薾然疲役而不知所归"，即令"人谓之不死，奚益"为阐明德与形的关系，庄子特意撰《德充符》篇，用数位身体残缺者反出于众人之上的事例，作出专门强调。当有人询问一只脚的王骀为何弟子能与孔子平分秋色时，庄子借孔子之口说："夫若然者，且不知耳目之所宜，而游心于德之和；物视其一而不见其所丧，视丧其足犹遗土也。"由此便产生中国文人重德而轻形的传统，此称之为"土木形骸"，即视形骸犹土木也。

重德而轻形非始于庄子，先秦儒家对此亦极表关注。但儒者之德乃指孝悌忠信的伦理之德，庄子之德则为自然之道。庄子曾解释曰："德者，成和之修也。德不形者，物不能离也。"可知庄子所言之德乃自然之道，故而达到"德之和"亦即获道，亦即达到齐万物，泯物我，顺从自然的崇高境界。至此方可见庄子的养生之道与儒家、道教及中医养生的区别，其实质在于肉体与精神间的关系不同。庄子虽主张养身，最终目标却在于精神的提升，达到"德之和"的获道境界；道教与中医虽亦重养神保精，畅性悦心，其目的却在于肉体长存与个体成仙。

二、坐忘与心斋

既然获道之养神胜于肉体之养身，庄子便转而探求获道的途径。他认为获道须循下述两法。一为坐忘。庄子释坐忘曰："堕肢体，黜聪明，离形去智，同于大通，此谓坐忘。"堕肢体即忘却自身的肉体存在，黜聪明即排除自我的理性智慧。只有既离形又去智，方可"同于大通"，大通即大道。在此，非但肉身的肢体要忘掉，即令精神理性也要排除。庄子认为，世人据为判别是非好坏的理性标准，适足成为获道的障碍。依庄子的见解，"知"造成是非分别，而一有是非分别便不能齐物，不能齐物便不能获道。只有离形去智才能无执，无执才能混同物我，与道泯合，达到天地与我并生、万物与我为一的高超境界。

获道之另一法为心斋。庄子曾释心斋曰："若一志，无听之以耳而听之于心，无听之以心而听之以气。听止于耳，心止于符。气也者，虚而待物者也。唯道集虚。虚者，心斋也。"可知心斋就是虚，而虚之前提是去除耳、心的障碍而以气相应。此所言耳相当于今所言之感觉，心则为理智，气则略近于现代哲学中所言之纯粹意识状态。可见心斋与坐忘有相通之处，具体而言即除却"我"之主观执著的坐忘为心斋之前提，所谓"无听之以耳"、"无听之以心"，即摒弃主观之我，以达坐忘的具体手段。故而颜回在听了孔子对心斋的解释后说："回之未始得使，实自回也；得使之也，未始有回也，可谓虚乎？"夫子立时赞曰："尽矣！""未始有回"即忘掉自我，亦即坐忘，便可达虚之心斋境界。

历代各家注庄时，对此处的"气"均未予明确解释，上所言之："纯粹意识"亦只算一种比喻说法。在庄子行文中，气有两种性质，一是纯净精一，二是虚而待物。因此达到气的状态就是心斋，心斋就是意识的一种空明纯净状态，所以庄子会说"虚室生白"的话。"唯道集虚"之句，说明心斋既是获道的条件，同时又是获道的状态。可知此处所言气、虚、心斋、道均为性质相近之观念。此类观念与后来南宗禅的无念无执之自性清净心略近，慧能曾说："无念法者，见一切法，不著一切法，遍一切处，不住一切处；常净自性，使六贼从六门走出，于六尘中不离不染，来去自由，即是般若三昧，自在解脱，名无念行。"无念亦称无住，即意识不执著于一种世相而处于相续不断之状态，所谓"见一切法，不著一切法，遍一切处，不著一切处"，正说明它是无确定对象与具体内容的意识。而此种自然无执的意识，显然是一种纯粹的意识。后来慧能的弟子神会将其称为"般若直观"。日本学者铃木大拙称这是"纯粹的自我意识，或纯粹体验，或纯粹觉悟"。又说："这确实是自我意识，在此处不再有主客之分，而主体就是客体，客体就是主体。"此处所言纯粹与主客浑融，显系与心斋之纯净虚明、物我泯合的意识性质相近。

坐忘与心斋尽管是获道的两种重要方法，却并非是获道的全过程。庄子在《大宗师》中借女偊之口描述获道过程曰："吾犹守而告之，参日而后能外天下；已外天下矣，吾又守之，七日而后能外物；已外物矣，吾又守之，九日而后能外生；已外生矣，而后能朝彻；朝彻，而后能见独；见独，而后能无古今；无古今，而后能入于不生不死"。在此庄子将"外"（即忘）分为三个阶段：一忘天下，即世人所艳羡的经国治世以立功名；二忘物，即自身所需之各种物欲享受；三忘生，即忘却自身的肉体生命，亦即前所言"坐忘"。而"外生"之后的朝彻、见独、无古今、入于不生不死等，均已属得道后的心理状态，与前三阶段相比，反较容易。

在这"外"的过程中，每突破一关都无比艰难，尤其是"外生"，更是难之又难。世人对自我生命无疑异常珍惜，好生而恶死实乃人之常情，能打破生死关者实为少见。但若欲获道而令心境虚空宁静，又务须破除对肉体生命的执著，于是庄子对生死问题反复加以辩说。他认为人们应从容对待生死而不必贪生怕死，其因有三。首先，庄子言死生乃自然之理，无可回避。人生之有生死犹如天之有白天与黑夜，是人之必然命运，无论愿否都难以逃避。倘若贪生惧死，幻想长生，便是"遁天倍情"，亦即违犯自然规律，实为徒劳。正确的做法应为："适来，夫子时也；适去，夫子顺也。安时而处顺，哀乐不能入也，古者谓是帝之悬解。"只有不畏死，才能获"登假于道"的精神解脱。其次，庄子认为生死乃自然之大化，故应一视同仁。《大宗师》曰："夫大块载我以形，劳我以生，佚我以老，息我以死。故善我生者，乃所以善我死也。"此乃人之生命全程，死生均应视之为善，且依庄子见解，生而辛劳而死得安息，则死尤善于生，故获道者理应"以生为附赘悬疣，以死为决溃痈"。庄子认为人之喜生惧死盖因其不懂死即回归自然的道理，故反问曰："予恶乎知夫死者不悔其始之蕲生乎？"这当然是个既不能证实亦不能证伪的问题，但起码应做到"以死生为一条"的通达，对死亡才能真正采取视死如归的态度。《庄子·至乐》曾记载庄子因妻死鼓盆而歌的故事，如若属实，则其本人的确已达齐死生的豁达境界。其三，庄子由齐物的观点，视人与万物同为自然之体，死乃自然之化，故应生死无惧无喜。那种"特犯人之形而犹喜之"的态度实不可取。人与万物本平等，不必为自身被赋予人形而沾沾自喜。而应"以天地为大炉，以造化为大冶"，无往而不可，就像《大宗师》中子舆所言：假若自然之道将我的左臂化为鸡，我就用它来打鸣；假若将我的右臂化为弹，我就用它打斑鸠来烤吃；假若把我的尻骨化为车轮，把我的精神化为马，我就高兴地乘坐它们。此便为无可而无不可。人果真能这般从容地面对死亡，自然会"不以心捐道，不以人助天"，从而无所不忘而获解脱。

生死问题在庄子哲学中所以如此重要，关键就在于它是通往获道境界的巨大障碍。人们稍有俗念闪动，便会对死亡这头恶魔惊恐万状，从而失去心灵的平静而陷入焦虑心境。后来许多人难达庄子所言超越境界，重要原因之一便是难以超越生死。这连以通脱达观著称的魏晋名士也未能免俗。王羲之一谈及生死即大发感叹说："死生亦大矣，岂不通哉！固知一死生为虚诞，齐彭殇为妄作。"葛洪之言更直接："（庄子）以存活为徭役，以殂没为休息，其去神仙，已千亿里矣。"渴求长生，惧怕死亡，是魏晋士人的共同心理。因而他们只对任情适性的玄学与服丹求仙的道教感兴趣，却无法真正达到庄子所倡导的人生境界。后来陆长庚论及死生在庄子哲学中的位置时说："庄子篇篇主意只论死生……识此窍者，三十二篇庄子尽可置之空虚无用之地，不消出野为添注脚矣。"言"庄子篇篇主意只论死生"显非实情，然死生问题尤为庄子所重则属无疑。惟有忘却生死，方能"坐忘"，从而真正达到"心斋"的解脱境地。

三、虚静与神游

庄子哲学的最终目的是达到自我心灵的自由与解脱，用他本人的话讲便是"获道"。但获道的境界究竟怎样，庄子并未用哲学的语言予以表达，而只是在不同场合进行了颇富文学色彩的描述。将这些描述归纳起来，获道的境界具有静与动两大主要特征。

所谓静的境界即上所言坐忘与心斋。此乃指除却理智、是非及世俗干扰后，所达到的虚静空明之意识状态，亦即庄子所称之形若槁木、心若死灰、万事无动于心的状态。庄子曾在《大宗师》中对此有集中表述。首先，真人不以得失祸福萦绕于心，"古之真人，不逆寡，不雄成，不谟事。若然，过而弗悔，当而不自得也。若然者，登高不栗，入水不濡，入火不热。是知之能登假于道者若此"。此即忘我遗物之心境。获道真人既然已得失利害不集于心，当然可以达到入水火而不惧的精神状态，此恰如佛经中所言之"如入火聚，得清凉门"，并非指果真可入水入火而不伤，而是一种完全解脱的精神境界。这与后来道教所言金刚不坏之体迥然不同，甚至与外篇《秋水》亦有别，此所言真人乃坐忘而生死不系于心，故无物可畏。而《秋水》曰："至德者，火弗能热，水弗能溺，寒暑弗能害，禽兽弗能贼。非谓其薄之也，言察于安危，宁于祸福，谨于去就，莫之能害也。"这显然是一种理性化解。人若时时"察于安危"而"谨于去就"，精神何以能达"虚室生白"的空明境界，此一"忘"一"谨"的差异，正道出内外篇旨意的不同。其次，真人心境安静和缓。所谓"其寝不梦，其觉无忧，其食不甘，其息深深；真人之息以踵，众人之息以喉"，有人认为此段文字讲气功修炼，其实即使庄子懂些气功道理，在此亦仅为借以说明获道真人精神宁静无扰而已。故成玄英疏曰："真人心性和缓，智照凝寂，至于气息，亦复徐迟。脚踵中来，明其深静也。"可谓深通庄子原旨。其三，真人可达与自然合一的自由自在状态。"古之真人……其心志，其容寂，其颡頯；凄然似秋，煖然似春，喜怒通四时，与物有宜而莫知其极"。在此真人已深明死生为自然大化之理，真正已达"安时处顺"之自然状态，其心境安闲（志），其容貌平静（寂），其额头端朴（頯）。即或呈露喜怒之情，亦是与寒暑四时之变化相应而未尝有心。总之要达到物我泯一、虚静平和之心斋境界，方可称为获道之真人。

但仅达坐忘心斋之虚静，尚非获道境界之全部，获道者还须具备"游"之特征。这是因为获道与成佛不同，成佛要达到涅槃寂灭的空无境界，获道者非但不空，且务须有意识活动，如《应帝王》中所言，一面要"无为名尸，无为谋府；无为事任，无为知主"，同时却又要"体尽无穷而游无朕"。可知务须动、静兼具，缺一即构不成完整的获道境界。

然而静与游何以能同时共具，二者关系如何？欲明乎此，则须先弄清庄子所言"心"之内涵。通览《庄子》内篇，其所言之心大凡包括主客两项含义，即一为生理肉体之心，一为主观意识。而主观意识之心又可分为两类：一指人之理智、名利、荣誉等理性之心。如《齐物论》："夫随其成心而师之，谁独且无师乎？"《人间世》"无听之以耳而听之以心，无听之以心而听之以气"，"徇耳目内通而外于心知"。二指前所言之"纯粹意识"，庄子或称之为"气"与"神"。如《人间世》："乘物以游心。"《养生主》："以神遇而不以目视，官知止而神欲行。"庄子要"忘"者为主观理性之心，所谓心斋即令生理之心虚静下来而不起理性之心，从而达到"其心志，其容寂，其颡頯"的状态。当生理之心虚静时，亦即达到无欲无执时，却并非要导向寂灭，对此清人宣颖曾予指出："庄子无情之说，不是寂灭之谓也。只是任吾自然不增一毫而已，可见庄子与佛氏之学不同。"庄子曾对虚静后之另一境界有过多次表述,尤以《人间世》中最为明快,他说:"闻以有翼飞者矣,未闻以无翼飞者也;闻以有知知者矣,未闻以无知知者也。瞻彼阙者,虚室生白,吉祥止止。夫且不止,是之谓坐驰。夫徇耳目内通而外乎心知,鬼神将来舍,而况人乎?"心斋即外于心知,勿起理性之心的功夫。当外于心知后,即可循耳目内通于那个能无翼而飞、无知而知的东西,由虚而明,烛照真源,亦即通向上所言纯粹意识或曰"神"。一旦内通于此,"鬼神"般奇妙的诸种"吉祥"之征便相应而来与其真源之神相遇,从而达到"神游"妙境。

庄子曾对此内在超越的"游"之境界作过反复渲染。《逍遥游》曰"乘天地之正,而御六气之辨,以游无穷","乘云气,御飞龙,而游乎四海之外"。《大宗师》曰:"与造物者为人,而游乎天地之一气。"《应帝王》曰:"乘夫莽眇之鸟,以出六极之外,而游无何有之乡,以处圹垠之野。"此所有之游均应视为"神游"而非肉体之游,是主体精神的翱翔而非现实世界的真实存在。在这游的世界里,境界是无比的辽阔宏远,心境是绝对的平静安定,精神是彻底的自由无碍,泯灭了物我对峙,取消了是非分别,任凭精神自由飞翔。这实在是一个完全解脱、无限潇洒的境界。然而此境界却决非现实的存在,即令是对藐姑射之山神人的描写:"肌肤若冰雪,绰约若处子。不食五谷,吸风饮露。乘云气,驭飞龙,而游乎四海之外。"亦应视为对获道境界的比喻性描绘。《山海经》《列子》中虽均有姑射山神人的记载,但庄子在借用时却无意承认此种现实,这与庄子"谬悠之说,荒唐之言,无端崖之辞"的文学化手法有关,故郭象注上述描绘文字说:"此皆寄言耳。"寄言即寓言。成玄英亦有相近的见解,《齐物论》曰:"至人神矣!大泽焚而不能热,河汉沍而不能寒,疾雷破山,飘风振海而不能惊。若然者,乘云气,骑日月,而游乎四海之外。死生无变于己,而况利害之端乎?"成玄英疏此曰:"动寂相即,冥应一时,端坐寰宇之中,而心游四海之外矣。"不热、不寒、不惊,此乃由"死生无变于己"的彻底忘我无待而产生的心斋虚静,故可达"端坐寰宇之中而心游四海之外"的"神游"境界。成玄英在此非但领悟到"游"乃是一种精神状态,并准确指出获道乃是由一动一静所构成的一种内在精神超越的独特人生境界。

四、物化与自足

尽管庄子将得道真人的精神世界描绘得那般妙不可言并有几分神秘意味，其实若就获道者外在行为观，却又极为普通。《应帝王》中写列子获道情状曰："列子自以为未始学而归，三年不出。为其妻爨，食豕如食人。于事无与亲，雕琢复朴，块然独以其形立。纷而封哉，一是以终。"如此言获道情状似过于简单，列子只是替其妻烧饭，食豕如食人，万事无所挂念，一副朴讷木然之貌，恰与《齐物论》中南郭子綦的"隐机而坐，仰天而嘘，答焉似丧其偶"略同。但这却正是获道者的大智若愚。宋代禅师青原惟信曾述其参禅经过曰："老僧三十年前未参禅时，见山是山，见水是水。及至后来，亲见知识，有个入处。见山不是山，见水不是水。而今得个休歇处，依前见山是山，见水是水。"此犹如南郭子綦之"隐机"，虽同为"隐机"，然"今之隐机者，非昔之隐机者也"。列子亦然，他刚随壶子学道时，曾醉心于季咸知生死祸福的神奇手段，而获道后却安于过常人生活，但又毕竟与学道前生活不同，其间最大差异乃在其"齐物"意识。他的"食豕如食人"形似荒唐，实则已达万物一体、物我泯一的超然境界。

此种齐物境界虽形似平常，但内在精神却能获取极大的愉悦。庄子曾在《齐物论》中描绘过一副无比美妙的图画："昔者庄周梦为蝴蝶，栩栩然蝴蝶也，自喻适志与！不知周也。俄然觉，则遽遽然周也。不知周之梦为蝴蝶与，蝴蝶之梦为周与？周与蝴蝶，则必有分矣。此之谓物化。"此所言"物化"实乃心与物游的忘我境界。由意识讲，是视万物为一体的齐物观；由心理讲，是泯灭万物差别、主客浑融无间的状态。用现代心理学术语讲，其实是一种"移情"作用。梦为蝴蝶，便依蝴蝶感知世界，以"自喻适志"。醒来变为庄周，则又是一个自自在在的庄周。既不以庄周为主体而疏离蝴蝶，亦不以蝴蝶而惊异于庄周；既不必区别是蝴蝶梦见了庄周，亦不必辨识是庄周梦见了蝴蝶，从而形成一个完全浑然一体的境界。此种内心之乐惟有那些浑同物我、移情于物（心与物游）的获道者方可领略。在《庄子·秋水》中，曾有个与内篇庄周梦蝶意旨相近的故事，颇可说明其中道理。庄子与惠子游于濠梁之上。庄子曰："儵鱼出游从容，是鱼之乐也。"惠子曰："子非鱼。安知鱼之乐？"庄子曰："子非我，安知我不知鱼之乐？"在此，善于以"坚白鸣"的惠子当然不会从游鱼的角度去体味生之乐趣，庄子无法与之沟通，最后只好说："我知之濠上也。"在濠上此特定环境中，神与鱼通，安闲从容，遂生游鱼之乐，此乃以物观物的移情作用。

这种物我冥化的境界，当然不具备任何实用功能，而只是一种高级的精神享受，或曰一种艺术的人生观。如《养生主》中之庖丁解牛："手之所倚，足之所履，膝之所踦，砉然响然，奏刀騞然，莫不中音。合于桑林之舞，乃中经首之会。"此种与道合一的高超技艺，从实用角度讲，除少折损几把刀子外，与一般良庖、族庖的割砍亦无大别。但其心理感受却绝不相类。庖丁之身怀绝技已非为求实用，而是欲获一种"进乎技"的"道"之境界，从而求得一种自满自足的人生享受。他于解牛后"提刀而立，为之四顾，为之踌躇满志"。简直是一种余韵悠长的诗化境界。难怪成玄英对此感叹曰："解牛事讫、闲放从容，提挈銮刀，彷徨徒倚。既而风韵清远，所以高视四方，志气盈满，为之踌躇自得。养生会理，其义亦然。"此与庄周梦为翩翩飞舞之蝴蝶，濠上欣赏闲放自得之游鱼为同一境界，乃是一种高妙无比的人生受用。而庄子看来，这才算是真正意义上的养生。

至此我们已描述出庄子养生观的基本内涵：它并不摒弃肉体生命的保养，但仅限于尽其天年而无永生的奢望。它重精神甚于肉体，故形体残缺仍无损其怀"德"之魅力。它所追求的最高人生价值目标是"忘"与"游"的超越境界，从而求得自满自足的最高人生享受。而欲达此境，则须忘怀名利物欲及是非生死，从而具备"心斋"与"坐忘"的心理状态，以便神通于内在超越的精神境界。

与尚用务实的儒家人生观相比，庄子建构的内在自我超越的养生观不免过于虚幻缥缈，但它对中国文化的影响却丝毫不逊于儒家。究其原因，与其重个体价值的人生观、内在超越的养生途径及审美的人生境界直接相关。儒家在探求礼仪人伦上虽卓有成效，却从未给世人的个体自我留下足够位置。庄子的养生观则始终对个体生命予以深切关注，从而为人性的完善提供了不可或缺的另一层面。南朝画家宋宗炳曾意味深长地讲："中国君子明于礼义而暗于知人心。"此"暗于知人心"既指儒家缺少对个体价值的应有关注，亦指其对人之内心世界多有忽视。庄子则向着人心深处开掘，曲径通幽地铺设下一条内在精神漫游之路。伴随历史的演变，中国专制社会外在政治空间日趋狭隘。中国士人亦愈益注重精神的内敛，庄子内在超越境界正好为他们提供了合适的生命空间。从魏晋玄学的适性逍遥到宋明儒学的自得受用；从慧远"无思无为而无不为"的佛法到南宗禅的无心无修，无不饱受庄子养生观的沾溉。更可留意者，庄子的坐忘、心斋及游的养生境界，更为中国古代"以物观物"的审美思维与崇尚自然空灵的艺术境界提供了理想的范型。正鉴于此，我们才不能无视庄子的哲学思想，尤其不能无视其独特的养生理论。

左东岭，杨雷．内在超越与庄子的人生价值取向——庄子养生理论探要．郑州大学学报（哲学社会科学版），1996（4）：52~58.

《吕氏春秋》的养生观探析

《吕氏春秋》是秦代黄老新道家的重要典籍，亦是研究先秦哲学、文学、史学和民俗学的基本文献之一。该书援引道家思想作为主要内容，撷取阴阳家、儒家、墨家、法家以及兵、农、名等诸学之长，熔铸成为一家之言，架构成为一个较为完整和详备的思想体系。从文化历史的宏观角度予以考察，《吕氏春秋》无疑具有"承前"（指先秦原始道家）与"启后"（指汉代黄老道家）的地位及影响。本文将立足于养生学的角度，对其相关部分的基本内容予以大致梳理和简要探讨。

《吕氏春秋》包含了丰富的养生学内容，堪称集先秦道家养生学之大成。书中广泛涉及生命观念及养生学领域的诸多命题，并试图以自己的方式予以解答，显示了非凡的智慧和真知灼见。纵览全书，《吕氏春秋》始终关注于个体的生命存在，致力于从养生学的角度进行生命思考活动——观察生命、认识生命、理解生命以及保养生命。毫不夸张地讲，该书就是一座深藏了大量养生智慧的知识宝库。具体加以分析，我们认为，《吕氏春秋》的养生思想主要包括：第一部分，"重己"、"贵生"。该书从基础理论入手，阐述了对生命存在及养生学的一些见解，突出强调了保全生命的必要性和重要程度。第二部分，"适欲"、"养性"。该书对生命的保养及维护做了一番操作实践层面的解释和回答，具体提出了"养有五道"的操作途径和"顺性"、"适欲"等疏导方法。

一、基础理论——"完身"和"贵生"

"治身"与"治国"是秦汉黄老新道家始终予以密切关注的两大基本

课题。《吕氏春秋》的养生理论也是围绕这两个中心而铺展开来的。然而，《吕氏春秋》对二者并不是一视同仁、平等对待，而是从轻重、缓急的角度予以区分。书中首先着眼于"治身"问题，将养生视为处理其他一切外部事务的入手处，着重强调"凡事之本，必先治身"这一核心理念，反复宣讲"治身"应在治国之先，"治身"当是治国之本。一言以蔽之，书中记载和论述了有关养生学领域大量的相关信息和基础观念。

《吕氏春秋》尤其重视对个体生命的养护，专辟《本生》《重己》《贵生》《情欲》《先己》诸多篇章就人体养生学的原则及其理论予以相关解说。《吕氏春秋》认为生命的起源及生成具有深层次的先天依据——即秉承于"天意"，然而生命保养则无疑属于"人事"。据此，该书明确提出"全生"、"贵生"之说，将生命价值放到了相应地位予以高度关注。该书云"始生之者，天也；养成之者，人也。能养天之所生而勿撄之谓天子。天子之动也，以全天为故者也。此官之所自立也。立官者以全生也。今世之惑主，多官而反以害生，则失所为立之矣"（《本生》），"今吾生之为我有，而利我亦大矣。论其贵贱，爵为天子，不足以比焉；论其轻重，富有天下，不可以易之；论其安危，一曙失之，终身不复得。此三者，有道者之所慎也"（《重己》）。

《吕氏春秋》充分肯定了生命存在的价值和意义，视"全生"为人生在世的第一等大事情：生命就是人类最值得珍贵的东西，就贵贱而言，即使身为天子，高贵绝伦，也不足以与生命的价值相媲美；就轻重缓急来说，即使家资亿巨，富称天下，也不值得去用生命代价作交换；从安危的角度讲，生命一旦失去，就不再会有加以弥补和挽救的机会。因此，有道之人一定要谨慎地对待生命的保养，致力于善待生命的努力。随后，《吕氏春秋》一语破的"圣人深虑天下，莫贵于生"（《贵生》）。从思想渊源的角度讲，这一思想无疑是对杨朱学派"轻物重生"观念的进一步阐述和系统发挥。就后世影响而言，这一思想则对魏晋时期的道家、道教产生了不可忽视的影响。譬如，魏晋道士葛洪即是一个很好的例子。他接受和承袭了这一思想，并在其《抱朴子·勤求》中援引了这段话："古人有言曰：生之于我，利亦大焉。论其贵贱，虽爵为帝王，不足以此法比也；论其轻重，虽富有天下，不足以此术易也。故有死王乐为生鼠之喻也。"

从生物学意义上讲，作为一种生物体（即便是高级生物体），人不可能完全脱离特定的活动领域。换句话说，人必定要遭受到时空有限性的客观制约。某一个体生命注定只能生存在相应的特定条件下，人必定受到物质条件、历史条件和文化传统等诸多因素的限制和束缚，人类的行为活动必定具有符合于其自身的特定方式和限度。但是，人本身同时也具有一种追求超越性的精神。这种精神力推动着人类不断地去思考和探索生命存在的真谛。如此，人类就不得不面对和回答诸多问题：如何摆脱那些制约条件的束缚，实现生命体的超越性本质？如何突破生命体的有限性，达到生命存在的持久？思考这些疑问，必然就会涉及生命的终极关怀问题。从全文内容来看，《吕氏春秋》对于生命的终极关怀始终保持着浓厚的兴趣，并且遵循自己的思考路径尝试着提供一些初步的答案。我们完全可以说，对生命状态及其价值和意义的深层思考理所当然地成为《吕氏春秋》养生观的一项重要内容。

《吕氏春秋》将"真人"定义为享尽天年的人，认为"真人"善于养生、治身，可以通过一系列"用其新，弃其陈，腠理遂通"（《先己》）等人体生命原理的灵活运用，使体内的"精气日新，邪气尽去"（《先己》）。"真人"擅长于体察大道之真谛，进而将"道之真"用于"持身"；"真人"始终恪守"完身养生"是第一要务的原则，明晰各种利害关系，善于捕捉事物之关键，旗帜鲜明地指出了"帝王之功"只不过是"圣人之余事也"，根本无法与"完身养生"相提并论。然而，《吕氏春秋》随后又指出人世间存在着不少"世俗之君子"，他们迷恋于追逐各种感官享受和名利诱惑，甚至不惜"危身弃生以徇物"。

"物"与"生"是一对矛盾统一体。"生"必须依赖"物"才能存活，没有"物"，生命就无从谈起。但是，如果"生"过度沉溺于"物"之中，就会造成"生"之活力的枯竭，严重者还会加速"生"的终结。《吕氏春秋》将那些过度沉浸于物质利益、追逐贪欲和享受的行为斥之为对"物"与"生"之关系的错误颠倒。《吕氏春秋》指出这一对概念的正确关系应该是"物也者，所以养性也，非所以性养也"（《本生》）。"物"是用来养"生"的，而不应使"生"变成"物"的奴隶。"以性养物"的严重后果将会导致用"生"的代价去完成对"物"的追逐，就是不得"轻重"，"身者所为也，天下者所以为，审所以为也，而轻重得矣"（《审为》）。

据此，《吕氏春秋》总结说："治身"是治国理事的根本，"凡事之本，必先治身，啬其大宝。用其新，弃其陈，腠理遂通。精气日新，邪气尽去，及其天年，此之谓真人"（《先己》）。"圣人"完成了对生命的保养，实现了"完身养生"才能投身于"余事"的实践工作，进而将养生的道理转化为治理天下的政治策略。所以说，"昔者先圣王成其身而天下成，治其身而天下治"（《先己》）。

二、养生方法——"知本"和"适欲"

那么，如何进行具体的养生实践呢？《吕氏春秋》阐发了自己的一套见解。

第一，"故凡养生，莫若知本；知本，则疾无由至矣"（《尽数》）。《吕氏春秋》强调养生要善于抓住根本，懂得从关键处入手；唯有如此，才能防微杜渐，御疾病于人体之外。客观物质世界的一切变化（包括温度、气候、季节、物质属性等）对于人体之养生，既能产生有利影响，又能造成损害性作用。养生者善于体察各种物性，懂得分辨诸多的有利与不利因素，趋利避害以"便生"、"安形"，才能使"年寿得长焉"。进而，《吕氏春秋》点明"毕数之务，在乎去害"，所谓"去害"就是去除五种刺激性味道、五种极端性生理情感和七种反常性环境因素，从而避免发生"充形"、"接神"、"动精"等有害于身心健康的现象。最后，《吕氏春秋》总结说：养生之关键在于"知本"。那么，何谓"知本"？《吕氏春秋》随后做了明确回答，"知本"就是使"精神安乎形"。形神问题，是传统养生学的基本命题。古代养生家经过长期的养生实践和理论探讨，总结出一套解决形神关系的核心理念，即"形神相守"的宗旨和原则。《吕氏春秋》继承了这一思想理论，提出了"精神安乎形"的说法，并进一步提出了促使"形神相安"的一些具体操作方法。

《吕氏春秋》以"流水不腐，户枢不蝼"为喻，突出强调了运动对于形神保养的重要性。书中细致地分析了真气在体内的流转，指出"形不动则精不流，精不流则气郁"，书中指出，"气郁"对于人体是十分有害的，体内之气若是"郁"于各自部位就会造成相应器官的生理病变。故此，生命保养应该尽量避免"气郁"。运动，无疑能够促进体内真气的流转顺畅、杜绝潜伏疾病的发生。生命在于运动，这是一条颠扑不破的养生格言。现代医学研究表明，合理的运动对于促进人体内部的气血之运转无疑有着很好的促进作用，也符合于生命学原理。因此，可以说，运动不失为健身养体的有效手段。

第二，"养有五道……此五者，代进而厚用之，可谓善养矣"（《孝行》）。《吕氏春秋》承接上述见解，进一步提出"全性之道"的说法。圣人处理感观问题时力求符合养生原则，将感观之欲纳入到生命的大系统之中，将是否有利于生命之保全视作为对欲望予以取舍的衡量标准。《吕氏春秋》认为，按照这个原则处理感观问题才是有利于养生的"全性之道"。随后，《吕氏春秋》对"全性之道"做了一番解说，提出"养有五道"的观点，分门别类地对有关事项做了一番规定："养有五道：修宫室，安床第，节饮食，养体之道也；树五色，施五采，列文章，养目之道也；正六律，和五声，杂八音，养耳之道也；熟五谷，烹六畜，和煎调，养口之道也；和颜色，说言语，敬进退，养志之道也；此五者，代进而厚用之，可谓善养矣"（《孝行》）。养生之道可以分为五种：养体之道、养目之道、养耳之道、养口之道、养志之道。这五种养生之道涉及起居、饮食、文章、韵律、烹调、言行举止、礼仪规范、道德修养等诸多方面。引文的最后一句话强调养生者应该深刻体悟这五种养生之道，并将其原理贯彻到生活中去，"代进而厚用之"。

《吕氏春秋》进而对这五种养生之道的合理性和必要性予以进一步说明和论证。书中认为，"贵生之术"表现在对耳、目、鼻、口等感觉器官加以必要地限制，即"耳目鼻口，不得擅行，必有所制"。原文如下，"夫耳目鼻口，生之役也。耳虽欲声，目虽欲色，鼻虽欲芬香，口虽欲滋味，害于生则止。在四官者不欲，利于生者则弗为。由此观之，耳目鼻口不得擅行，必有所制。譬之若官职，不得擅为，必有所制。此贵生之术也"（《贵生》）。这一段引文是说，人体的生理感观服务于人之生命与健康。五声、五色、五味等感官需求，只要是在合理的范围之内，都应该予以很好地尊重和满足。另一方面，养生者也要注意施加一定地约束，使其不得"擅行"和"擅为"。反之，超出了特定的界限，就会对生命健康有所损伤。故此，《吕氏春秋》提出"适欲"以"养性"的见解。该书云："世之人主贵人，无贤不肖，莫不欲长生久视，而日逆其生，欲之何益？凡生之长也，顺之也；使生不顺者，欲也。故圣人必先适欲……圣王之所以养性也"（《重己》）。

这是说，"长生久视"就应该顺乎本然之性，过度的欲望会有损于生命之保养。所以，"圣人"之养生，必然要协调好自身的欲望。另外，其他几个篇章也有部分内容涉及这方面的相关论述。例如："故所谓尊生者，全生之谓。所谓全生者，六欲皆得其宜也……亏生，则于其尊之者薄矣；其亏弥甚者也，其尊弥薄……所谓迫生者，六欲莫得其宜也……尊生者，非迫生之谓也"（《贵生》）。

"寒温劳逸饥饱，此六者非适也。凡养也者，瞻非适而以之者也。能以久处其适，则生长矣。生也者，其身固静，感而后知，或使之也"（《侈乐》）。引文强调了"尊生"（全生）与"迫生"是分属于两种不同类型的生命状态，指出：所谓"全生"就是人之七情六欲皆能得到合理满足；"六欲"不得"其宜"，则为"迫生"。引文中的"凡养也者，瞻非适而以之适者也。能以久处其适，则生长矣"，可以说是提携全篇内容的中心句。这句话是说，养生者要善于调整自身的生理需求，正确处理好"六欲"与养生之间的关系：一方面要满足正常的生存需要，从而使人体健康得到物质保证；另一方面又要及时地规范和调整欲望的导向和限度，杜绝由于欲望的泛滥而损害到身心健康的现象发生。

第三，"利于性则取之，害于性则舍之，此全性之道也"（《本生》），情欲问题是传统养生学予以关注的另一个重要命题。情欲与养生的关系以及情欲对生命和健康的影响，一直成为养生家关注和探讨的一个焦点问题。如何正确处理人的感官欲求，即"声色滋味"与保养生命之间的关系？这无疑是关系到生命安危之大的问题。《吕氏春秋》在处理这个问题时颇费笔墨，专辟《情欲》一章集中论述情欲和本性之关系及其对人体养生的影响。该章有云："天生人而使有贪，贪有欲，欲有情，情有节，圣人修节以止欲，故不过行其情也。故耳之欲五声，目之欲五色，口之欲五味，情也。此三者，贵贱愚智贤不肖欲之若一，虽神农、黄帝其与桀、纣同。圣人之所以异者，得其情也。由贵生动，则得其情矣；不由贵生动，则失其情矣。此二者，死生存亡之本也"（《情欲》）。《吕氏春秋》首先肯定了情欲的合理性，认为这是上天赋予人类的一种自然禀赋——"天生人而使有贪，贪有欲"，有其内在的人性依据，"欲有情"。这样一来，就承认了声、色、味之欲是人的真实性情，并充分肯定了它们的合法性，指出这三种欲望具有广泛的普遍性，"贵贱愚智贤不肖欲之若一，虽神农、黄帝其与桀、纣同"。然而，圣人之所以不同于常人的地方在于"得其情也"，换言之，就是追求一种将欲望和生命和谐统一起来的理想状态。由此可见，文章将"贵生"视为判断和处理各种欲望的依据和终极目的。作者在行文之中将情欲分为两种类型，相应地就有两种对待情欲的态度：第一类是"由贵生动，则得其情矣"；第二类是"不由贵生动，则失其情矣"。作者随之指出，对待情欲的这两种不同方式所导致的后果却有天壤之别，可以说，是具有"生"与"死"、"存"与"亡"的本质差别。

紧接着，文章充分论述了纵欲的危害性，强调奢侈生活将不利于人的身心健康。文中说："出则以车，入则以辇，务以自佚，命之曰招蹶之机；肥肉厚酒，务以自强，命之曰烂肠之食；靡曼皓齿，郑、卫之音，务以自乐，命之曰伐性之斧。三患者，贵富之所致也（《本生》）。"故此，作者得出这一结论：善养生者就应该学会对自身情欲予以合理控制。人们要想保持生命的健康与旺盛、心灵的安宁与清静，其关键在于能够做到不嗜欲，准确地说，能够不被欲望所诱惑和制约。换言之，"贵生"是处理一切事情（包括人的欲望）的基本立场和出发点；情欲的处理要将其与"贵生"这一基本原则相联系，唯其如此，才能做到有益于生命的保养。

姜守诚．《吕氏春秋》的养生观探析．锦州医学院学报，2003，1(1)：38～41.

《吕氏春秋》医学保健心理思想评述

《吕氏春秋》是战国末年对诸子百家学说的一次集大成和百科全书式的概括和总结，杂儒、道、法、墨、名、农、兵、阴阳、小说、尹文学派等各家之言，"备天地古今万物之事"，"于百家之道无不贯综"，其中蕴藏的医学保健心理思想十分丰富。它与大约为同时期稍后的中华医学经典《黄帝内经》和西方医学经典《希波克拉底文集》相比，有其价值极高的独到之处，很值得挖掘、分析、总结并古为今用。

一、贵生论

医学保健，首先是一个如何看待生命和人生的问题。贵生论是论述有关生命的理论，它阐述了对人生和生命的崇敬、尊贵的理念，提出了尊重、爱惜和保护生命的思想，正所谓："圣人深虑天下，莫贵于生。夫耳目鼻口，生之役也。耳虽欲声，目虽欲色，鼻虽欲芬香，口虽欲滋味，害于生则止。在四官者不欲，利于生者则弗为，由此观之，耳目鼻口，不得擅行，必有所制。此贵生之术也（《仲春纪第二·贵生》）。"生命产生于天地之间，是天地万物中最重要、最宝贵的东西。人体的各种器官都是为生命而服务的，有利于生命则为之，有害于生命则止之，这就是尊重生命的方法。热爱生命没有比尊重生命更重要的了。它进一步指出："今吾生之为我有，而利我亦大矣。论其贵贱，爵为天子，不足以比焉；论其轻重，富有天下，不可以易之；论其安危，一曙失之，终身不复得"（《孟春纪第一·重己》）。

生命之宝贵，就是贵为天子，也不值得同其相比，就是富有天下，也不可以用生命与之交换，生命一旦失去，就永不复得。珍视生命是人生中的第一要务，将生命的尊贵置于功名利禄富贵权力之上，至于治理国家怀拥天下，是在确保生命安康的前提下的业余爱好，闲暇消遣。

它还指出，从上至天子下到百官他们的基本职责就是来保全人的天性和生命的。这将尊生贵生与官僚施政相联系，与现代"以人为本"有异曲同工如出一辙之妙。这些论述在今天看来都不失为超前先进之思想："天子之动也，以全天为故者也。此官职所立也。立官者以全生也"（《孟春纪第一·本生》）。

它甚至还举了几个例子，寓理于事，来说明生命的价值远比权贵财富重要的道理。其中一个事例是这样的："鲁君闻颜阖得道之人也，使人以币先焉。颜阖守闾，鹿布之衣，而自饭牛。鲁君之使者至，颜阖自对之。使者曰：'此颜阖之家邪？'颜阖对曰：'此阖之家也。'使者致币，颜阖对曰：'恐听缪而遗使者罪，不若审之。'使者还反审之，复来求之，则不得已。故若颜阖者，非恶富贵也，由重生恶之也。世之人主，多以富贵骄得道之人，其不相知，其不悲哉（《仲春纪第二·贵生》）！"

尊重生命、热爱生命、珍惜生命是人生幸福生活的基础，是养生保健、颐养天年的前提，这一理念是随着人类文明的发展逐步得到认识的。在先秦时期社会的文明程度较低，蛮野未化，顽性低冥，生命普遍遭到轻视，尤其是上层统治者轻视生灵、草菅人命的情况比比皆是。《吕氏春秋》能够有贵生、尊生的思想，在当时系高瞻远瞩、超凡脱俗之真知灼见，弥足贵珍，实属难得。

二、全天论

所谓"全天"，意指保全人的天性或保全人的自然的本性，通过保全人的天性而达到身心健康进而致圣的境界。"全天"是在"贵生"的基础上自然推导出来的生命法则。人的天性或自然本性是长期以来大自然物竞天择、适者生存保留下来的与大自然相和谐一致的、代传辈承的那些特性行为和习惯。这些天性有益于、有助于人的生命的存在和发展，是生命生存和延续的天然保护伞。

保全人的天性是最重要的，人的天性保全了，就会神志平和，眼光明亮，听觉聪颖，嗅觉敏锐，口齿伶俐，全身三百六十道关节都灵活通畅了。像这样的人，用不着开口说话也能使人信服，不需谋划就能把事情办得妥当，不用思虑也会有所收获；他们的精神通天达宇；他们对于外界，像天地一样没有不接受的，没有不包容的；地位无论何等尊贵，也不骄横，无论何等卑贱，也不忧闷；这就是由保全天性而达到德性完美的人。由此可见，"全天"是在人性的更高层次上通达生命康健颐养的境界。

《吕氏春秋》借子华子的口说：全面地顺应天性是最好的，片面地顺应天性要差一些，死亡又要差一些，压抑生性最差了。所谓全面地顺应天性，是指人的各种生理要求都得到适当地满足与发展。片面地顺应天性，人的各种生理要求得不到适当满足与发展，这就是对人的生性的压抑。它进一步上升到道义的高度指出，人若不行道义，就是对生性的压迫，而人的生性受到压迫，得不到满足，还不如去死。这是将人的天性的满足与发展视为生命之要旨。它将保全人的天性，顺应自然，与达到人品德性的神圣境界相联系，既关乎身心健康，又涉及道德品行，论及高远且有深度。这是极其难得的宝贵思想。

当代人本主义心理学家马斯洛，曾为其发现有关人类疾病与健康的新观念而兴奋不已。他宣称：①每个人都有一种内在的本性，这一内在本性本质上是属于生物性的，并且在某种程度内是"自然的、内在固有的、天赋给予的"；②每个人的内在本性，一部分是自身所独有的，另一部分则是人类所共有的；③以科学的方法来研究这种内在本性，并且发现它的本质是可能的事；④内在的本性是好的或是中性的，所以更要实现它、鼓励它，而不应该压抑它，如果能允许内在本性来引导我们的生

◎ 第一卷 先秦两汉篇

161

活，那么我们就会变得健康、成功，并因而幸福；⑤一个人的这种基本核心一旦遭到否定或被压抑，他就会生病；⑥这种内在本性虽然柔弱，但在正常人身上却难以消失，甚至在病人身上也不会消失。即使遭受否定，它也会隐在暗处，永远坚持着要求实现。马斯洛最后宣称，越是熟悉人类的自然倾向，便越能够从容地告诉人们如何为善、如何获取幸福、如何才能有效益、如何尊重自我、如何去爱、如何实现自己最大的潜力。这对于控制和改善生命，以及在成为更完美的人方面，可以提供更多的可能性。

马斯洛的人性观与《吕氏春秋》中的全天论是何等的相似。"天性"也即人的"内在本性"，"全天"之人最终即成为"自我实现"之人。从马斯洛的一些著作中可知，马斯洛是熟悉中国古代文化及其思想的。可以肯定的是马斯洛的人性观确实是受到了中国古代道家思想"无为而治、顺其自然"的影响。马斯洛是否看到过《吕氏春秋》并受其影响不得而知，但是《吕氏春秋》早在马斯洛之前两千多年就已论述到了人的"本性"问题并达到了一定的思想高度却是事实。

三、养生论

可以说，修身养性的思想是中国古代文化中的一个重要组成部分。在先秦时期，孔子、老子、庄子、荀子、孟子等诸多先贤都对修身养性有所论述，但他们更多的是从人生发展与道德修养方面来加以论述，而《吕氏春秋》则是从医学心理与生命保健的角度进行论述，见解独到，道理深刻。

人本应该是长寿的，但是由于各种物欲影响了生命，所以不能长寿。外物是用来供养生命的，不是用生命来供养它的。如今之人，受到迷惑大多是用消损生命来求取外物，而不知孰轻孰重。关于人的寿命，长期以来一直是一个谜。现代生命科学和基因科学研究预测，人应该活到150岁或者更长。现在大多数人之所以活不到生命寿终，是由于疾病、劳累、不良生活习惯、过度生命支出等因素所造成的。《吕氏春秋》对这一点早有预言和描述，不可不说是先见之明。"人与天地也同，万物之形虽异，其情一体也。故古之治身与天下者，必法天地也。尊酌者众则速尽。万物之酌大贵之生者众矣，故大贵之生常速尽。非徒万物酌之也，又损其生以资天下之人，而终不自知。功虽成乎外，而生亏乎内。耳不可以听，目不可以视，口不可以食，胸中大扰，妄言想见，临死之上，颠倒惊惧，不知所为，用心如此，岂不悲哉”（《仲春纪第二·情欲》）。自古以来，只有爱惜生命，注重养生，保护精力，法乎天地的人，才得以长寿，因此，也就能够更长久地享受人生的各种快乐。而那些不懂得养生，只知道损耗生命以逐名求利之人，表面上看来功成名就，但内在生命却受到了亏损，以致耳不能听，眼不能看，嘴不能食，内心扰乱，神魂颠倒，不懂得保养自己以致心力耗费到这种地步，难到不可悲吗？在谈到了养生的重要性之后，它进一步论述了养生长寿之道。

人没有不想长生不老的，但是他们每天都在违背自己的天性生活着。凡是生命的成长，要顺应着它；人们为了满足欲望而置生命于不顾，所以圣人必定是先节制欲望。此所谓养生莫善于寡欲。

人天生便有贪欲，便有情欲的激动，这就存在对情欲的节制问题。遵循重视生命的原则而行动，就能恰当地控制自己的情欲；不遵循重视生命的原则而行动，就不能很好地控制自己的情欲。这一点成为关乎生死存亡的根本。它对遵循生命的基本规律并控制人的情欲这一点看得十分重要，且成为关乎生命存亡的基本原则，这是符合现代医学观念的。

在生活起居、衣食住行的养生保健方面，它论述得就更加具体了，包括对居室的要求，对饮食、穿衣、娱乐等都提出了要适度、节制、平衡的养生原则。这样做并非是为了节俭或避免浪费，它最主要的目的是为了养生的需要。

在中国古代的医学保健心理思想中，特别强调环境、气候、四季、时运、情绪等因素对人体健康的影响，正所谓“百病之始生也，皆生于风雨寒暑，阴阳喜怒，饮食居处，大惊卒恐”，“圣人之治病也，必知天地阴阳，四时经纪”。这在《吕氏春秋》中得到了充分的体现。正如上述这一段文字在衣食住行及娱乐方面，都从养生的角度提出了具体、可操作性的要求。

圣人之所以能够长寿，是因为他们能明察阴阳的协调，辨万物的利害，以有利于生命，使精神能够安逸于形体之内。另外，还要除去那些对生命有害的因素，包括饮食中的过甜、过酸、过苦、过辣、过咸的东西，心理上过度的高兴、愤怒、忧愁、恐惧、悲哀等过激的精神因素，以及环境中的太冷、太热、太燥、太湿、大风、大雨、大雾等恶劣状况。这些都是在心理和生理上对人体有害，影响养生长寿的因素。

163

在饮食方面，它指出：饮食的味道不可太过于强烈刺激，这是致病的根源。吃饭要定时，既不要挨饿，也不能过饱。吃饭的时候，要小口下咽，如同品尝甘甜美味一般，调节好心态，端正仪容，用饱满和愉快的精神状态伴随整个饮食的过程。

对于欣赏音乐，应该禁戒过分的繁杂和强烈；对于色彩，应该禁戒过分的华丽和刺激；对于衣着，应该禁戒过度的讲究；对于使用的香料，应该禁戒过度的浓重；对于食物的味道，应该禁戒过度的强烈和厚重；对于居室，应该禁戒过分豪华铺张。在此基础上，它进一步从衣食住行及生理和心理上提出了养生保健的五种方法："养有五道：修宫室，安床第，节饮食，养体之道也。树五色，施五采，列文章，养目之道也。正六律，和五声，杂八音，养耳之道也。熟五谷，烹六畜，和煎调，养口之道也。和颜色，说言语，敬进退，养志之道也。此五者，代进而厚用之，可谓善养矣（《孝行览第二·孝行》）。"

养生长寿，重在了解客观事物和生命的根本规律并遵循它，阴阳协调，平衡适宜，中庸平和，出入有度，这样怎么会不长寿呢？

四、情志相胜论

所谓情志相胜，是指中医依据五行相克理论表述的情绪之间相互制约关系的一种心理治疗方法（又称以情胜情法或五志相胜法），即运用一种情志纠正治疗另一种相对应的失常情志。脏腑情志论与五行相克论是情志相胜论的理论基础。《吕氏春秋》中记载的文挚以"怒胜思"的方法治愈齐王的病例，被认为是中国古代情志相胜心理疗法的最早记录。该病例描述了宋国医生文挚冒死以情志相胜法激怒齐王以治愈其毒疮的过程。"齐王疾痏，使人之宋迎文挚。文挚至，视王之疾，谓太子曰：'王之疾必可已也。虽然，王之疾已，则必杀挚也。'太子曰：'何故？'文挚对曰：'非怒王则疾不可治，怒王则挚必死。'太子顿首强请曰：'苟已王之疾，臣与臣母以死争之于王，王必幸臣与臣之母，愿先生之勿患也。'文挚曰：'诺。请以死为王。'与太子期，而将往不当者三，齐王固已怒矣。文挚至，不解屦登床，履王衣，问王之疾，王怒而不与言。文挚因出辞以重怒王，王叱而起，疾乃遂已。王大怒不说，将生烹挚。太子与王后急争之而不能得，果以鼎生烹文挚。爨之三日三夜，颜色不变。文挚曰：'诚欲杀我，则胡不覆之，以绝阴阳之气。'王使覆之，文挚乃死。

夫忠于治世易，忠于浊世难。文挚非不知活王之疾而身获死也，为太子行难以成其义也"（《仲冬纪第十一·至忠》）。

《吕氏春秋》成书之时，有关情志相胜心理治疗尚未形成系统的理论，而成书晚于《吕氏春秋》之后战国时期的《黄帝内经·素问·举痛论》则阐述了七情致病的思想及情志相胜的生理依据："百病生于气也。怒则气上，喜则气缓，悲则气消，恐则气下，惊则气乱，思则气结。"在《黄帝内经·素问·阴阳应象大论》则首次论述了情志相胜心理治疗理论的基本原理："怒伤肝，悲胜怒；喜伤心，恐胜喜；思伤脾，怒胜思；忧伤肺，喜胜忧；恐伤肾，思胜恐。"情志相胜论是最具有中华文化特点和符合中国人心理特点的心理治疗理论与方法。《吕氏春秋》记载的作为情志相胜心理治疗最早、最典型的病例，虽未形成系统思想，但作为滥觞无疑对稍后的《黄帝内经》及后来的中医有关情志相胜心理治疗理论的形成产生了重要影响。

综上所述，《吕氏春秋》中有关医学保健心理思想的内容十分丰富，博大精深，既有高瞻远瞩的立论于今天称之为生命科学、哲学的宏观论述，也有更接近于心理学、医学、保健科学的具体观念阐释和实用操作技术。虽然从严格的意义上讲，它们还只能被称之为心理思想，但是其思想所涉及深度和广度，在今天看来仍不能不为之赞叹且有望尘莫及之感。关于《吕氏春秋》中的医学保健心理思想，笔者认为有三点须加以指出：

（1）《吕氏春秋》作为一本非医学类专著，与成书稍晚于它的医学类专著《黄帝内经》相比有其突出的特点。虽然《黄帝内经》有关医学心理思想的论述更加精深、广博，但《吕氏春秋》中有关养生保健心理思想的论述有其独到精专之处，是《黄帝内经》所不具有的，它与《黄帝内经》互为补充，相得益彰，共同丰富了中华传统医学保健心理思想。此外，《吕氏春秋》与成书大约为同一时代的被誉为西方医学鼻祖的古希腊希波克拉底的《希波克拉底文集》相比，在论述有关保健心理思想方面更是远远超过后者，因此，《吕氏春秋》关于医学保健心理思想的论述其价值和意义足见一斑，不可小觑。

（2）《吕氏春秋》中有关医学保健心理的思想已相当详备完善，自成系统。从有关生命的基本理念"贵生论"，到遵循自然规律、顺天法地的"全天论"，再到颐养身体、乐命延寿的"养生论"，可谓有理论有实践，从虚务到实作无一不备，体系严密而又科学，这是极其难能可贵的。

（3）《吕氏春秋》中有关人性和医学保健心理的思想已经达到了极高的水准。这部成书于两千年前的著作其观点在现代西方人本主义心理学中有它的身影或与之不谋而合之处，而今天之医学保健心理学其核心观点直接是它的继承、翻版和延伸。由此，不难断定《吕氏春秋》的超凡价值。

孙庆民.《吕氏春秋》医学保健心理思想评述. 心理学探新，2006，26（2）：26～30.

战国秦汉养生思想体系研究

人的生存问题在整个自然界中是独一无二的，人必须去寻求生存矛盾的更好解决方法，寻求与自然、他人与自身相统一的更高形式。正是这种生命智慧成了人的一切精神力量的源泉，构成了人类精神发展的核心主题，诚如文化人类学所论，不同文化的差异根源正在于生命智慧的差异。"生，人之始也；亡，人之终也"（《荀子·礼论》），对生与死基本意义的理解而构成的生命智慧正是确立文化价值的基础。

一、养生思想体系的理论渊源——"天、地、人"一体生命观

人类的养生行为及其观念源远流长，它反映了重视物质生命的观念，根源于人类维护生命的本能。远古时期，先民在与自然环境斗争的过程中，将维护自身的生命作为第一需要，因此形成了养生、卫生、益生的观念。在这些观念引导下，先民不断改善生存环境，寻求更加合理的生活方式，其中最有历史意义的是取火、饮酒、导引养生。班固《白虎通义·号》云："钻木取火，教民熟食，养人利性，避臭去毒，谓之燧人氏。"班固注意了取火方法的发现对养生的作用及对先民养生观念的促进。同样，酒发明的基本观念也与养生功能有关，《诗经·豳风·七月》有"饮彼春酒，以介眉寿"，认为酒有延年益寿的功能。后世的《孝经》规定身体羸弱或有病者居丧期间可以饮酒，饮酒成为生命主题的重要意象。

原始先民的养生观念是基于生活积累，以及对抗死亡、复活生命的

认识，但建立在成熟的生命哲学之上的养生学体系，却是在战国秦汉时期出现的，它体现了由物质性养生、卫生、益生向精神性思辨理论发展，即在"天、地、人"一体共生互参生命观下确立了养生原则，寻找生命活动的内在结构即精、气、神的关系，探寻生命活动的外在结构即阴阳五行的变化关系在生命活动中的体现。

"天、地、人"一体生命观首先确立了人在天地之中的位置，即在客观上把天地万物和人类社会看成是一个总的体系，这个体系以人类为本位，在理论上体现为尊生、重生。1973 年长沙马土堆汉墓出土《十问》简牍记载尧与舜的一段对话："尧问于舜曰：天下孰最贵？舜曰：生最贵。"舜明确肯定生命是普天之下万事万物中最宝贵最有价值的东西。考诸先秦秦汉文献，我认为尧与舜的这段对话体现了战国秦汉时期已成熟的尊重生命、人命至上的观念，而且这种观念并不是哪一家哪一派的思想。诸如反映儒家哲学的《易传》在描绘宇宙创生的图景基础上，强调"天地之大德曰生"，生命是天地之本性，也是天地之大德，特别是人的生命，"天地之性，人为最"，"天覆地载，莫贵于人"。战国秦汉道家学派的庄子学派、黄老学派进一步发挥老子"名与身孰轻，身与货孰多"的重生思想，庄子学派将生命看得高于一切，"天下至重也，而不以害其生；天下大器也，而不以易生"（《庄子·让王》）。庄子学派谴责那些"丧于己物，失性于俗者"，为"倒置之民"（《庄子·膳性》），并进一步议论道："今世俗君子，多危身弃生以殉物，岂不悲哉？"庄子学派的贵己贵生思想对后世产生了深远影响，近人吕思勉（《先秦学术概论》）认为它是儒家修身、齐家、治国、平天下的思想补充，有一定的道理。

战国末期的《吕氏春秋·贵生》进一步继承稷下黄老之学的思想，贵生与治国相通，认为"圣人深虑天下，莫贵于生"，并借道家人物子华子"全生为上，亏生次之，死次之，迫生为下"的话发挥说："所谓尊生者，全生之谓。所谓全生者，六欲皆得其宜也。"《吕氏春秋》把"六欲皆得其宜"视为"全生"，意味着主张合理的情欲来保养自然的生命形体。《吕氏春秋》中有《本生》《重己》《贵生》《先己》诸篇，都论述了重生、重己的道理，甚至认为生命比权位更重要，只有把生命放在第一位的人才可能治理天下，这是因为"凡事之本，必先治身"（《先己篇》），"唯通乎性命之情，而仁义之术自行矣"（《有度篇》）。在《吕氏春秋》作者看来，道的真谛，首先是保持身体，其次才是治理国家和天下。

　　汉代贵生思想又有新的发展。董仲舒《春秋繁露·天地阴阳》认为"惟人独能偶天地","人之超然万物之上,而为天下贵"。在此基础上,他把人分为形与心(神),形为物质性,心(神)为精神性;形与心的关系,心比形重要。但是,体(形,利之养)不得利不能安,心(义之所在)不能缺少利之养的形体。汉代刘安《淮南子》从总结汉代黄老政治实践的角度阐释了贵生思想。"明于死生之分,达于利害之变","反其性命之宗",得"其性命之情",从而达到"全身保真"。《淮南子》认为身之所以重要,是因为"身者,道之所托也,身得则道得",也就是说人的本质与道是相统一的。

　　其次,战国秦汉"天、地、人"宇宙自然一体生命观在理论阐释框架上,各家各派确立了"天、地、人"相关联的框架,借助于"天、地、人"框架阐释人与天地相参、人类与整个自然天体的运行具有辩证的普遍联系的规律性。这体现为两个方面,一是把人体与自然视为一个整体,具有发生学上的同一性,遵行共同的运行规律。《黄帝内经》所谓"人以天地之气生,四时之法成",应该注重"提携天地,把握阴阳","与万物沉浮生长之门"。二是认为人体与宇宙自然是同构的,不仅人的身体构造器官与宇宙结构相应,而且通过阴阳五行八卦等符号系统,将天人的结构巧妙地组合在一个同构体系中。具体地讲,战国秦汉时期把人的生命活动分为内在结构和外在结构把握。内在结构即是由《管子》《黄帝内经》《淮南子》等发展出的精、气、神的生命哲学;外在结构则是把阴阳五行,四时六合的宇宙生命与人的生命体有了外在对应物。

　　"天、地、人"作为一组关联词语,战国各派广泛使用。考诸史籍,日本学者池因知久教授在研究儒家"三才说"的起源时,曾将其起源追溯到战国时期的兵家,实际上春秋时期老子哲学和范蠡思想已有"天、地、人"相关联的用法。《老子》二十五章有"故道大、天大、地大、人亦大。域中有四大,而人居其一焉。人法地,地法天,天法道,道法自然"。从本体论说,道是天地万物实存性的本体,即天地万物生化的源泉。落实在四大之一的人类社会上,道即是德,同时又是天地万物生化的规律。由此可知,"天、地、人"是普遍联系为一体的。范蠡是春秋末期的传奇人物,越王勾践的大夫。《国语·越语下》记载范蠡助越王灭吴事迹,其主导思想即"持盈者与天,定倾者与人,节事者与地"。这种思想,到战国秦汉时影响到了黄老之学。诚如胡家聪先生《道家黄老学的

"天、地、人"一体观》所论：《黄老帛书》中的《十六经》作者必读过《越语下》原篇，有意吸收了范蠡"天、地、人"思想，而且作了进一步表述："天者不以侥幸治国，治国固有前道，上知天时，下知地利，中知人事。"

"天、地、人"一体共生互参的生命观及其表述，从战国时起在各家各派学说中渗透。儒家孟、荀都曾在齐国游学、讲学，其思想与稷下道家思想相通颇多，如孟子名言"天时不如地利，地利不如人和"（《孟子·公孙丑下》）。郭沫若先生《稷下黄老学派的批判》一文认为，孟子显然揣摩了管子《心术》《内业》《白心》诸篇。荀子在说明"天人之分"时，举出"天有其时，地有其财，人有其治"作为论据，认为只要顺应天时，合理利用土地、财富，国民组织完善，即可达到"与天地相参"的境地。这与同期黄老之学"王天下之道，有天焉、有人焉、有地焉，三者参用之"的思想吻合一致。

战国后期儒家哲学《易传》"天、地、人"一体构架更明显，它提出三才之道，作为万事万物的根源性的存在。《易传·说卦传》论述圣人作易，"将以顺性命之理，是以立天之道……立地之道……立人之道"。在这里，"三才之道"已经具有某种整体的构造性了，它在汉儒的天的哲学及系统建设中具有十分重要的意义，董仲舒就是在此基础上构建了"天人合一"的大生命观，"惟人独能偶天地"，把人身从精神到肉体的一切描述成一个天地，认为生命来自于自然，并且生存于天地自然之间。

"天、地、人"一体的理论框架在阴阳五行相生学说中的渗透，如《管子》书中的《四时》《五行》，一般认为是阴阳家学说。《四时》在"道生天地，德出贤人"基础上，强调"务时而寄政"，形成四时配五行的"天、地、人"一体世界图式。《管子》的《四时》等篇中的阴阳五行思想，经《吕氏春秋·十二纪》进一步展开阴阳家"天、地、人"的体系，构成内涵更丰富的世界图式。

"天、地、人"宇宙一体思想在战国道家黄老之学中更具有本体论的意义，它的特点是将天地自然与人类个体在运动状态上的某些类似特征同一化，赋予物质的天地宇宙以生命的性质，甚至直接把它看做是与人类生命体相对应的大生命体。不仅如此，道家黄老之学进一步认为，"与天同序"，天地大生命与小生命相通，所以小生命能够通过与大生命相融汇、相交往而取得特殊的功能，甚至具有天地大生命的永恒性。这是

《黄老帛书》《管子》《黄帝内经》《吕氏春秋》《淮南子》诸书中贯穿的一条主导脉络。诸如《黄老帛书·经法》所载"王天下之道，有天焉，有人焉，有地焉，三者参用之"，即把握"天、地、人"一体的规律性。这在帛书《经法·四度》中更加明确，所谓"极而反，盛而衰，天地之道也，人之理也。逆顺同道而异理，审知逆顺是谓道纪"。这里强调认知并把握自然天地的规律性，举事自然会成功，"顺天者有其功"，否则，"逆天者怀其凶"。

《黄帝内经》吸取了道家"人法自然"和阴阳家物类相成的思想，认为天地万物与人都是由阴阳之气所构成的。《素问·四气调神大论》认为阴阳二气是天地万物的本原，"四时阴阳者，万物之根本也"，"阴阳者，天地之道，万物之纲纪，变化之父母，生杀之始、神明之府也"，所以阴阳之气构成的万物是一体的，它们彼此之间有互为相成的关系。故《素问·气交变大论》说："善言天者，必应于人，善言应者，因天地之化，善言化言变者，通神明之理。"天人互相感应，古今一理相通。但天人怎样互相感应？《黄帝内经》认为，人的形体、外观、情感意志与天地等自然现象相互对应。

《吕氏春秋》的编撰思想是"法天地"，所谓"上揆之天，下验之地，中审知人"。司马迁《史记·吕不韦列传》也论及《吕氏春秋》具有"天、地、人"一体思想，司马迁认为吕不韦集门客"集论以为《八览》《六论》《十二纪》，二十余万言，以为备天地万物古今之事"。

《淮南子》继承黄老思想，把人作为万物之一物来看待，即"吾处于天下也，亦为一物矣"，将人消融到自然性之中。但是《淮南子》在论述"天、地、人"一体生命时，又有新的看法，如《精神训》说："夫精神者所受于天也，而形体者所禀于地也。"总之，"天、地、人"宇宙自然生命一体观的阐释模式，在战国秦汉时期已成为诸子各派阐释人与天地相参宇宙生命一体观的基本框架。两汉以后，这种思想源远流长，深入人心，以致形成一种思维模式，在民族文化发展中起着重要作用。而这种生命观之所以形成和确立，则有中国文化的独特背景因素。

概括言之，这种大生命观有历史文化渊源，首先来自于先民把握世界的方式，以及由此产生的生命观念。先民把握世界的方式，诚如法国人类学家布留尔《原始思维》、英国人类学家弗雷泽《金枝》所论：原始人从浑浩博大自然界的种种生命现象中得到滋养，并将自然运行引入到对人类生命的理解之中，从而形成一种共生关系，认为人的生命不是在自身而是在实物上寻求根源，自然节律是远比人类生命节律更加普遍而深沉的伟大节律，它仿佛是一种宇宙脉搏，人类自我生命意识认同于此，生命的来源与生命的表现一致。《山海经·大荒南经》记载了中国先民的这种观念"有羽民之国，其民皆毛羽；有卵民之国，其民皆生卵"，典型地反映了对生命的直接认识源自外在事物。中国上古包牺氏"仰则观象于天，俯则观法于地"，同样反映了先民将人的生命与自然生命相协调，将两种生命节律融合为一的倾向。

进入文明社会之后，这种生命观不仅没有消失，而且通过已形成的三种文化形式得以强化和巩固。首先是礼的盛行。礼从时间和性质上讲，在中国古代发生学上占优先的始源地位，似乎已成定论。礼作为华夏民族一种统合万有的文化形式早于其他文化形式。从词源学讲，原始礼始终寓于"器"之中，《说文》曰："礼履也，所以事神致福，从示从丰。"段玉裁注："丰者行礼之器。"礼是贯通天地的一项手段或法器，因而礼是道器合一地赋予创造万物的宇宙本体意义。《荀子·礼论》说，"礼有三本，经天地，生之本；先祖者，类之本；君师者，治之本"，礼兼天道、人道双重属性。因此，礼开启了中国古代"天、地、人"一体的文化传统。其次是汉字系统的形成和广泛使用，强化了"象"式把握世界的框架和方法。众所周知，甲骨文、铭文是一种以象形性为根基的象系统表达方式，它根源于取象。汉字确立以后，作为思维载体、汉字思维把握世界的方式，容易与具体事物联系起来。第三是《周易》所开创的取象方法，即所谓"仰则观象于天，俯则观法于地，观鸟兽之文与地之宜，近取诸身，远取诸物"。周易取象方法乃是融合天文、地理、人类之"象"。进入文明时代之后，由礼、汉字创造到周易所形成的精神世界，皆以"象"为基因，"象"成为中国文化的基因。这就是中国文化。尽管后来多有变化，但始终存在物我一体、天人一理的思维框架，只是自觉或不自觉而已。根源于这种文化基因的存在，夏商时期以"绝地天通"、"神人以和"的文化面目出现，周朝以德配天的天命观出现。尽管西周末年出现"怨天，忧人"的现象，甚至春秋时期子产有"天道远，人道迩"之说，人为神之主，似乎重视人类自身，但基本构架始终没有突破，不像西方文化中的"哲学突破"或轴心时代。直到春秋战国时期，天命观仍是诸子百家的基础。孔子认为，天既是有意志的，也是自然的，天命通过民心、人事体现，礼是天命在社会生活中的具体体现。因此，孔子开创的儒学以天命观为基点，在探讨生命时，对生命本身的认识也有自然的特点。孔子之后，思孟学派、荀子等吸取了道家某些因素，初步建立了儒家生命哲学。《中庸》说："天命之谓性，率性之谓道。"孟子进一步发展为"尽心知性，修身立命"的天人合一思想，所谓"存其心，养其性，所以事天"。荀子更言"天地者，生之本"。道家在理解周人天命论时，进一步发展了道法自然的思想，由此构成道家的宇宙生命观。总之，以儒道为代表的诸子学，在战国以后发展了世俗理性，倾向于人与自然的同构，最终确立了"天、地、人"一体生命观。

二、人与天合的养生原则

"天、地、人"一体生命观认为人与天地宇宙自然有着深刻的统一性，构成不可分割的整体。所以人的道德、养生以及其他社会生活都应与天地相应相通，养生要义就在于把复杂的自然现象同人体的生理现象结合起来，人的生理调节要适应自然变化。怎样才能做到呢？这就要求养生理论由十分玄奥的理论转向可操作性的具体的养生术。《吕氏春秋·贵生》所论贵生术，代表了战国秦汉养生思想发展的重要趋势。只要人掌握自然法则，按照天地四时不同的变化规律，制定出一套养生方法："上配天以养头，下象地以养足，中傍人事以养五藏"（《素问·阴阳应象大论》）。大体言之，该时期的养生方法大体包括两个方面：与天同序、与天同德的养生原则。

与天同序认为人与天地受同一法则支配，即天地万物包括人皆由气所构成，如《庄子》所云："通天下一气耳。"《素问·宝命全形论》讲："天地合气，别为九野，分为四时。"万物的产生都以气为始基。"气始而生化，所散而有形，气布而藩育，气终而象变，其致一也。"气的运动变化决定了万物的生化，由此人和天地之间就不可能有根本性的界限。

与天同序还包括天人一理的思想，人与天共同遵守的根本规律是阴阳、五行。《素问》认为，阴阳二气是万物的本原"夫四时阴阳者，万物之根本也"，阴阳二气相互作用的规律也是天地万物的规律。所以宇宙间的一切现象都可以用阴阳来概括和说明。阴阳者，万物之本始也。战国秦汉时期五行思想对养生行为也起着具体的指导作用，形成了一个以四时五行为框架，包括人体和自然环境各类要素在内的五行大系统。

与天同序的原则在养生和治病中又是怎样具体运用的呢？

首先，"应乎天而时行"，建立时间养生学。养生与时间因素相适应，根据阴阳时节的变化，因时而调；起居、劳作、意志、调养和各种社会行为，都应按春夏秋冬不同节令特点，做相应安排。《素问·四气调神大论》中有根据春夏秋冬四时阴阳消长规律制定的四气调神法诀，春为"养生"，夏为"养长"，秋为"养收"，冬为"养藏"。如果逆天地四时阴阳之时变养生，其后果"逆春气，则少阳不生，肝气内变。逆夏气，则太阳不长，心气内洞。逆秋气，则太阳不收，肺气焦满。逆冬气，则少阴不藏，肾气独沉"。易言之，"四时阴阳，万物之根本，所以圣人春夏养阳，秋冬养阴，以从其根，故与万物沉浮于生长之门"。在四时养生基础上，《黄帝内经》详细描述了真人、至人、圣人、贤人各种不同把握阴阳、遵循时节的养生方法，以供人们揣摩效仿。

以阴阳四时为规律的养生实践，在长沙马王堆竹简《十问》《养生方》中都有记载。《养生方》记载何时练吐纳之术，效果最佳。《十问》第一问讲养生，一定要通晓天地间万物生长变化的规律，如果违背阴阳变化的规律就不能生存繁衍，而遵循它就能兴旺荣发。

其次，把阴阳平衡作为身体最理想和最健康的状态。《素问·至真要大论》说："察阴阳所在而调之，以平为期。"阴阳匀平，人气旺盛，极少有病。否则，"阴不胜其阳"，血流就会急返，人在精神上显得急躁；而"阳不胜其阴"，就会五脏不和，九窍不通。

再次，建立象数模型，以求与天相合的重要方法。《易传》认为八卦六十四卦之卦爻象数对客观世界有"拟""象""配""准"的关系。它摹拟了天地万物，与客观世界有相似性，故通过它能够窥到世界变化的规律。《系辞上》云"以通神明之德，以类万物之情"，"引而申之，触类而长之，天下之能事毕矣"。因此，养生实践利用易之卦象，作为研讨人体不同阶段阴阳消长的状况。之所以这样做，易学和养生学认为，"人是一个小宇宙"，如《说卦传》"乾为道，坤为腹，震为足，巽为服，坎为耳，离为目，艮为手，兑为口"，表明人与天地相应，所以《周易》六十四卦，在模拟天地时，自然能说明人体。

最后，战国秦汉盛行养生术，其中养气最流行。如董仲舒《春秋繁露·循天之道》专门论养生问题。他说："养生之大者，乃在爱气。气从神而成，神从意而出。心之所之为意，意劳者神扰，神扰者气少，气少

173

者难久矣。"这里有老庄爱精养气的方法。他又强调儒家中和对养生的意义，"和者天之功也，举天地之道善于和。故物生皆贵气而迎养之"。秦汉与养气相关的方术有导引、吐纳、行气，以及食气辟谷方法。此外，房中术已成为延年方术的一种，长沙马王堆出土竹简、帛书有《十问》《养生方》《杂疗方》《合阴阳》《天下至道谈》，充分证明了房中术的盛行。

与天同序的养生原则还有形神问题，即精神和肉体的关系问题在养生文化中的地位。战国秦汉时期形神观大体建立在对人的肉体的客观性和价值意义的肯定之上。庄子主张以静养神，反对以动养形，这样，势必论证形与神的关系，由此他提出"形为神会"的观点，"正汝形，一汝视，天和将至；摄汝知，一汝度，神将来舍"（《庄子·知北游》）。由"形为神舍"观点得出"汝神将守形，形乃长生"的养生主张。较之庄子，荀子明确提出"形具而神生"（《荀子·天论》），认为人的身、目、鼻、口、形（身）是与生俱来的感觉器官，是为"天官"，与其相应的"天心"是"心有征知"。在荀子看来，一方面，"形具而神生，好恶、喜怒、哀乐藏焉"，另一方面，"心者，形之君也，神明之主也"（《荀子·解蔽》）。在这样的认识基础上，荀子提出"合气养生之术"。

战国秦汉之际，从养生出发探讨形神问题影响最大的无疑首推《黄帝内经》。认为"形"是可见可感知的实在人体，神则是可悟不可见的精神意识；由于形体精气的存在，才使人具有独特的精神现象，人的精神直接依赖其物质肉体的存在；为了养神，就要首先养形，在养形的基础上神形合养合炼。在这样一种神形观指导下，中国传统养生文化才不至于朝着庄子养生思想之路走向纯粹的"养神"、"养心"，失去养生的根基和本质。西汉《淮南子》基本沿着形神相合之路发展，即所谓"身者道之所托也"。《精神训》篇指出"精神受之于天；形体禀于地"，因此，人的养生要阴阳相协，天地相和，精神与形体密不可分。太史公司马谈《六家指要》明确指出"形神离则死"的论点。而所谓形神不离，在养生实践中就要从身、心两方面着手，排除一切以养神、养心取代养身、养形的说法，将养生思想建立在唯物倾向的认识基础上。

与天同德的原则，《易传·文言传》概述为"与天地合其德，与日月合其明，与四时合序，与鬼神合其吉凶"。按《易传》所论，人的品德、意志和实践，必须在遵从天地之道，与天运相合的基础上，充分发挥人类赞天地、成就天地化育万物的功能，才有可能达于理想之境。与天同德的养生原则认为养德重于养体。《易传》强调唯有品德高尚才能将养生引入正道。在这种养生思想中，养生并不是纯属个人的行为，更不是仅从医学生理学的角度理解其意义，而首先是履行一种道德的责任。儒家从理论生命价值观出发，惜身是尽孝道，健康的身形是施仁义、尽忠报国、传宗接代的保证。道家黄老学认为，身体为天地所养，所以养生是法自然、合天德的体现，同时也是为了过高尚的生活。那么什么才是完善的养生，才是合于天德的养生正道？《易传·象传·颐》认为考察养生，最重要的是看其养生之道是否正确（观其所养），"自求口实，观其自养也。天地养万物，圣人养贤以及万民，颐之时，大矣哉"！可见，养己、养人、养物三者结合起来，就是养生、修德和治世的统一，这才是合于天德的养生正道。

从与天同德的养生角度看，道德情操高尚有利于健康。《大学》说："富润屋，德润身，心广体胖"，高尚的道德会使心胸坦荡平和，有益健康延年。《易传·文言传》说，君子心怀中庸之德，则必形体四肢气血充通，前途事业发达，且长寿，故"美之至也"。

与天同德的养生原则要做到"上下与天地同流"，突出养生者"自得"的至高精神境界。所谓"自得"正是《淮南子·原道训》所说"自得者，全其身者也；全其身，则与道为一"！"自得"即充分体悟天人本性相通，相得相有，相互实现，领会到"万物皆备于我"，"天地与我并生，万物与我为一"，自然会产生拥有天下为己有的快乐和满足，人生则达于至高至实至美之境。

以上从养生思想和养生理论角度论述了战国秦汉养生体系的形成。随着这个体系的形成，它作为中国养生文化发展必不可少的前提，具有四个特点。

一是将养生活动置于大的系统环境中去考虑和认识，从而构成了养生思想中的人天观、精气神论、人体观。

二是形成了独特的动静、形神观，特别是以静养生，以静养神观，在中国养生文化中留下了深刻的印记，这与西方养生学形成很大的差异。根据福柯《性史》第二卷养生法，可知欧洲希腊罗马的一般养生法是一种"自然的准则"，是"完整的生活艺术"，养生法顾及所有的时间和人所有的活动，它大体包括"运动、食物、饮料、睡眠以及性关系"。这种养生法，侧重运动、理性原则，"身体的养生法应符合普遍存在的美学的原则"。

三是养生思想广泛运用了阴阳、五行、八卦理论，并将养生理论架构建立在其上，形成奇特的养生理论模式和阐释系统。

四是养生思想与政治文化思想的沟通，这是其他民族养生思想所鲜见的。孟子提出，"使民养生丧死无憾，王道之始也"，体现了重生政治的特点。汉初陆贾、贾谊提出统治的最高目的就是要体现天地生养之德。董仲舒《春秋繁露·王道通三》讲"天覆育万物，既化而生之，有养而成之"。战国秦汉思想家还认为强国与治身在原理上是相通的，所谓"身定、国安、天下治"，养生与治世相通。《韩诗外传》卷三解释"遵养时晦"之义，明确讲"能制天下必能养其民，能养民者为自养"，作者认为，君主采取合理养生方式，任情性之安适，其行为可以为天下万民取法，使社会风俗变得深厚和易。董仲舒《春秋繁露·通国身》以他常用的类比、类合的方法阐述了养生与治国的共通性。《淮南子·泰族训》提出养性政治观，认为满足生活欲望，才能治理天下，即所谓"因其性则天下听从"，"有其性，无其养，不能遵道"。

邹登顺．战国秦汉养生思想体系研究．重庆师院学报哲社版，2000（3）：12～20.

简论中国传统保健哲学

一、前言

中国传统保健哲学与植根于18世纪以来形成的解剖、生理、运动学为基础的现代体育的科学理论大异其趣。现代生理学尽管已经发展到细胞分子水平，但其传统思维模式所能提供的理论武器，已远不能对诸如气功、瑜伽等生命现象作出合理而满意的解释。中国对生命现象的传统认识方式，依据不同于现代教科书上的独特理论模式，为世界，特别是西方科学家研究人类生命现象提供了一种新的认知途径与认知模式。20世纪以来，伴随着工业化与后工业化社会的发展，人类的健康面临日益恶化的生态环境的严峻挑战，人们对健康的认识和健康的标准也产生了新的理解与新的要求，20世纪初建立在生理学、运动学基础上形成的健康理论已不能涵盖或满足现代健康意识的理论需求。中国传统保健哲学是在长期实践经验基础上提炼出来的基本理论，经受了时间与实践的考验。它的生命观、健康机理、保健思想、锻炼原则对解释和解决现代人类身心疾病有着独到的见解，对构建21世纪的健康理论，将提供一个新的思路和新的理论构架。

过去，我们在认识和阐释中国保健、健身理论时总是依据18世纪以来形成的解剖、生理、运动学为基础的体育科学理论的认知思路，用其理论模式简单地比附、类推来解释中国传统体育的运动保健、健身理论。这不仅收效甚微，而且还闹了不少牵强附会的笑话。任何理论体系都有自己的思维模式与理论构架，只有循着其认知方式，才能真正认识和理解其理论体系。本文依据文献分析，力图从前人浩繁的论述中，提炼出中国传统保健哲学的理论框架，为进一步研究中国传统保健哲学提供一个初步的认识基础。

二、"精、气、神"三位一体的生命观

中国传统生理学认为，"气"是人类生命体的物质元素，也是维持生命运动的物质基础。"失气则死，有气则生"（《太平经合校》），"气"是维持、保证生命存在与延续的基本前提。中国传统生理学又将"气"分为"先天之气"与"后天之气"。当男、女交媾，男子之"精气"与女子之"血气"交融而合为一气的瞬间，一个新的生命体就诞生了。男、女精血形成的生命原生物质，称之为"精元之气"，简称为"精气"或"元气"。因其是生命体与生俱在的物质，故称之为"先天之气"；"后天之气"指从机体之外吸收的营养物质，主要又是从水、谷物等食物中获得的，所以，又叫"水谷之气"，简称"谷气"。人的生、老、病、死取决于"气"的营运代谢。杨泉在其《物理论》中指出："谷气胜元气，其人肥而不寿；元气胜谷气，其人瘦而寿。""后天之气"只是负责营卫机体，补充代谢，保证人正常生命运动所需的能量物质，并不决定一个人的寿诞。"先天之气"决定着生命存在的状况，才是决定一个人生死的物质基础。故古人称"先天之气"是"生命之本"，"后天之气"为"生命之用"。生命衰竭的根本原因在于"先天之气"不断被耗竭的结果。保持"先天之气"的充盈，尽可能地减少其外泄，就成为长寿的基本前提。

按照中国传统生理学说的看法，生命运动的营卫代谢存在一个主宰，

负责操纵或协调各脏腑器官的功能作用，使机体各组织协调一致地完成生命运动所需要的各种能量代谢，保证正常的生理、心理状态。《太平经》曾用驾车来比喻物质能量代谢，指出身体健康与生命的安危，关键在于"精神"的状况。"精神"好比驾车的驭手，是马稳车平还是马颠车倾，完全取决于驾车手的调整。认为生命活动的主宰是"精神"（一般都称之为"神"）。"精神"不是机体之外的"来客"，而是对"元气"及其功能的概括。"精"，一般是"精元之气"的简称，是对人类生命元素的命名，是对物质实体的指称；"神"则是对物质实体所蕴涵或具有的功能的一般概括，两者合称为"精神"。故古人说："凡事人，神者；皆受之于天气，天气者受之于元气，神者乘气而行。故人有气则有神，有神则有气；神去则气绝，气绝则神去"（同上）。没有无功能的生命体，也没有无生命体的功能，即荀况提出的"形具而神生"的命题。"精"是"神"的物质基础，"神"是"精"的功能作用，其具体表现为"气"的物质代谢运动。这就是"神者乘气而行，精者居其中也，三者相助为治"，决定生命运动的盛衰。公元前 1 世纪，刘安聚集其门客编撰的《淮南子》中就指出："形者，生之舍也；气者，生之充也；神者，生之制也；一失位则三者伤矣"（《原道训》）。形（精）、气、神三位一体。当"精元之气"一形成（即"形"的产生），其生理功能"神"也就存在了，生命运动的代谢形式也随之产生。形、气、神以同一物质为基础。具体表现为不同的生理职能而"相助以为治"，任何一方受到损害，都会导致整个生命体的瓦解。

三、"阴阳和谐"的健康机理

任何生命的产生和存在，都需要一定条件的生存环境，如果基本生存环境遭到破坏或瓦解，生命运动也难以为继。中国传统哲学提出了"阴阳和而万物生"的命题，认为阴阳矛盾运动的统一，是生命起源的条件，也是生命存在的条件。指出，人作为生命体，其结构方式是"天出其精，地出其形，合此以为人"（《管子·内业》）。人是由精微的"天气"（属阳）与沉浊的"地气"（属阴）相融合而生成，二者的分离意味着生命运动的终结。也就是《周易》所讲的"一阴一阳之谓道。故独阴不生，独阳不长"，只有阴阳运动相结合，才符合宇宙生成与演进的法则。

就人的个体生命来讲，主宰生命运动的物质"元气"本身，就是阴阳矛盾运动的统一体。按传统的说法，男像天属阳，女像地属阴。男、女精血交融，是"天出其精，地出其形"的具体表现。元气（生命体）生成过程本身，就是一阴一阳运动结合的过程。而这个阴阳结合体的生存与发育，也需要一个由阴阳运动构成的生存环境，提供与生成类似的生存条件。

"阴阳"只是构成生存环境相辅相成的不同方面。阴阳运动形成的"和谐"，才是生命生成与发展的基本条件。这就是我们常说的"万物负阴抱阳，冲气以为和"。"和"即"和谐"，主要指阴阳矛盾运动相统一的生态环境。它既是万物生成的基本前提，也是万物生长发育的基本保证。遵循这一基本思想，我国传统生理学将人的机体结构分成若干对立统一的阴阳关系。《黄帝内经》指出，正常的生命状态在于机体本身的阴阳矛盾运动处于一定条件下的稳态。因此，处理阴阳关系的大要，在于使阴阳运动趋于协调统一，即"冲气以为和"，并将此种状态称之为维持正常生命活动的"圣度"。如果阴阳不和，或是阴胜阳，或是阳胜阴，都会造成稳定的破坏，导致阴阳离决。这样就会引起机体功能紊乱，或是造成情绪躁动，或是降低自身抵抗能力使机体发生病变，而任何情绪的躁动或机体的病变，都是"先天之气"的耗损或泄漏。因此，能否保持一个阴阳和谐的内部生态环境，就成为衡定机体健康状况的首要条件。换言之，健康或不健康的生理基础，决定于机体本身的阴阳状态，"和"则是健康的标志，"离"则是不健康的标志。

应当指出，"阴阳和谐"不能简单地等同于阴阳平衡，不是阴阳比例的算术平均。"阴阳和谐"是一种最佳化合结构和一个互补动态过程，它依据内外生态环境的变化来决定阴阳的比重，而不是阴阳的绝对平均。《素问·生气通天论》指出，阴阳之要在于"阴平阳秘"，根据节候变化与代谢营运状况，调整阴阳比例，使阴阳矛盾运动始终处于一种互补的最佳状态，以求得整体的优化。

四、"正气存内，邪不可干"的保健思想

中国传统医学将影响身心健康的有害因素分为"内伤"与"外邪"两类。"内伤"主要指喜、怒、忧、恐、思、悲、惊"七情"等社会心理因素对个人正常生活节奏的破坏而造成的不良影响；"外邪"主要指风、寒、暑、湿、燥、火"六淫"等自然因素对正常生命运动带来的不良影

响。中国传统保健哲学在处理"外邪"与"内伤"对生命运动造成危害的关系上认为，"外邪"能否导致机体发生病变，取决于机体本身的状态。《黄帝内经》指出"正气存内，邪不可干"，"邪之所凑，其气必虚"。"外邪"使机体产生病变，主要因"内伤"降低了机体自身的抵抗能力，"外邪"才乘虚而入，导致生病。反之，机体有效地防止了"内伤"的发生，"外邪"也就无隙可乘了。因此，对"七情"所引起的"内伤"的防治，在中国传统保健哲学中占有十分重要的地位，任何派别都视其为炼养的前提。

"七情"的心理实质，是人对客观事物不同情感体验的主观反映，是受人们所处的生存环境和生存方式决定的，主要又是由社会环境和社会生活决定的。社会生存环境对人类健康的影响，中国古人早有论述。《论语》《庄子》《内经》等文献中都曾明确指出，无规律的社会生活和动乱的社会环境会对人类身心健康造成极大的危害。魏晋时期著名思想家嵇康于是提出了"富人多残，伐之者重；野人多寿，伤之者寡"的命题。他指出，一个人的社会存在状态与他所持的主观态度，决定着他所承受的生理、心理负担和压力。生活在不同社会条件下的人们，影响或破坏其正常生命活动的不利因素，其程度也有差别。一般地讲，多欲者身心负担较重，健康受到损害的可能性比少思寡欲、身心负担相对较轻的人就大得多，强调了社会生活在人类保健活动中不可等闲视之的重要意义。

我国传统保健哲学不仅仅指出社会生活影响身心健康的现象，同时，还探讨了社会生活影响身心健康的生理机制。传统病理学认为，引起正常生活节奏瓦解的主要原因是"七情"，即由各种各样欲望导致的情绪波动。按中医理论，"七情"是"神"处在不同反常状态下的具体表现，称之为"失神"。"心"为"君主之官"，是五脏六腑功能的主宰。《灵枢》说："悲哀忧愁则心动，心动则五脏六腑皆摇"。"七情"所动伤心，心伤则引起五脏六腑功能失调，从而破坏机体自身"内环境"的动态平衡。故有"神躁于中，则形丧于外"之说，最后导致整个机体的瓦解。因此，身心健康状况与人的行为特征息息相关。一个人的健康长寿与否，取决于其对社会生活的主观态度与生活习惯，即《荀子》指出的"养备而动时，则天不能使之病……养略而动罕，则天不能使之全"。强调了人的主观努力对维护身心健康的积极意义。

五、"节阴阳，调刚柔"的动静法则

中国传统哲学认为，万事万物的生成与养长都遵循着同一自然法则，有着共同的规律。人是天地阴阳运动产物之一，是宇宙中的一份子，其养长寿夭的生命运动必然受到自然演进规律的影响与制约。有的哲学家还将自然现象与人体结构进行了"人副天数"的模拟，认为人是自然宇宙的浓缩，是一个与自然宇宙有着共同规律的"小宇宙"。因而，中国传统养生家一致强调人类的养长寿夭必须遵循人自身发育规律和适应自然变化规律，并将其视为保健、健身运动的立足点与出发点。

我国传统医学理论认为，气血是人体生命活动的动力和源泉。人从头到脚，从内到外所发生的病变，无不与气血的运行息息相关。古人运用阴阳矛盾运动的基本原理来认识和阐释气血运营的生理、生化过程，指出人体发病机制主要是阴阳失调引起的代谢功能障碍。因此，机体自身的相对稳定和机体与生存环境之间的相对稳定，是维持"阴阳和谐"的基本保证，从而提出了"节阴阳，调刚柔"的动静原则。其原则包括两方面的要求：

一方面，是要求调节机体自身的阴阳矛盾运动，维护内部生态环境的稳定。早在公元前2世纪，中国先哲就指出了生命运动本质上是个"新陈代谢"过程。只有保持适度的代谢水平，促进机体营卫代谢的协调与顺畅，才能维持正常的生命状态，获得健康的体魄。提出了"流水不腐，户枢不蝼"的思想，要求机体保持一定的自然运动，防止气血的瘀积，保证营卫代谢的畅通。先哲们还指出，人的精力和体力都有一定的负荷极限，任何类型的运动或活动都必须张弛适度，决不能超过机体的负荷能力。在理论上提出"中和"为动静的"圣度"。正是在这一理论的指导下，公元一世纪，华佗明确提出了"人体欲得劳动（运动），但不当使极耳"的锻炼原则，确定了用"汗出为度"的生理反应来把握每次练习运动量的思想。"节阴阳，调刚柔"，就是要求通过适度的机体运动，调节或改善脏腑功能，使其动而有序，保持机体内部生态环境的相对稳定。

另一方面，是要求调节机体与生存环境的关系。首先是处理好与社会环境的关系。通过行为规范和心理调节，防止社会生态环境诱发"内伤"破坏机体"内环境"的有序运动。要求从居处、饮食、劳作、衣着、娱乐等方面入手，节制个人日常生活，保持一个张弛有度的生活节奏和良好的生活习惯。同时，加强专门的心理训练，增强控制情绪和调节心境的能力，从而抵御外界的干扰，保持良好的心境和安定的情绪；其次是采取各种措施，调节机体与自然生态环境的关系，促使机体尽快适应物候的变迁。公元前3世纪左右，中国养生家就分析了春、夏、秋、冬四季不同的气候特点对生命运动的不同影响，分别设计了不同季节条件下的生活节律与活动特点，提出了相应的要求。中国古代还根据阴阳五行运动规律，比照机体组织的五行生克关系，精心设计了身体锻炼与训练"模式"，就练习时间、方位、方法、任务作出了相应明确的规定，企图将身体锻炼或身体训练纳入与宇宙同步运行的轨道中去，以获得最佳锻炼或训练效果。

六、中国传统保健哲学是在长期保健实践经验基础上抽象出来的保健理论

西方传统观念以强壮的体格与旺盛的代谢功能作为健康标准，着重从人的生物属性方面把握和界定健康。现代社会对人类生命运动提出的挑战，促使人类重新考虑18世纪以来，人们习以为常的健康标准。奈斯比特曾在其《大趋势》一书中建议改变没有病就是健康的传统观念。提出"健康则意味着整个人的身心处于一种积极的健康状态"。但"积极的健康状态"是一种什么样的生理、心理状态，他未作进一步解释。另有人认为，健康应包括科学的生活方式，愉快的心理状态，正常的社交生活，积极的人生态度与良好的身体状况。这也仅仅是扩展了对健康内容的理解。中国传统的保健哲学用机体内外生态环境的"阴阳和谐"作为把握健康的尺度，认为在阴阳对称的机体组织系统中，任何发展都是以对方发展为基础，任何单方面的过分发展，都会影响对方的发展乃至造成损伤，降低机体整体健康水平，引起机体运营代谢失调。并从三个方面提出了保持健康的要求：首先，是机体组织系统的优化结构状态，要求机体各部发展和谐统一，生理与心理状态的和谐统一，保持一个相对稳定的内部生态环境；其次，是机体与生存环境的动态平衡，要求保持一个稳定而有规律的社会生活节奏和稳定的心理状态，创造一个相对稳定的外在生态环境；其三，是保健运动的相对平衡，要求身心互动的平衡和练习量与机体承受力的平衡，以维持或调节相对稳定的内外生态环境。中国传统保健哲学对健康的界定与对其机理的认识，扩展了人们对

健康的理解，有助于对健康机理的深入研究，提高人们对人类生命本质的认识，对建立新的健康理论体系，提供可资借鉴的理论基础。

现代社会中，心血管疾病患病率的急剧增加，引起了各国医学工作者与社会学家对心理健康的重视。他们批判了西医见"病"不见"人"的传统医疗思想，主张变"生物模式"的医学结构为"社会－心理－生物模式"的医学结构。在诊治和预防学中加强对社会心理因素的研究。防止社会生态环境对人类健康的影响，是现代医学保健发展的重要标志。但是，夸大生态环境的作用，忽视人自身努力的"环境决定论"，也是令人忧虑的倾向。中国传统保健哲学，在探求影响健康的原因时，总是既从人类赖以生存的自然环境中寻求原因，也从人之所以成为人的社会环境中寻求原因，认为机体内部的稳定，有赖于外部生活的稳定，而外部因素产生的作用大小，决定于机体内部的状况。提高自我控制与调节心境的能力，可以在外部稳定遭到破坏时，通过内部控制来调节，减少或防止外部动荡引起的内部紊乱，从而防止疾病，维护身心健康，并从社会学、心理学、生理学等方面，就社会生活影响健康的机理，进行较为系统、深入的认识，建立了病因、病理、预防、治疗的理论体系和保健、健身的实践模式。中国传统保健哲学强调主体状态与主观态度在维护身心健康中的决定意义，有助于克服"环境决定论"的消极情绪，其有关社会致病机理研究，有助于提高人类对身心关系与社会病机的认识，其理论原则与保健实践模式，对处理现代社会中的保健问题，无疑有着巨大的实用潜力与理论指导作用。

中国古人肯定人的主观努力，并不是否认或违反客观规律，而是在尊重客观规律的前提下，强调人的主观努力。《庄子》曾通过"庖丁解牛"的寓言，阐明养生要"依乎天理，因循自然"的道理。《吕氏春秋》更进一步说明了人的主观努力与客观规律的关系。《尽数》篇指出："天生阴阳，寒暑燥湿，四时之化，万物之变，莫不为利，莫不为害。圣人查阴阳之宜，辨万物之利，以便生。故精神安乎形，而年寿得长焉。长也者，非短而续之也，毕其数也。"首先，生存环境的变化或变迁，是不以个人意志为转移的自然法则；其次，生存环境变化对个人造成的影响，取决于对这些变化的认识和所采取的对策；第三，万物变化是必然的，在不可抗拒的自然法则面前，人只能是在客观规律允许的条件下，因势利导，趋利避害，做出一定的努力；第四，人的主观努力不是使有限的

183

生命得以无限的延长，而是通过自己的努力，不使自己早夭。显然，这些思想对指导当今的保健实践和发展当代健身理论都具有重要的价值。

就科学历史发展一般历程而论，中国传统保健哲学还停留在经验科学的发展阶段，一些基本原理还有待科学实验进一步验证，其概念体系还有待适应现代社会的改造。我们相信，只要我们充分利用现代科技所能提供的研究手段，循着古人的认识路线，将能够在实验条件下验证那些基本原理。这不仅会将经验理论发展到实验理论的水平，同时，也会加深人类对自身的理性认识。

肖正，夏思永．简论中国传统保健哲学．中国体育科技，2005，41（1）：14～16．

我国传统养生体育的理论研究

自古以来，我国人民就十分重视养生保健的研究，并在实践中积累了极为丰富的经验，创建了拥有系统理论、多种流派、独特风格的传统养生体育。我国传统养生体育内容丰富，涉及养生保健、延年益寿的方方面面，在增进人类健康，延长人的寿命方面做出了不可磨灭的贡献，是中国文化宝库中的瑰宝。

一、我国传统养生体育的理论基础

我国传统养生体育理论最显著的特点是，养生应当树立保健预防思想，成书于两千多年前的《黄帝内经》就指出"圣人不治已病治未病，不治已乱治未乱"，告诫人们为了健康长寿，有病要早治，无病要早防。具体地说，我国传统养生体育理论大致有以下几方面。

1. "天人相应"学说 "天人相应"学说是中医学顺应自然养生方法的理论基础。人与自然环境的关系是十分密切的。《黄帝内经》指出"人以天地之气生，四时之法成"，自然界春夏秋冬四季的变化，寒暑燥湿的气候直接影响着人的生长发育与健康。所以"人与天地相参，与日明相应也"。明确告诉人们，自然界是生命的源泉，人体的生理、病理、生长、衰老都与自然界的变化休戚相关。自然界的变化，春生夏长，秋收冬藏，人类长期生活在这样的自然环境之中，已经能够适应春夏秋冬四季的变化，形成了自身的生理规律。春夏阳气升发，秋冬阳气潜藏，顺应自然的变化，调节脏腑机能，养精安神，益气补血，协调阴阳，人体就健康无病，从而达到延年益寿的目的。反之，如果自然界气候的变化，不循其正常规律，超过了人体正常的适应能力，就会引起各种疾病，这就是我国传统养生体育的"天人相应"学说。

2."整体观"学说　中医学把人体看成是一个以脏腑为核心，经络为纽带相互联系的整体。人体的各个系统、器官是有机联系的，作为特定内环境的脏腑，不是孤立不变的，各个脏腑之间相互依存，以维护内环境的统一性和稳定性。它们之间联系的通路是经络和脉道；联系的载体是营、血和津液；其具体的功能表现是气，以及气的防御机能——卫气，构成了人体气、血、营、卫这一机制的整体，以经络和脉道作为脏与脏、脏与腑、腑与腑之间的联系通路，即中医所说的十四经流注，环而无端。倘若脏腑发生变化，就可以通过经络，互相影响，并反映于体表；反之，体表组织器官有病，也可以通过经络影响到内在所属的脏腑。所以，人体是内环境相对稳定的有机统一的整体。根据这一理论，我国历代医学家、养生家在防治疾病和养生保健方面，都十分强调要从整体观这一基本观点出发，极力主张要促进机体中整体的平衡，注重全身性的防衰保健措施。

3."阴阳协调"学说　《黄帝内经》指出"人生有形，不离阴阳"，说明生命现象是由阴阳构成的，阴阳是相互依存的，任何一方都不能脱离另一方而单独存在。没有阴，就没有阳；没有阳，也不可能有阴。在人体内部阴阳消长的运动中，对立的双方，总是保持着动态平衡，从而维持着机体内环境的相对恒定以及机体与外界环境的相对协调和统一，以保证人体生命活动的正常进行。在疾病发生和发展变化过程中，由阳转阴，或由阴转阳的变化，均可出现阴阳失去相对的平衡，而出现偏盛或偏衰的现象，人体内阴阳的任何一方虚损到一定的程度，会导致对方的不足，即所谓"阳损及阴"或"阴损及阳"，从而发生疾病。所以，阴阳协调学说是中国传统养生体育理论体系中的一个重要组成部分，它在指导运动健身和养生保健中可以发挥重要的作用。

4."恒动"学说　中医学很早就认识到宇宙生物界，尤其是人类的生命活动有其"恒动"的特性。如元代医家朱丹溪在《格致余论》中指出"天之动，故恒之于动，人之有生，亦恒于动"，自然界的气交变化运动孕育了生物界，中医学把"气化"运动形式归纳为"升、降、出、入"，这种运动形式，就是生命存在的先决条件，自然界中的万物万事，概莫能外。人类自其出生、成长、衰老和死亡过程中，始终贯穿着一系列的内部矛盾和运动。所以，中国传统养生体育理论中，始终贯彻着"恒动"的观点，并运用这一理论指导养生保健。《三国志·华佗传》亦指出人体经常保持适量运动，是增进身体健康，延缓衰老的重要手段。为此，几千年来我国传统养生家都积极提倡通过运动来养生保健。

5. "形神相因"学说　"形神相因"学说是中国传统养生体育的又一重要养生理论。"形神相因"又称为"形神合一"，即形体与精神的结合，也可以说是形态与机能的统一，形与神是密切相连的，神不能离开形体而存在，它与生俱来，亦与死俱灭。范缜在《神灭论》中指出："神即形也，形即神也，是以形存则神存，形谢则神灭也。"明代医学家、养生家张景岳在《类经》中也说"无形则神无以生，无神则形不可活"，"形者神之宅，神者形之用"。这些论述都说明形与神是息息相关的，可通过调形养神的方法，使形神合一。养神可以保形，保形就是摄神，只有形体完备，才能有精神现象的产生。用"形神相因"学说指导养生，可使人身体强健，精力充沛。

二、我国传统养生体育的原则

1. 动静结合的养生原则　人体的动、静关系着精、气、神的衰旺存亡。我国自古以来在养生方面就存在静派和动派两种观点。老子在《道德经》中提出以静养生的观点，认为安静养生，可以加强人体内气的运行，从而达到延年益寿的目的。庄周也主张在养生方面要清静无为。《吕氏春秋》则提倡以动养生，并以"流水不腐，户枢不蝼"的事实，形象地告诉人们要经常从事健身运动，才能保持身体健康。东汉名医华佗进一步完善了以动养生的观点，明确地指出："人体欲得劳动，但不当使极耳。动摇则谷气得消，血脉流通，病不得生，譬犹户枢，终不朽也。"他模仿虎、鹿、熊、猿、鸟的动作特点，创编了"五禽戏"作为健身锻炼的方法。以后，通过后世养生家的实践，进一步提出了养生要动静结合，劳逸适度的养生原则。

2. 保养精神的养生原则　我国传统养生体育家历来十分重视精神的保养，认为"形神合一"是健康长寿的保证。《庄子》指出"纯素之道，惟神是守，守而勿失，与神合一"；《素问》中也说"呼吸精气，独立守神"，认为神为一身之主宰，是统帅五脏六腑的。中医学把精神因素分为喜、怒、忧、思、悲、恐、惊七情，认为每个人都有七情的变化。心主神志，七情从心发出。心神主宰全身，心神一伤，全身的脏器都会受到影响，从而导致疾病的发生。为此《黄帝内经》在谈到调节精神，保养真气，以求健康长寿的养生方法时，要求人们做到：其一，要涵养精神，安神益志；其二，要心情愉快，坦坦无忧。主张在养生方面要把保养精神放在首位，这是中国传统养生体育的一条重要原则。

3. **适应四时的养生原则**　我国自周秦以来，祖先就已经认识到自然环境因素与人类健康的关系十分密切，提出养生必须注意气候的变化，以及昼夜的更替等。为此，我国传统养生体育家们把适应四时列为养生保健、防治疾病的一条原则。一年四季气候变化的规律是：春温、夏热、秋燥、冬寒，自然界气候的变化，对人体也会产生相应的影响。《素问》中所说的"法则天地，象似日月，辩列星辰，逆从阴阳，分别四时"以及"和于阴阳，调于四时"，就是适应四时气候变化的养生之道。昼夜的更替对疾病也会产生一定的影响。实践表明，许多疾病往往在清晨较轻，午后逐渐加重。《灵枢》中就指出："夫百病者，多以旦慧昼安，夕加夜甚。夕则人气始衰，邪气始生，故加；夜半人气入脏，邪气独居于身，故甚也。"说明在晨、午、黄昏、夜半的变化过程中，由于人体的阳气存在着生、长、收、藏的规律，因此，病情亦会发生慧、安、加、甚的变化。中医学所阐述的这些现象，与现代时间生物学的认识是基本一致的。

三、我国传统养生体育的独特风格

1. **清静养神，讲求人体两类神经系统的协调发展**　我国古代养生家把人的神经活动分为元神、识神两种，认为主导人的生命活动的神经有两类：一是主导人的吸收、排泄、循环、生殖等基本生理功能的神经系统，这是人的生命体先天具有的神经机制，称之为元神，实际上就是现代生理学所说的植物神经系统及其他的生理功能；二是主导人的信息、意识和运动等生理功能的神经系统，它是人在后天的生活实践中，随着认识的提高而发展起来的，所以叫做识神，即主管人的意识活动的神经系统及其生理功能。

西方体育注重运动系统功能的锻炼，所有的运动项目都注重于增强体质，提高人体的运动技术和运动能力，追求"更快、更高、更强"。而中国的传统养生体育则注重于养内，所谓养内，就是讲究人体的五脏六腑及所有生命基本功能的脏器系统得到合理的运动锻炼。

所以，我国传统养生体育在运动方法上，独创了一套锻炼神经系统生理功能的运动方式，称之为静功和内功。所谓静功，就是调心，主要是对大脑的机能进行整合锻炼，以提高大脑处理信息的能力。其主要运动方式是调息入静，把呼吸调节到"纳唯绵绵，吐唯细细"的状态，并使大脑处于"关门盘心"状态，进而达到大脑细胞在自我静态控制下的自我复原、修复和自由思维活动。而内功则注重于植物神经及其他所调控脏器的功能锻炼。其主要方法是在调息入静中运用腹肌收缩，形成腹式呼吸。其作用首先是推动腹腔内的脏器进行内外摩擦，促使脏器蠕动，相互刺激，以增强脏器的生理活力，提高人体消化、吸收和血液循环等功能。其次是按摩刺激肾上腺皮质等腺体，激活各腺体分泌更多的激素，加强对体内各种细胞的活动程度、状态和活力等的监督、调控能力，以保持生命体的内部协调。

清静养神，就是要求人们尽量减少各种私心杂念，以少费神气，深蓄厚养，储藏能量。

清静养神，就是要求人们无恚嗔之心，外不劳形于事，内无思虑之患。《太上老君养生决·养生真决》中对清静养神的要求说得更具体"夫善摄生者，要先除六害，何者是焉？一曰薄名利，二曰禁声色，三曰廉货财，四曰损滋味，五曰除恚忘，六曰去嫉妒"，这样的清静养神，既有利于健康长寿，又可以创造良好的人际关系。

2. 形神俱养，讲究人体整体生理功能的优化　所谓形，就是指形体，包括人体的脏腑、皮肉、筋骨、脉络及充盈其间的精血，是生命活动之宅。而神则指人体的精神、意识、思维活动，是人体生命活动的主宰。中国传统养生体育理论，历来讲究形神具养。三国魏时期著名养生家嵇康在《养生论》中就指出"形恃神以立，神须形以存"，认为形与神两者是不可分离的，这与佛教、基督教所说的灵魂可以脱离肉体而长存的观点是完全不同的。

我国历代传统养生家认为，人的本质就在于人的意识。南北朝时期的养生家陶弘景在《养性延命录》中就强调指出："人只知养形，不知养神，只知爱身，不知爱神，殊不知形者，载神之车也，神去人即死，车败马即奔也"。人的一切行为活动都是由意识支配的，养生保健是一个长期复杂的过程，如果没有正确的意识支配，不善于处理各种复杂的关系，健康长寿是无法实现的，而且人的心理精神状态，喜怒情绪都会影响神经系统和内分泌系统的活动。因此，我国传统养生体育在神形、心身的协调发展过程中，更注意运用各种独特的运动方式来锻炼、调节人体的神经系统生理功能，以利于人体整体生理功能的优化。

3. 动以养形，注意适量的形体运动　我国传统养生体育在形成之初，就非常重视动以养形，春秋战国时期的思想家、养生家庄周就十分重视动以养形。他在《庄子·刻意》中指出："吹呴呼吸，吐故纳新，熊经鸟申，为寿而已矣。"之后，《吕氏春秋》也强调要动以养形，指出："流水不腐，户枢不蝼，动也。形气亦然，形不动则精不流，精不流则气郁。"三国时期的名医华佗亦极力提倡用运动来锻炼身体，养生保健。唐代著名医学家、养生家孙思邈也大力提倡行气、导引，用以治疗疾病，增进身体健康。宋代养生家蒲处贯还根据前人的导引术，改编了一套动以养形的练身法，叫做"小劳术"，他在《保生要录》中说"养生者形要小劳，无至大疲"，强调形体运动要适量。到了明清时期，以动养形的观点又有了较大的发展，主张通过适量的形体运动来强身健体，延年益寿，认为形体锻炼既不可太过，也不宜不及，以适量为度。

陈忠．我国传统养生体育的理论研究．上海体育学院学报，2002，26（5）：43～45.

中国养生体育的哲学基础及基本特征

养生一词，原是广义的。《吕氏春秋·节丧》说："知生也者，不以害生，养生之谓也。"养生，又称摄生，就是保养生命。保是护利御害，养是扶正祛邪，也就是保证生命体在自然和社会大环境中保持平衡和适应，达到健康长寿的目的。

中国养生学萌芽于商周时期。在漫长的历史长河中，它随着人们对发病学原理认识的逐步深化，以及中国古代哲学和各种自然科学的不断渗透而不断充实完善，具有鲜明的中国特征，是我国文化遗产中的瑰宝。

中国养生涉及许多方面，如饮食、起居、劳逸、导引、情绪等等，包括了全部物质生活、精神生活和性生活的内容。用今天的语言说就是一项多参数、多变量的综合性系统工程。东晋张湛讲的"养生大要"就包括了啬神、爱气、养形、导引、言语、饮食、房室、反俗、医药和禁忌等十项。其中的啬神、爱气、导引、养形就属于人体的自我运动和锻炼方面的活动。由于它以养生保寿为目标，有其独特的理论、方法和运动方式，我们就称之为中国养生体育。

一、中国养生体育的古代哲学基础

科学发展史告诉人们，任何一门学科的发展都不能离开哲学，都必然采用一定的认识方法，而所用方法的性质对于所产生的理论的特点，又往往具有很大的制约作用。中国养生体育在形成和发展过程中，就不断地吸收和应用当时的一些重要哲学思想和概念阐明中国养生体育中的一系列问题，其中主要有以下几个方面。

1. 阴阳　阴阳是中国古代哲学的一对范畴。它被用到医学和养生中来，是说明人体这个有机的整体，它的一切组织结构，既是有机联系的，又可划分为相互对立的阴阳两部分。如：体内为阴，体外为阳；下部为阴，上部为阳；腹部为阴，背部为阳；五脏为阴，六腑为阳；物质为阴，功能为阳；抑制为阴，兴奋为阳。在五脏六腑之中，心、肺居于胸腔（上）属阳，脾、肝、肾居于腹腔（下）属阴。每一脏又可分阴阳，如心有心阴、心阳，肾有肾阴、肾阳等。

中国养生学认为，人体内部的这种阴阳对立，是相对的、可分的、互根的、互相转化的和互相制约的。因此，《黄帝内经》中说，人体内部以及人体与周围环境的阴阳平衡，标志着人体健康生存，平衡的破坏则意味着生病。一切不同种类的疾病，都是机体阴阳不协调的表现，而一切养生、治疗方法，都在于着眼恢复和维持机体的阴阳平衡。

2. 五行　五行也是中国古代的一种哲学思想。中国养生先哲将人体内脏按五行特性予以归类，用以说明五脏的生理功能。如：五行中的木，性曲直，喜条达，向上向外舒展；五脏中的肝，性喜条达舒畅，恶抑郁遏制，表现出疏通开泄的功能特点，故肝属木。五行中的土，性敦厚，万物赖以承载，赖以生化；五脏中的脾胃，适化水谷，提供精微物质，以营养五脏六腑，故脾属土。其余皆然。现将部分属性归纳如下：

五行		木	火	土	金	水
人体	五脏	肝	心	脾	肺	肾
	五志	怒	喜	思	悲	恐
	五官	目	舌	口	鼻	耳

　　五脏配五行，五脏又联系着自己所属的五官、五志等，把人体各部和各种机能联系在一起，体现了人的整体观和以五脏为中心的生理系统。所以在中医学中就有"肝开窍于目，肾开窍于耳，心开窍于舌，肺开窍于鼻，脾主四肢"的观点和"暴怒伤肝，暴喜伤心，暴恐伤肾，过悲伤肺，过思伤脾"的说法。

　　五行在养生中的运用，不仅是一个简单的归类，更重要的是它利用五行之间的相互生克制化关系，采用相应的方法手段，通过五行的调控，促进人体机能的正常有序，达到健康的目的。

　　3. 精、气、神　精气也是中国古代哲学的重要范畴，它是指最细微的物质存在。结合人体，在中医学和养生学中，把一切精微有用的、滋养人体的物质谓之精。如《素问·金匮真言论》说"夫精者，身之本也"，认为气是充养人体的一种精微物质，或是人体脏器的功能活动。如《难经·八难》中说的"气者，人之根本也，根绝则茎叶枯矣"，神是指人体生命活动现象的总称，包括思想活动和内在脏腑精气的外在表现。

　　因此，在中国养生体育中，就以上述三者为锻炼对象，主要目的就在于调养精气神。通过锻炼使人在后天耗散的精气神得到恢复充实，从而达到健康长寿的目的。故《医方类聚》中说"能固其精，宝其气，全其神，三田精满，五脏气盈，然后谓之丹成"，所谓丹者，乃精气神充盈后所反映的效应。

　　以上可以看出，中国养生体育在形成和发展过程中是以中国古代哲学为基础的，它与中国古代哲学有着十分密切的关系。所以，有人说中国养生体育是"哲学体育"，这话是有道理的。

二、中国养生体育的基本特征

　　中国的养生体育，几千年来经过各大医家和养生学家的不断补充发展，在极其广泛的理论与实践的基础上，早已形成有着鲜明中国特色的独立体系，是世界体苑中的一树奇花，也是中华民族对人类的一大贡献。

由于种种原因，人们对这个体系的认识和研究还很不够，有待于深入挖掘。这里就个人认识谈点看法。

1. **形神俱养，首重养神，讲求人体机能的整体优化**　形，指形体，包括人体的脏腑、皮肉、筋骨、脉络及充盈其间的精血，是一切生命活动之宅。神，指人体的精神思维活动，包括意、志、思、虑、智等，是人体生命活动的主宰。中国养生体育思想讲求形神俱养，讲求构成人体生命功能的两大要素，即物质的形、体、命，同精神的神、性、心的协调发展。西方比较注重于物质的体，其名言是：有健全的身体，才有健全的精神。中国古哲则认为"形恃神以立，神须形以存"（嵇康《养生论》），范缜在《神灭论》中说"神即形也，形即神也"，认为两者是合二而一的辩证关系。这同佛教、基督教等主张灵魂可以脱离肉体的观点是完全不同的。因而，中国养生体育一贯主张形神俱养。

中国古哲还认为，在人的生命机能中，精神意识又居于主导位置，人的本质就在于人有意识，"人之质，质有知也"即是此理。《七部要语》中也说"欲全其形，先在理神"，所以在中国养生体育中就把神经系统的功能锻炼置于首要位置。南北朝时齐梁的著名道教理论家兼医家陶弘景曾强调说："人只知养形，不知养神，只知爱身，不知爱神，殊不知形者，载神之车也，神去人即死，车败马即奔也。"人的一切行为活动全有意识主导，养生保寿又是一个长期复杂的过程，若无正确的意识主导，不善于处理各种复杂关系，长寿必难实现，且人的心理精神状态、喜怒情绪直接影响神经内分泌系统的活动，也直接影响着作为人的生命基础的细胞的生命活动。因此，中国养生体育在神形、心身的协调发展中，更注意利用一些特殊的运动方式来锻炼、调节人的神经系统机能，以利于人体整体功能的优化。

2. **动以养形，强调适量的身体外部运动**　动以养形，始于庄子《刻意》："吹呴呼吸，吐故纳新，熊经鸟申，为寿而已矣。"且《天道》又指出："天道运而无所积。"至西汉时已有《导引图》行世。之后子华子从理论上阐述说："流水不腐，以其逝故也，户枢不蠹，以其运故也。"《吕氏春秋·尽数》也引子华子的观点，并结合人之生理、病理发挥云："流水不腐，户枢不蝼，动也。形气亦然，形不动则精不流，精不流则气郁。"《吕氏春秋·达郁》又曰："病之留，恶之生也，精气郁也，故水郁则为污，树郁则为蠹，草郁则为蕡。"《黄帝内经》反复强调营卫气血的"流行不止，环周不休"，反对"久卧""久坐"。以上都说明动以养形的道理。

以动养形，但又应适度。所谓"常欲小劳"（孙思邈），"形劳而不倦"，"不妄作劳"（《黄帝内经》），"不当使极耳"（华佗），"莫大疲及强所不堪耳"（孙思邈），都是指活动时间和运动量的问题，并要人们认真掌握"不当使极"、"觉劳即止"的原则。运动量和强度要适可而止，避免大强度、大运动量的运动，这是中国养生体育同竞技体育所不相同的。

以动养形的运动方式，主要是导引运动。《道院集》中说："导气令和，引体令柔，气和体柔，长生可求。"导引是模仿动物的动作，针对人体生命发展的需要而编制的动作组合，是现代医疗体育、健身体操之祖源。这种运动是个体自觉进行的自我运动，主张按照个人的生理、心理特点来活动，不主张参加竞技比赛，以为比赛竞争"忿分尽意，邀名射利，内伤骨髓，外消筋肉"，于养生保寿并无积极作用。导引动作强调在意念引领下进行，意至动随，心身融汇，身体运动同意念活动合而为一，心身并动，神形共炼。导引在我国已发展成为重要的体育运动系列，不仅发展出五禽戏、八段锦、太极拳等运动门类，也发展出上千种气功运动套路，对提高中华民族的体质起到了不可忽视的作用。

3. 清静养神，讲求两大神经系统的并协发展　清静养神始于老庄，之后《管子》《韩非子》《吕氏春秋》等十余部书中均强调了"静胜躁"的观点。《黄帝内经》则更全面地提出"静则神藏，躁则消亡"的观点。

清静养神，就是讲求两大神经系统的并协发展。古人把人的神经活动分为元神、识神两种，"天命之性者，元神也；气质之性者，识神也"。就是说主导人的生命活动的神经为两大系统：一是主导人的吸收、排泄、循环、生殖等基本生命功能的神经系统，这是人的生命体先天俱来的神经机制，是为元神，实质上就是植物神经系统及其功能。二是主导人的信息、意识和运动等功能的神经系统，这是人在后天的生活生产实践中，随着认识的发展而发展的，所以叫做识神，就是关于意识的神经系统及其功能。西方体育注重运动系统功能的锻炼和训练，所有的运动项目都在于增进和提高人体的运动能力和技术，追求"更快、更高、更强"。中国养生体育认为"善养生者养内"，养内就是使五脏六腑及所有生命基本功能的脏器系统都要得到合理的运动锻炼。

为此，中国养生体育在运动方法上，运用并创造了一套对神经系统进行训练与锻炼的内动、静动及两者相结合的运动方式。所谓静动，就是调心，主要是对大脑机能进行整合锻炼，以保持大脑处理信息机制的健康与活力。其主要运动方式是调息入静，暂时关闭一切信息通道（如闭目、止听等），把呼吸调节为"纳唯绵绵，吐唯细细"，使大脑处于"关门盘点"状态进而达到大脑细胞在自我静态控制下的自我复原、修复和自由思维活动。内动则注重于植物神经及其调控的脏器的功能锻炼。其主要方法是在调息入静中运用腹肌收缩，形成腹式呼吸。其作用：首先是推动腹腔内的脏器进行内外摩擦，造成脏器蠕动，相互刺激，增强脏器活力，促进体液流转，强化消化、吸收和循环等功能。其二是按摩刺激肾上腺皮质等腺体，激活各腺体分泌各种激素的机能，加强对体内各种细胞活动程序、状态、活力等监督、调整的能力，以保证生命体的内部协调。两者结合的运动方式，就是静动与内动相结合，在半入静状态下进行的意念领动的肌肉收缩方式。

清静养神，并非叫人心如死灰，无所事事，而是教人尽量减少各种私心贪欲，这样透过"清静"的功夫，才能少费神气，深蓄厚养，储藏能量，即《管子》所谓"内聚以为源泉之不竭"，从而发挥出更大的智慧来。《管子》又云"去欲则宣（宣，通也），宣则静矣"，"静则精，精则独立矣，独则明，明则神矣。神明至贵也"，"清静养神，也不是叫人如山林作道，去世离俗，那样纵得延年，于世何益"。《黄帝内经》教人"适嗜欲于世俗之间"，"行不欲离于世"，只是要求人们"无恚嗔之心"，"外不劳形于事，内无思想之患"而已。《太上老君养生诀·养生真诀》说得更具体，"夫善摄生者，要先除六害。何者是也？一者薄名利，二者禁声色，三者廉货财，四者损滋味，五者除佞妄，六者去妒忌"，这样既能清静养神，利于健康长寿，又可创造良好的人际关系，有利于工作。

以上概述了中国养生体育的古代哲学基础及基本特征。总之，它主张凝练内在的生命深度，充分调动自身体内潜在的生命力，体现了中国文化心态内省力的高度发展；它主张节与和，无过不及，使人体各种机能不受伤害，体现了防止"物极必反"的中和思想；它追求"形神俱养"而"尽终其天年"，体现了人们对生死的达观态度；它讲究道德修养，始终奋斗不息，体现了人们养生而不苟生的大无畏精神。正是这种鲜明的中国特色，日益为广大民众所熟识，植根于民族土壤之中而历久不衰。

黄生勇.中国养生体育的哲学基础及基本特征.西安外国语学院学报（哲学社会科学版），1994，2（2）：93～96.

第二卷　魏晋隋唐篇

倡玄学，论养生

【原文】

清虚静泰，少私寡欲。知名位之伤德，故忽而不营，非欲而强禁也；识厚味之害性，故弃而弗顾，非贪而后抑也。外物以累心不存，神气以醇白独著；旷然无忧患，寂然无思虑。又守之以一，养之以和，和理日济，同乎大顺。

——《养生论》

【旁征】

两精相搏谓之神，随神往来者谓之魂，并精而出入者谓之魄，所以任物者谓之心，心有所忆谓之意，意之所存谓之志，因志而存变谓之思，因思而远慕谓之虑，因虑而处物谓之智。

——《灵枢·本神》

《西山记》曰：古今圣贤，谈养生之理者、著养生论者，不为少矣。又曰：少私寡欲。少私寡欲者，可以养心。又曰：绝念忘机。绝念忘机者，可以养神。

——《西山群仙会真记·养生》

《彭祖摄生论》曰：目不视不正之色，耳不听不正之声，口不尝不正之味，心不起不正之念。四者亡魂丧精，减折寿算者也。

《达庄论》曰：恬于生而静于死，恬生则不惑死，静死则神不离生。故能与阴阳化而不易，从天地变而不移，生究其寿，死终其宜，心气平治，消息不亏。故求得者丧，争明者失，无欲者自足，空虚者受实。是以作智巧者害于物，明是考非者危其身。修饰显洁者惑于生，畏死而崇生者失其贞。

——《遵生八笺·清修妙论笺》

【述评】

善养生者，其心境必清静虚无，恬静安泰，少私念与情欲。不是强行抑制自己不去营求名利，而是内心不存占有的欲望，对之淡漠忽视，此即"清虚静泰，少私寡欲"的真谛。《老子·十六章》提出的"致虚极，守静笃"，其主旨为"虚""静"。"致虚""守静"即为符合自然规律，不必强求。《老子·五章》出现的"多言数穷，不如守中"，同为保持虚静之意思。

《伤寒论·序》云："但竞逐荣势，企踵权豪，孜孜汲汲，惟名利是务；崇饰其末，忽弃其本，华其外而悴其内。皮之不存，毛将安附焉？"从这段话，可以解读张仲景对追逐名利与身心健康二者关系的认识。知名位伤德，摒除"孜孜汲汲，惟名利是务"，是圣贤的谆谆告诫，更是中国古代人健康观念的精华所在。

生活在物质文明高度发达的今天，人们也逐步认识到饮食不宜肥腻，以清淡、素净为好，浓滋厚味是致病的元凶。嵇康认为"厚味之害性"；《素问·生气通天论》则云"高粱之变，足生大丁"；《吕氏春秋·尽数》载"凡食无强厚，味无以烈味重酒，是以谓之疾首。食能以时，身必无灾。凡食之道，无饥无饱，是之谓五藏之葆"；《庄子·达生》曰"人之可畏者，衽席、饮食之间，而不知为之戒过也"。人赖饮食以生，但不能没有节制。饮食应多样化，不偏嗜，身体才能得到合理的营养，骨骼才能正常生长，气血才能柔顺和畅，寿命也会因此而延长。善养生者必须控制饮食。

嵇康生活的时代玄学昌盛，文人、思想家重感情、崇个性、张扬欲望。人们的思想异常活跃，精神领域更是天马行空，不屑流于习俗，转而发展为肆意放纵、发泄，故此嵇康强调"合理节欲，养之以和"。嵇康肯定人都有嗜欲，但如果一味纵欲，不加节制，则会伤身害性，乃至于"动之死地"。主张对富贵、名位、色欲诸事，都必须加以节制，适可而止，以避免祸害。

【原文】

夫为稼于汤之世，偏有一溉之功者，虽终归于焦烂，必一溉者后枯。然则一溉之益固不可诬也。而世常谓一怒不足以侵性，一哀不足以伤身，轻而肆之，是犹不识一溉之益，而望嘉谷于旱苗者也。

——《养生论》

【述评】

人体的衰亡是一个循序渐进，由量变到质变的过程。嵇康强调"措身失理，亡之于微，积微成损，积损成衰，从衰得白，从白得老，从老得终，闷若无端"。告诫人们应明"害成于微，而救之于著"之理，做到"慎众险于未兆"。

生命的健康，应注意平时在细微之处保养自己，健康的观念和实施须贯穿在日常生活之中。嵇康以成汤大旱之年的禾苗为喻，指出浇灌过一次水的旱苗，肯定比一次水也未曾浇的禾苗后枯。所以健康的保持，不是一时之功，应立足长远，不能忽视细微。切不可认为一怒不足以侵性，一哀不足以伤身，便纵情放肆。保持健康的正确做法是，平日一点一滴的积累，不使自身为七情所伤，六淫所中，如此才能身体强健，获得健康。世间多闻早夭之人，难见皓首之翁，皆因世人"常谓一怒不足以侵性，一哀不足以伤身"。

【原文】

精神之于形骸，犹国之有君也。神躁于中，而形丧于外，犹君昏于上，国乱于下也。

——《养生论》

【旁征】

太史公司马谈曰：夫神者生之本，形者生之具也。神大用则竭，形大劳则敝。神形早衰，欲与天地长久，非所闻也。故人所以生者，神也；神所以托者，形也。神形离别则死，死者不可复生，离者不可复返。

——《养性延命录·卷上》

今且谈其正体，凡质象所结，不过形神。形神合时，是人是物；形神若离，则是灵是鬼。其非离非合，佛法所摄；亦离亦合，仙道所依。

——《答朝士访仙佛两法体相书》

夫人只知养形，不知养神，只知爱身，不知爱神。殊不知形者载神之车也，神去人即死，车败马即奔也。

——《遵生八笺·清修妙论笺》

【述评】

嵇康因获罪司马氏政权入狱，作《幽愤诗》，而此时他并没有想到自己将面临杀身之祸，所以他在诗的结尾处表达了若自己一旦脱离困境将远离尘世之意，即"采薇山阿，散发岩岫。永啸长吟，颐性养寿"。这是一种与山林为伴，与溪水同游的修身养性，自在天地之间，回归大自然的生活。嵇康终被司马政权所杀，但其《养生论》一直流传于今，被奉为经典。嵇康认为，人的精神和形体不可分离，形体和精神是相互依存，对立存在的。嵇康在《养生论》提出了神形的辩证关系："是以君子知形恃神以立，神须形以存。"认为神和形是相互对立、辩证统一的。故此，健康既要做到形体强健，又要保持精神的健全，形神共养，寿命才能得以延长，这才是健康的真谛。嵇康同时提出了具体的养生方法："故修性以保神，安心以全身，爱憎不栖于情，忧喜不留于意，泊然无感，而体气和平。"首先强调做到心理健康，既然形体是依赖精神而形成，精神凭借形体而存在，就要修身养性，陶冶性情，以保养自己的精神，安定心志来健全身体，做到淡泊宁静，抑制自己的欲望，进而达到体平气和，保持身体健康。我们可以把嵇康提倡的"保神"理解为少私寡欲，不因外界的悲喜而牵动自己的喜怒哀乐，即"不以物喜，不以己悲"，排斥外在的诱惑，保持心情的宁静祥和。"又呼吸吐纳，服食养身，使形神相亲，表里俱济也"，注重精神保养的同时，也要注意形体锻炼，使身心和谐健康发展，此为健康养生之本。导引、吐纳等中国古代的养生锻炼方法，对保持形体的健康是有益的，同时也可以适时地服用药物对身体的机能进行调理。只有做到"内修外养"精神和形体和谐一致，才是真正意义的健康养生。

养生有五难：名利不灭，此一难也；喜怒不除，此二难也；声色不去，此三难也；滋味不绝，此四难也；神虚精散，此五难也。

——《答〈难养生论〉》

【旁征】

惟人之生，与天地参，坤道成女，乾道成男。配为夫妇，生育攸寄，血气方刚，惟其时矣。成之以礼，接之以时，父子之亲，其要在兹。睠彼昧者，徇情纵欲，惟恐不及，济以燥毒。气阳血阴，人身之神，阴平阳秘，我体长春。血气几何，而不自惜，我之所生，翻为我贼。女之耽兮，其欲实多，闺房之肃，门庭之和。士之耽兮，其家自废，既丧厥德，此身亦瘁。远彼帷薄，放心乃收，饮食甘美，身安病瘳。

——《格致余论·色欲箴》

【述评】

"至于导养得理，以尽性命，上获千余岁，下可数百年，可有之耳！"在嵇康看来，神仙之事并非荒诞，通过合理养生可以做到。但为什么人间鲜有神仙？只因神仙之道践行起来困难重重，一般世俗之人望尘莫及。仅仅"养生五难"又难倒了多少养生路上的践行者？斯人已逝，《广陵散》绝矣，《养生论》却流传千古，嵇康之论仍似先觉之语以警醒后人。

附：嵇康养生二论

养 生 论

世或有谓神仙可以学得，不死可以力致者；或云：上寿百二十，古今所同，过此以注，莫非妖妄者。此皆两失其情。请试粗论之。

夫神仙虽不目见，然记籍所载，前史所传，较而论之，其有必矣。似特受异气，禀之自然，非积学所能致也。至于导养得理，以尽性命，上获千余岁，下可数百年，可有之耳。而世皆不精，故莫能得之。

何以言之？夫服药求汗，或有弗获；而愧情一集，涣然流离。终朝未餐，则嚣然[1]思食；而曾子衔哀，七日不饥。夜分而坐，则低迷思寝；

内怀殷忧，则达旦不瞑。劲刷理鬓，醇醴发颜，仅乃得之；壮士之怒，赫然殊观，植发冲冠。由此言之，精神之于形骸，犹国之有君也。神躁于中，而形丧于外，犹君昏于上，国乱于下也。

夫为稼于汤之世，偏有一溉之功者，虽终归于焦烂，必有一溉者后枯。然则一溉之益固不可诬[2]也。而世常谓一怒不足以侵性，一哀不足以伤身，轻而肆之，是犹不识一溉之益，而望嘉谷于旱苗者也。是以君子知形恃神以立，神须形以存，悟生理之易失，知一过之害生。故修性以保神，安心以全身，爱憎不栖于情，忧喜不留于意，泊然无感，而体气和平[3]，又呼吸吐纳，服食养身，使形神相亲，表里俱济也。

夫田种者，一亩十斛[4]，谓之良田，此天下之通称也。不知区种[5]可百余斛。田、种一也，至于树养[6]不同，则功效相悬。谓贾无十倍之价，农无百斛之望，此守常而不变者也。

且豆令人重，榆令人瞑，合欢蠲[7]忿，萱草忘忧，愚智所共知也。薰辛害目，豚鱼不养，常世所识也。虱处头而黑，麝食柏而香，颈处险而瘿，齿居晋而黄。推此而言，凡所食之气，蒸性染身[8]，莫不相应。岂惟蒸之使重而无使轻；害之使暗而无使明；薰之使黄，而无使坚；芬之使香而无使延哉！

故神农曰"上药养命，中药养性"者，诚知性命之理，因辅养以通也。而世人不察，惟五谷是见，声色是耽，目惑玄黄，耳务淫哇[9]，滋味煎其腑脏，醴醪鬻[10]其肠胃，香芳腐其骨髓，喜怒悖其正气，思虑消[11]其精神，哀乐殃其平粹。夫以蕞尔[12]之躯，攻之者非一途；易竭之身，而外内受敌。身非木石，其能久乎？

其自用甚者，饮食不节，以生百病，好色不倦，以致乏绝，风寒所灾，百毒所伤，中道皆夭于众难。世皆知笑悼[13]，谓之不善持生也。至于措身失理，亡之于微，积微成损，积损成衰，从衰得白，从白得老，从老得终，闷若无端。中智以下，谓之自然。纵少觉悟，咸叹恨于所遇之初，而不知慎众险于未兆。是由桓侯抱将死之疾，而怒扁鹊之先见，以觉痛之日，为受病之始也。害成于微，而救之于著，故有无功之治。驰骋常人之域，故有一切之寿。仰观俯察，莫不皆然。以多自证，以同自慰，谓天地之理，尽此而已矣。纵闻养生之事，则断以所见，谓之不然；其次狐疑，虽少庶几莫知所由；其次自力服药，半年一年，劳而未验，志以厌衰，中路复废。或益之以畎浍[14]，而泄之以尾闾[15]，欲坐望显报者；或抑情忍欲，割弃荣愿，而嗜好常在耳目之前，所希在数十年之后，又恐两失，内怀犹豫，心战于内，物诱于外，交赊相倾[16]，如此复败者。

夫至物微妙，可以理知，难以目识。譬犹豫章生七年，然后可觉耳。今以躁竞之心，涉希静之途，意速而事迟，望近而应远，故莫能相终。夫悠悠者既以未效不求，而求者以不专丧业，偏恃者以不兼无功，追术者以小道自溺。凡若此类，故欲之者万无一能成也。

善养生者则不然矣。清虚静泰，少私寡欲。知名位之伤德，故忽而不营，非欲而强禁也；识厚味之害性，故弃而弗顾，非贪而后抑也。外物以累心不存，神气以醇泊独著。旷然无忧患，寂然无思虑。又守之以一，养之以和，和理日济，同乎大顺。然后蒸以灵芝，润以醴泉，晞以朝阳，绥以五弦。无为自得，体妙心玄，忘欢而后乐足，遗生而后身存。若此以往，庶可与羡门[17]比寿、王乔[18]争年，何为其无有哉！

——《养生论》

【注释】

[1] 嚣（xiāo 肖）然：饥饿的样子。

[2] 诬：轻视。

[3] 泊然无感，体气和平：恬淡无欲，身体健康，气血调和。

[4] 斛：古代容量单位，十斗为一斛，多用于粮食。

[5] 区种：散播漫种的耕种方法。

[6] 树养：种植管理的方法

[7] 蠲（juān 捐）：去除。

[8] 蒸性染身：陶冶情志，改变形体。

[9] 淫哇：指低俗、淫荡的乐声。

[10] 鬻：损害。

[11] 消：通"销"，损伤，损害。

[12] 蕞（zuì 最）尔：小的样子。

[13] 笑悼：笑其不善养生而又哀其促龄。

[14] 畎浍（kuài 块）：田间用于排水的沟渠。

[15] 尾闾：海水归宿处。

[16] 交赊相倾：物质享受这样眼前的利益同养生延年这样长远的利益矛盾。交，近；赊，远。

[17] 羡门：古代传说中长寿之仙人。

[18] 王乔：长寿仙人王子乔。

答《难养生论》

养生有五难：名利不灭，此一难也；喜怒不除，此二难也；声色不去，此三难也；滋味不绝，此四难也；神虚精散，此五难也。五者必存，虽心希难老，口诵至言，咀嚼英华，呼吸太阳，不能不回其操，不夭其年也。五者无于胸中，则信顺日济，玄德日全，不祈喜而有福，不求寿而自延，此养生大理之所效也。然或有行踰[1]曾闵[2]服膺仁义，动由中和，无甚大之累，便谓人理已毕，以此自臧[3]，而不荡[4]喜怒，平神气，而欲却老延年者，未之闻也。或抗志希古，不荣名位，因自高于驰骛[5]；或运智御世，不婴[6]祸、故，以此自责，此于用身，甫与乡党龀齿者年同耳！以言存生，盖阙如也。或弃世不群，志气和粹，不绝谷茹芝，无益于短期矣。或琼粮[7]既储，六气并御，而能含光内观，凝神复朴，栖心于玄冥之崖，含气于莫大之涘[8]者，则有老可却，有年可延也。凡此数者，合而为用，不可相无，犹辕轴轮辐，不可一乏于舆[9]也。然人苦偏见，各备所患，单豹以营内致毙，张毅以趣外失中；齐以诚济西取败，秦以备戒狄自穷，此皆不兼之祸也。积善履信，世屡闻之，慎言语，节饮食，学者识之，过此以注，莫之或知。请以先觉语将来之觉者。

——《养生论》

【注释】

[1] 踰（yú 余）：同"逾"，越过。

[2] 曾闵：曾参、闵损。二人皆以孝行著称。

[3] 臧（zāng 脏）：善。

[4] 荡（dàng 荡）：去除。

[5] 驰骛（wù 悟）：奔走。骛，乱跑。

[6] 婴：围绕，缠绕。此处指遭受。

[7] 琼粮（hóu 喉）：精细米粮。琼，美玉；粮，干粮。

[8] 涘（sì 四）：水边。

[9] 舆：原指车厢，后亦指车、轿。

按：嵇康，字叔夜，三国魏人，博学多艺，崇尚老庄之学，"竹林七贤"居首，玄学代表人物。因"非汤武而薄周孔"获罪于司马氏政权，40 岁被杀害。其《养生论》倡导"形神相亲，表里俱济"，影响深远。后向秀作《难养生论》非之，故嵇康复作《答〈难养生论〉》，提出"养生有五难"之论。

寿 命 在 我

【原文】

若夫仙人以药物养身，以术数延命，使内疾不生，外患不入，虽久视不死，而旧身不改，苟有其道，无以为难也。……寿命在我者也，而莫知其修短之能至焉。……夫求长生，修至道，诀在于志，不在于富贵也；苟非其人，则高位厚货，乃所以为重累耳！何者？学仙之法，欲得恬愉淡泊，涤除嗜欲，内视反听，尸居无心。

——《抱朴子内篇·论仙》

【旁征】

夫禀气含灵，唯人为贵。人所贵者，盖贵为生。生者，神之本；形者，神之具。

——《养性延命录·序》

是以主性命者在乎人，去性命者亦在乎人，养性命者亦在乎人。修短寿夭，皆自人为。

——《素问病机气宜保命集·卷上》

【述评】

葛洪认为善于养生的人，首先要使自己的正气不衰，形神相卫，不伤不损。"致道"的途径有两点值得我们现代人认真研习，即"诀在于志"与"恬愉淡泊"，重在坚持与内养。现代人因世事侵扰，常难以形成执著的品质和恬淡的心境，而情绪与意志的松懈和放纵反过来会对健康产生不良影响。当代人目前最大的问题不是不懂养生之道，而是不能坚持践行。

【原文】

生，好物者也。是以道家之所至秘而重者，莫过乎长生之方也。

————《抱朴子内篇·勤求》

【旁征】

人之情，莫不恶死而乐生，告之以其败，语之以其善，导之以其所便，开之以其所苦，虽有无道之人，恶有不听者乎？

————《灵枢·师传》

夫陶冶造化，莫灵于人，故达其浅者，则能役用万物，得其深者，则能长生久视。知上药之延年，故服其药以求仙，知龟鹤之遐寿，故效其导引以增年。

————《抱朴子内篇·对俗》

道教与其他宗教如佛教、基督教、伊斯兰教等有一显著区别，就是重生恶死，认为长生可致。葛洪重视养生，其理论出发点即源出这一教义。

郭起华，欧阳建军．葛洪的养生学理论与方术述评．湖南中医学院学报，1993，13（4）：8～11.

长生不死的概念，在世界上其他国家没有这方面的例子，这种长生不死思想对科学具有难以估计的重要性。

李约瑟．中国科学技术史·第2卷·中国思想史．科学出版社、上海古籍出版社、1990：154.

【述评】

生命向来被认为是道家炼养的基础，葛洪提出的是一种以神功养生为内，儒术应世为外的养生观。中国文化自古以来，就一直涌动着一股强烈的生命意识，特别是儒家和道家讲的就是关于生命的学问，强调"贵生"。早期道教经典著作《太平经》认为"人之所贵者，生也"，在人与天地自然界的关系中，重要的还是如何维护人的生命："夫人者，乃天地之神统也。灭者，名为断绝天地神统，有可伤败于天地之体，其为害甚深，后亦天灭煞人世类也。"《太平经》并进一步引申"贵生"是一种社会行为方式，对其社会层面意义进行了阐述："夫人能深自养，乃能养

204

人。夫人能深自爱，乃能爱人。有身且自忽，不能自养，安能厚养人乎哉？有身且不能自爱而全形，谨守先人之祖统，安能爱人全人？"只有珍爱自己的生命才会珍惜别人的生命。我们不相信一个不爱自己的人会去关爱别人，一个不爱惜自己身体的人会关心别人的生命。孙思邈倡导"人命至重，有贵千金"，既是医德修养的至高原则，更是"贵生"思想的继承和发展。

【原文】

内修形神使延年愈疾，外攘邪恶使祸害不干。

籍众术之共成长生。

——《抱朴子内篇·微旨》

【旁征】

凡养生者，欲令多闻而体要，博见而善择，偏修一事，不足必赖也。又患好事之徒，各仗其所长，知玄素之术者，则曰唯房中之术，可以度世矣；明吐纳之道者，则曰唯行气可以延年矣；知屈伸之法者，则曰唯导引可以难老矣；知草木之方者，则曰唯药饵可以无穷矣；学道之不成就，由乎偏枯之若此也。浅见之家，偶知一事，便言已足，而不识真者，虽得善方，犹更求无已，以消工弃日，而所施用，意无一定，此皆两有所失者也。

——《抱朴子内篇·微旨》

若能游心虚静，息虑无为，服元气于子后，时导引于闲室，摄养无亏，兼饵良药，则百年耆寿是常分也。

——《养性延命录·序》

养生大要：一曰啬神，二曰爱气，三曰养形，四曰导引，五曰言语，六曰饮食，七曰房室，八曰反俗，九曰医药，十曰禁忌。

——《养性延命录·卷上》

葛洪的养生术是综合的，杂而多端的，认为既要外服金丹饵仙药，也要采以行气、宝精、导引与房中术。

郭起华，欧阳建军. 葛洪的养生学理论与方术述评. 湖南中医学院学报，1993，13（4）：8～11.

【述评】

葛洪提倡对前人的各种养生方术要兼收并取，反对偏修一事。葛洪的养生术是综合、多元化的，既要外服金丹饵仙药，也要采以行气、宝精、导引、房中术，必须"籍众术之共成长生"。陶弘景在著作中也多次提到虚静、息虑、服气、导引等各种方法，倡导养生应从日常起居、饮食、言语、医药保健、导引、呼吸吐纳等各个方面着手，全面养护。孙思邈亦引用此"十要"之术，认为养生应该"兼于百行"，灵活地运用各种养生方术，从服食药物、调节饮食、生活起居、运动、调神、修德等各方面关注人的身心健康。

附：葛洪养生专篇

极　言

或问曰："世有服食药物，行气导引，不免死者，何也？"

抱朴子答曰："夫吐故纳新者，因气以长气，而气大衰者，则难长也；服食药物者，因血以益血，而血垂竭者，则难益也。夫奔驰而喘逆。或欬[1]或满[2]，用力没体，汲汲短乏者，气损之候也；面无光色，皮肤枯腊，唇焦脉白，腠理萎瘁者，血减之证也。二证既衰于外，则灵根[3]亦凋于中矣。如此则不得上药，不能救也。凡为道而不成，营生而得死者，其人非不有气血也，然身中之所以为气为血者，根源已丧，但余其枝流也。譬犹入水之烬，火灭而烟不即息；既断之木，柯[4]叶犹生。二者非不有烟，非不有叶，而其所以为烟为叶者，已先亡矣。世人以觉病之日，始作为疾，犹以气绝之日，为身丧之候也。唯怨风冷与暑湿，不知风冷暑湿不能伤壮实之人也。徒[5]患体虚气少者，不能堪之，故为所中耳。何以较之？设有数人，年纪老壮既同，服食厚薄又等，俱造沙漠之地，并冒严寒之夜，素雪坠于上，玄冰结于下，寒风摧条而宵骇，欬唾凝沍[6]于唇吻，则其中将有独中冷者，而不必尽病也。非冷气之有偏，盖人体有不耐者耳。故俱食一物，或独以结病者，非此物之有偏毒也；钧[7]器齐饮而或醒或醉者，非酒势之有波此也；同冒炎暑，而或独以暍[8]死者，非天热之有公私也；齐服一药，而或昏瞑烦闷者，非毒烈之有爱憎也。是以冲风赴林，而枯柯先摧；洪涛凌崖，而拆隙首颓；烈火燎原，而燥卉前焚；龙椀[9]坠地，而脆者独破。由兹以观，则人之无道，体已素病，因风寒暑湿者以发之耳。苟能令正气不衰，形神相卫，莫能伤也。凡为道者，常患于晚，不患于早也。恃年纪之少壮，体力之方刚者，自没过差，百病兼结，命危朝露，不得大药，但服草木，可以差于常人，不能延其大限也。故仙经曰：'养身以不伤为本。'此要言也。神农曰：'百病不愈，安得长生？'信哉，斯言也！"

或问曰："所谓伤之者，岂非色欲之间乎？"抱朴子曰："亦何独斯哉？然长生之要，在乎还年之道。上士知之，可以延年除病，其次不以自伐者。若年尚少壮而知还年，服阴丹以补脑，采七液于长谷者，不服药物亦不失三百岁也，但不得仙耳。不得其术者，古人方[10]之于冰盃[11]之盛汤，羽苞之蓄火也。且又才所不逮而困思之，伤也，力所不胜而强举之，伤也，悲哀憔悴，伤也，喜乐过差，伤也，汲汲所欲，伤也，久谈言笑，伤也，寝息失时，伤也……阴阳不交，伤也。积伤至尽则早亡，早亡非道也。是以养生之方，唾不及远，行不疾步；耳不极听，目不久视；坐不至久，卧不及疲；先寒而衣，先热而解；不欲极饥而食，食不过饱；不欲极渴而饮，饮不过多。凡食过则结积聚，饮过则成痰癖。不欲甚劳甚逸，不欲起早起晚，不欲汗流，不欲多睡，不欲奔车走马，不欲极目远望，不欲多啖生冷，不欲饮酒当风，不欲数数沐浴，不欲广志远愿，不欲规造异巧，冬不欲极温，夏不欲穷凉，不露卧星下，不眠中见肩。大寒大热、大风大雾，皆不欲冒之。五味入口，不偏多。故酸多伤脾，苦多伤肺，辛多伤肝，咸多则伤心，甘多则伤肾。此五行自然之理也。凡言伤者，亦不便觉也，谓久寿损耳。是以善摄生者，卧起有四时之早晚，兴居有至和之常制，调利筋骨有偃[12]仰之方，杜疾闲邪有吞吐之术，流行荣卫，有补泻之法，节宣劳逸有兴夺之要。忍怒以全阴气，抑喜以养阳气。然后先将服草木以救亏缺，后服金丹以定无穷。长生之理，尽于此矣。若有欲决意任怀，自谓达识知命，不泥异端，极情肆力，不营久生者，闻此言也，昌风之过耳，电之经目，不足谕也。昌身枯于流连[13]之中，气绝于纨绮[14]之间，而甘心焉，安可告以养生之事哉？不惟不纳，乃谓妖讹也，而望彼信之，所谓以明鉴给矇瞽[15]，以丝竹娱聋夫也。"

——《抱朴子内篇·极言》

【注释】

[1] 欬："咳"的异体字。

[2] 满：胸闷不舒。满同"懑"，

[3] 灵根：此处指人的身体。

[4] 柯：斧柄。

[5] 徒：仅仅，只有。

[6] 冱（hù 互）：冻结。

[7] 钧：同"均"，平均，同等。

[8] 暍（yē 耶）：热。

[9] 椀：同"碗"。

[10] 方：比方。

[11] 盉：同"杯"。

[12] 偃：向后倒。

[13] 流连：耽于游乐而忘归。

[14] 纨绮：此处指奢侈浮华的生活。纨、绮，均指精美丝绸制品。

[15] 矇瞽：盲人。

按：葛洪，字稚川，自号抱朴子。晚年著有《抱朴子》内、外篇，其论养生延年，多有可取之处。提出"治身养性，务慎其细"至理之言。

我命在我不在天

【原文】

夫禀气含灵，惟人为贵，人所贵者，盖贵于生，生者神之本，形者神之具。神大用则竭，形大劳则敝。若能游之虚静，息虑无为，候元气于子后，时导引于闲室，摄养无亏，兼饵良药，则百年耆寿是常分也。如恣意以耽声色，役智而图富贵，得丧萦于怀抱，躁挠未能自遣，不拘礼度，饮食无节，如斯之流，宁免夭伤之患也。

——《养性延命录·序》

【旁征】

从这段话中，我们看不到神仙家的荒诞怪论，却显示了一位医学家对待养生的严肃态度。这是难能可贵的。《养性延命录》陶弘景通过采撷前人养生要语，实际上也反映了他自己的养生观，表达了他对生的追求以及"我命在我不在天"的求生信仰。

林思桐. 南朝养生家陶弘景. 体育文史, 1991, (1): 50~52.

【述评】

陶弘景，字通明，自号华阳隐居。丹阳秣陵（今南京）人。齐梁时期的道教理论家兼医学家和气功家。著述宏富，仅所著气功养生方面的专著就有若干种，如《养性延命录》《导引养生图》《养生经》等。可惜后两部书早已亡佚，唯有《养性延命录》及《真诰》等书尚存。

陶弘景认为生命最为珍贵，将保全生命成为生活的必然。生命包括"神"与"形"两部分，只有形神兼备才可称之为健康。养生关注的不只是外在起居饮食，更重要的是内心的恬淡虚静。人的欲望是无止境的，生命不在于外延，而在于内展，心灵的修养才是养生的关键。

现代人越来越多地面临诸多现实问题的冲击，如无休止的竞争引发的越来越重的压力。外界环境并不像想象中的那么热切而美好，相反现代人不仅面临着一般意义上人生所遭遇的痛苦（如疾病、老死）、灾难（意外的不幸）、挫折，也面临着现代生活带给人们不和谐的状态，表现为人的自身、人与社会、人与自然的不平衡、不健康、不正常。正因为如此，当今世界才会高发"亚健康""过劳死"等社会现象。而陶弘景的观念为我们揭示：自我对生活的良好把握、对心灵的及时反省才是健康之道。

【原文】

人生而命有长短者，非自然也，皆由将身不谨，饮食过差，淫逸无度，忤逆阴阳，魂神不守，精竭命衰，百病萌生，故不终其寿。

我命在我不在天。但愚人不能知此，道为生命之要，所以致百病风邪者，皆由恣意极情，不知自惜，故虚损生也。辟如枯朽之木，遇风即折，将崩之岸，值水先颓。今若不能服药，但知爱精节情，亦一二百年寿也。

重衣厚褥，体不堪苦，以致风寒之疾；厚味脯腊，醉饱厌饫，以致聚结之病。美色妖丽，嫔妾盈房，以致虚损之祸。淫声哀音，怡心悦耳，以致荒耽之惑。驰骋游观，弋猎原野，以致发狂之失；谋得战胜，兼弱取乱，以致骄逸之败；盖圣贤或失其理也。然养生之具，譬犹水火，不可失适，反为害耳。

人不知道，径服药损伤，血气不足，肉理空疏，髓脑不实，内已先病，故为外物所犯，风寒酒色以发之耳。若本充实，岂有病乎！

——《养性延命录·卷上》

【旁征】

陶弘景高举"我命在我不在天"的道教生命哲学大旗，认为人之夭寿、性命长短操之在我。修道之人如果平时能加强身心修养，注重生活禁忌，善于运用各种手段、方法进行调整，就能使身心处于健康状态，防止疾患萌生。

盖建民. 陶弘景《养性延命录》医学养生思想探微. 江西中医学院学报，2003，15（2）：23～25.

人体的强壮或衰弱，长寿或短命，其原因应归于人自身，这是陶弘景反复强调的观点……在当时的历史条件下，观察人的生老病死，能坚持"强弱寿夭，人也"的观点是很不容易的。何况直至今日，还有人将其归结为上帝的安排，神和命运的安排。

赵友琴. 我命在我不在天——读陶弘景《养性延命录》. 医古文知识，1994，1：36～39.

世言服灵丹，饵仙药，白日而轻举者，但闻而未见也。至于运气之术，甚近养生之道，人禀气血而生。故《摄生论》云："摄生之要，能依而行之，则获安乐；若行其妙，亦长生之可觊，今著其歌于下。"可以讲陶弘景对白日飞升神仙是不相信的。但对"运气之术，甚近养生之道，人禀气血而生"，陶祖讲"运气之术"，也可以讲是道家"内丹术"的炼气思想概括。陶祖告诫我们"若行其妙"，即坚持修炼道家"内丹术"定能"获安乐"。"长生之道在于行气"，"行气治百病"，这是"能依而行之"的真正"养生之道"。陶祖序言只有72个字，字里行间一点也没有造神，而是充满着唯物主义的养生思想，这是很难能可贵的。

萧志才. 陶弘景《卫生歌》略解（上）. 现代养生，2001，11：45～46.

陶弘景坚持积极的养生观念，不落入空洞虚无的思想中，把握主动的养生理念，强调人的主体性与能动性，符合现代养生思想。同时，他表达了预防于对抗疾病时的重要性。就生活方式而言，现代人拥享着获得幸福的钥匙，比前人更加的独立与自由，彰显着人作为生命主体的主动性。但许多现代人由于违背天地阴阳四时的变化规律，起居无常，饮食不节，情志失控，纵欲无度等，招致身体虚损，精气耗竭，促使夭折短命。这些都是人们自身主观原因造成的。而把握健康钥匙的人永远是自己，心理健康的本质是现代科学世界中的人文关怀，是人对自身生活质量的关注。

南北朝时，因受晋代葛洪《抱朴子》的影响，盛行外丹术，意图炼服丹药，以求长生不老。而陶弘景主张内养，练气功以求长生，这是当时养生思想和方法的变革，此后内丹养生逐渐兴起。变被动的"服石"为主动的"行气"，突出了人在健康养生方面的能动性，提升了养生与健康的内涵，更合老庄旨趣。

司马承祯论养生

【原文】

神　仙

人生时禀得灵气，精明通悟，学无滞塞，则谓之神。宅神于内，遗照于外，自然异于俗人，则谓之神仙。故神仙亦人也，在于修我灵气，勿为世俗所沦污，遂我自然，勿为邪见所凝滞，则成功矣。

斋　戒

斋戒者，非蔬茹饮食而已；澡身者，非汤浴去垢而已。盖其法在乎节食调中，磨擦畅外者也。夫人禀五行之气，而食五行之物，实自胞胎有形。已呼吸精血，岂可去食而求长生！但世人不知休粮服气是道家之权宜，非永绝食粒之谓也。故食之有斋戒者，斋乃洁净之务，戒乃节约之称。有饥即食，食勿令饱，此所谓调中也。百味未成熟勿食，五味太多勿食，腐败闭气之物勿食，此皆宜戒也。手常摩擦皮肤温热，熨去冷气，此所谓畅外也。久坐、久立、久劳、久役，皆宜戒也。此是调理形骸之法，形坚则气全，是以斋戒为渐门[1]之首矣。

安　处

何谓安处？曰：非华堂邃宇[2]、重裀[3]广榻之谓也。在乎南向而坐，东首而寝，阴阳适中，明暗相半。屋无高，高则阳盛而明多；屋无卑，卑则阴盛而暗多。故明多则伤魄，暗多则伤魂。人之魂阳而魄阴，苟伤明暗，则疾病生焉。所谓居处之室，尚使之然，况天地之气，有亢阳之攻肌，淫阴之侵体，岂可不防慎哉！修养之渐，倘不法此，非安处之道。术曰：吾所居室，四边皆窗户，遇风即阖，风息即开，吾所居座，前帘后屏，太明则下帘，以和其内暗；太暗则卷帘，以通其外耀[4]。内以安心，外以安目，心目皆安，则身安矣。明暗尚然，况太多事虑，太多情欲，岂能安其内外哉！故学道以安处为次。

存　想

存，谓存我之神；想谓想我之身。闭目即见自己之目，收心即见自己之心。心与目皆不离我身，不伤我神，则存想之渐也。凡人目终日视他人，故心亦逐[5]外走；终日接他事，故目亦逐外瞻。营营[6]浮光，未尝复照，奈何不病且夭耶！是以归根曰静，静曰复命，成性存存，众妙之门。此存想之渐，学道之功半矣。

坐　忘

坐忘者，因存想而得，因存想而忘也。行道而不见其行，非坐之义乎？有见而不行其见，非忘之义乎？何谓不行？曰：心不动故。何谓不见？曰：形都泯[7]故。或问曰：何由得心不动？天隐子默而不答。又问：何由得形都泯？天隐子瞑[8]而不视。或者悟道而退，曰：道果在我矣！我果何人哉！天隐子果何人哉！于是彼我两忘，了无所照。

——《天隐子养生书》

[1] 渐门：气功养生之法，包括斋戒、安处、存想、坐忘、神解五种。

[2] 邃（suì 遂）宇：深远的住处。

[3] 重裀（yīn 因）：厚软的坐席，床褥。

[4] 耀：光明，光亮。

[5] 逐：追求。

[6] 营营：忙碌状。

[7] 泯（mǐn 闵）：尽，消灭。

[8] 瞑：闭上眼睛。

【旁征】

肾有久病者，可以寅时面向南，净神不乱思，闭气不息七遍，以引颈咽气顺之，如咽甚硬物。如此七遍后，饵舌下津无数。

——《素问遗篇·刺法论》

司马承祯所著《坐忘论》曰："夫人之所贵者，生也，生之所贵者，道也。故养生者慎勿失道，为道者慎勿失生，使道与生相守，生与道相保，二者不相离，然后乃长久。言长久也，得道之质也。"他认为在道教信仰中，人的生命是最可宝贵的，所谓"道"，就是在养生的基础上致长生，将长生视为信仰的核心。因此，人生最大目标应该是努力去养护、珍惜、发展生命本身，将身体的养护发展置于一个极高的价值尺度之上。

付笑萍．司马承祯《坐忘论》的养生观．中国道教，2006，（2）：44～45.

"《易》有渐卦，道有渐门。人之修真达性，不能顿悟，必须渐而进之，安而行之，故设渐门，观我所入，则道可见矣。"在炼养方面，司马承祯倡行以渐法入道。他认为修性练功，可以通过循序渐进的方法进行，以臻于大悟之境。他的这一思想，在其著作《天隐子》中有着充分的体现。

耶磊．从《天隐子》看司马承祯的炼养思想．气功，2000，21（6）：370～371.

《坐忘论》曰："心不受外，名曰虚心。心不逐外，名曰安心。心安而虚，则道自来止。"心不受外来干扰，就叫做虚静。心不追逐外物，就叫做安心。心灵既安定又虚静，那么"道"就自然栖止于你的心间。道教历来认为修真养性的关键，在于保持内心的安适与虚静。尘世中人，自有生以来受到外界的各种影响、干扰，乃至诱惑，就有了所谓的主观意识和形形色色的欲望、追求，此中相当一部分是有悖于"道"的，它往往会形成人的心理扭曲，给人们带来无尽的烦恼。

马洁身，赵曦. 浅议《庄子》的"坐忘"思想——兼及司马承祯的《坐忘论》. 中国道教，2008，2：58～59.

坐忘要求人们"遗形忘我"，"因存而忘"。坐忘的关键，主要在一个"忘"字，如何做到忘，那就是存想。把存想与坐忘结合起来，是对中华传统养生的一大贡献，亦符合《天隐子养生书》"渐"的思想。

刘霖. 司马承祯生平与其养生思想探析. 中医研究，2007，20（1）：53～55.

"坐忘"的精髓在于"离形去知，同于大通"。只有摆脱了"形"（自我形体）和"知"（真伪混淆的所谓知识）的羁绊，才能臻于明道。

马洁身，赵曦. 浅议《庄子》的"坐忘"思想——兼及司马承祯的《坐忘论》. 中国道教，2008，2：58～59.

【述评】

唐代高道司马承祯，字子微，法号道隐，隐于天台山，自号天台白云子，主要养生著作有《坐忘论》和《天隐子养生书》。他秉承老庄思想，以"道"为核心，同时吸取了佛教的止观、禅定学说和传统儒家关于内心修养的方法，以阐发道教静心坐忘的修真理论。认为人若要修真得道，在于"修心"。"修心"的关键又在于主静。只有保持内心的绝对平静才能得道而萌发智慧。司马承祯修心、主静的养生思想对后来的理学亦有一定影响。

他在《天隐子养生书》中主张养生家修真达性，不能顿悟，必须循次渐进，安然而行。具体方法可以分为五个步骤，即"斋戒"、"安处"、"存想"、"坐忘"、"神解"。认为只要"遂我自然"、"修我虚气"，就能修道成仙，达到"与道冥一，万虑皆遗"的境界。养生不是朝夕之事，健康亦不能短期而获，关键在于循序渐进，贯穿于生活的细节之处。

"坐忘"源自庄子，通过内求于心而达到物我两忘、形神一体的和谐境界，即"道"的境界，反映出我国传统文化的独特性，当然也包含着重要的心身统一观。"坐忘"在于通过"坐"的沉思默想，进入"忘"的境界。达到"解心释神"与"致道"的终极目标，所谓"解心释神"，就是需要我们从自我的内心深处自觉地解脱与自然本性无关的诸多精神上的烦恼；而"致道"则是怀着一颗透明澄澈的心，以求道德上的升华，最终达到"逍遥"的至高境界。

心灵的坚守对于生命尤为重要，心灵主宰着我们的思维情志和精神意识，主导着我们身体的行为准则和日常活动，所以心受累，体亦衰。

对自由的渴望来源于人类心灵深处的诉求，而我们却常常因为羁绊于欲望权色疏忽或者误解了自由。我们往往过多地关注名利、地位，在努力提升社会地位和所谓自身价值的同时，也容易陷入迷失彷徨，从而产生悲观失望，甚至抑郁。真正的健康来源于人与社会的和谐，在追求社会价值的同时也不能忽视心灵的诉求。

司马承祯作为一名道士与养生家，将"道"与"生"的理念完美结合，使之成为和谐统一的整体。"生"作为"道"的载体，被置于显著位置。"生"的品质提升"道"的价值，而"道在养生"也成为"道"与"生"关系最精辟的注解。

作为现代人，我们追求高品质健康的生活，但前提应是人与他物的和谐。我们姑且可以把"道"理解成精神的信仰，那么"生"与"道"的关系就可以理解为人与自我内心的关系。生命依赖于心灵的追求，而健康就在于人与精神的和谐发展。

药王孙思邈论"养性"

【原文】

夫养性者，欲所习以成性，性自为善，不习无不利也。性既自善，内外百病皆悉不生，祸乱灾害亦无由作，此养性之大经也。善养性者，则治未病之病，是其义也。故养性者，不但饵药餐霞，其在兼于百行。百行周备，虽绝药饵足以遐年。德行不克，纵服玉液金丹未能延寿。故夫子曰：善摄生者，陆行不遇虎兕，此则道德之祜也，岂假服饵而祈遐年哉。圣人所以药饵者，以救过行之人也。故愚者抱病历年而不修一行，缠痾没齿终无悔心。此其所以歧和长逝，彭聃永归，良有以也。嵇康曰：养生有五难。名利不去为一难，喜怒不除为二难，声色不去为三难，滋味不绝为四难；神虚精散为五难。五者必存，虽心希难老，口诵至言，咀嚼英华，呼吸太阳，不能不回其操不夭其年也。五者无于胸中，则信顺日跻，道德日全，不祈善而有福，不求寿而自延。此养生之大旨也。

——《备急千金要方·养性》

【旁征】

执道者，德全；德全者，形全；形全者，神全；神全者，圣人之道也。

——《庄子·天地》

是以志闲而少欲，心安而不惧，形劳而不倦，气从以顺，各从其欲，皆得所愿。故美其食，任其服，乐其俗，高下不相慕，其民故曰朴。是以嗜欲不能劳其目，淫邪不能惑其心，愚智贤不肖不惧于物，故合于道。所以能年皆度百岁而动作不衰者，以其德全不危也。

——《素问·上古天真论》

罪莫大于淫，祸莫大于贪，咎莫大于谗。此三者，祸之车，小则危身，大则危家。

——《养性延命录·卷上》

怒甚偏伤气，思多太损神。

神疲心易役，气弱病来侵。

勿使悲欢极，常令饭食均。

再三防夜醉，第一戒晨嗔。

亥寝鸣天鼓，晨兴漱玉津。

妖邪难犯己，精气自全身。

若要无疾病，常当节五辛，

安神宜悦乐，惜气保和纯。

寿夭休论命，修行本在人。

若能遵此理，平地可朝真。

——《寿世青编·孙真人养生铭》

【述评】

唐代医学泰斗孙思邈，京兆华原（今陕西耀县）人。其人道德清高，博学多识，长于文、史、哲及术数等，被皇帝赐以"真人"之称。因医德高尚，医术精湛，在民间有广泛的影响，人称"药王"。晚年完成两部医学巨著《备急千金要方》30卷、《千金翼方》30卷。《备急千金要方》专设《养性篇》论述养生。孙氏明养生之理，行养生之道，终年140岁高龄。故其论养性堪为养生至理。

中国传统思想注重人的道德修养，常把修养造诣极高之人称为君子，并常常将君子与健康长寿相提并论，语云：情深不寿，强极则辱，谦谦君子，温润如玉。这是对道德与健康二者关系的一种高度概括。我们现实生活中遇到的很多问题，大多与不能自觉控制自己的欲望有关，以致引发生活糜烂、行贿受贿等各种社会问题。所以品德修养不仅仅是个人问题，更是一个备受关注的社会问题。孙氏强调修身养性，恬淡寡欲不为物累，在今天仍对我们的养生保健具有借鉴和指导意义。只有修身养性，从道德上提升自己、完善自己，才能使人们远离来自于财富、地位、物质享受的诱惑。从社会层面上来说，提升个人的道德修养，也是提升社会道德的必由之路。我们身处一个物欲横流的时代，该如何抵御来自各方面的诱惑？但愿药王的养性之论能让我们萦怀于心或似警钟长鸣。

【原文】

养性之道常欲小劳但莫大疲及强所不能堪耳。且流水不腐，户枢不蠹，以其运动故也。养性之道，莫久行久立久坐久卧久视久听。盖以久视伤血，久卧伤气，久立伤骨，久坐伤肉，久行伤筋也……故善摄生者，少思，少念，少欲，少事，少语，少笑，少愁，少乐，少喜，少怒，少好，少恶。行此十二少者，养性之都契也……至于居处不得绮靡华丽，令人贪婪无厌，乃患害之源。但令雅素洁净，无风雨暑湿为佳。衣服器械，勿用珍玉金宝，增长过失，使人烦恼根深。厨膳勿使脯肉丰盈，常令俭约为佳。然后行作鹅王步，语作含钟声，眠作狮子卧（右胁着地，坐脚也），每日自咏歌云，美食须熟嚼，生食不粗吞，问我居止处，大宅总林村。胎息守五脏，气至骨成仙。又歌曰：日食三个毒，不嚼而自消。锦绣为五脏，身着粪扫袍。

修心既平，又须慎言语。凡言语读诵常想声在气海中（脐下也）。每日初入后，勿言语读诵，宁待平旦也。且起欲专言善事，不欲先计较钱财。又食上不得语，语而食者，常患胸背痛。亦不用寝卧多言笑，寝不得语言者，言五脏如钟磬，不悬则不可发声。行不得语，若欲语须住乃语，行语则令人失气。冬至日，只可语不可言。自言曰言，答人曰语。言有人来问，不可不答，自不可发言也，仍勿触冷开口大语为佳。言语既慎，仍节饮食。是以善养性者，先饥而食，先渴而饮；食欲数而少，不欲顿而多，则难消也。常欲令如饱中饥，饥中饱耳。

——《备急千金要方·道林养性》

【旁征】

五脏所恶：心恶热，肺恶寒，肝恶风，脾恶湿，肾恶燥，是谓五恶……五味所禁：辛走气，气病无多食辛；咸走血，血病无多食咸；苦走骨，骨病无多食苦；甘走肉，肉病无多食甘；酸走筋，筋病无多食酸。是谓五禁，无令多食……五劳所伤：久视伤血，久卧伤气，久坐伤肉，久立伤骨，久行伤筋，是谓五劳所伤。

——《素问·宣明五气》

孙氏把养生的理论和方法，付之于人们自己的生活实践中去，使之日久，习惯成自然，成为人们生活中不可或缺的心理与行为。养性的目的是为了预防疾病，保养生命，祛病延年。"善养性者，则治未病之病"，养性要求人们从小养成良好的生活习惯，不暴饮暴食，不酗酒，不纵情恣欲，要经常活动，锻炼身体。衣服要随气候变化而增减。生活有规律，随四时气候变化安排作息时间，不生妄念，以劳心劳神。使情绪安定，以保持身心健康等，这些内容与养生无异。

严善馀，卢生远．试论孙思邈的养生学术思想．中国自然医学杂志，2003，5（1）：44～45．

凡物顺则死，逆则活。鱼无不逆水而上，虽致细之鳞，遇大水亦抢而上，力不胜则稍随水而下，力定复上；禽鸟亦多逆风而飞。人亦如此，饱暖安乐，纵情恣意，如是夭折者多矣！使辛苦忧畏，拂乱心志，能谨畏无意外事，可以永年。孙思邈论养性以忧畏为本，其言反复甚切，所谓五行不顺行者亦此事也。

——《猗觉寮杂记·卷上·顺逆》

【述评】

任何时候，不好的生活习惯都是健康的杀手，而健康的生活习惯则让生命受益。所以，健康更取决于习惯，来自于日常生活的点点滴滴。既然生活习惯时时刻刻影响着我们的健康，那么养生就是不断塑造和提升良好日常起居习惯的过程。习惯的塑造取决于我们的生活态度、人生理念。如果认知合理，自我调控有效，就会身心和谐，并容易形成良好的人际关系，也就更容易获得健康与快乐。

魏晋隋唐养生现代研究论文选录

魏晋玄学养生初探

所谓魏晋玄学，乃是魏晋时期的一种哲学思潮，是一种本性之学。它主要是深入探讨事物乃至整个宇宙的内在本性，带有理性主义的味道。从哲学上看，玄学基本上回答了两个大的问题，即宇宙的本性和人的本性，以及两者之间的相互关系。就人的本性而言，玄学提出了人的自然本性的问题，即认为人的本性是自然的与生俱有的东西。因此提出人的活动与人类社会活动，都不应当违背人的自然本性，而应当顺应人的自然本性。这一理论倾向正好与传统的道家养生思想合拍，从而形成了魏晋时期的"玄学养生"。魏晋玄学养生大致经历了四个发展阶段，从"正始玄学"开始，中间经过"竹林玄学"和"西晋玄学"的发展，最后到"东晋玄学"时结束，完成了整个魏晋玄学养生体系。下面我们沿着这一发展线索，去寻找各自养生的代表人物。

一、正始玄学养生的代表——王弼

王弼（226—249年），字辅嗣，山阳高平人（今山东金乡县）。王弼寿年不高，但著述颇丰，见于史籍记录的就有十种之多。他的养生思想和主张，几乎都散见于这些著述之中。

首先，王弼提出了"静以养生"的主张。王弼认为，在养生活动中，静应该是绝对的，动则应是相对的。这是因为静是动的本源。"凡动息则静，静非对动者也；语息则默，默非对语者也"（《易·复》注）。既然动生于静，那么最终当然应归于静。故王弼说：凡有起于虚，动起于静。故万物虽并动作，卒复归于"虚静"（《老子》16 章注）。又说："夫静为躁君，安为动主也"（《易·恒》注）。王弼认为，养生中的静之所以重要，那是因为它与本体虚静无为的常态相一致。当人体处于虚静状态时，就不自觉地发挥了本体"无"的作用，从而完善了自身。所以他说："静则全物之真"（《老子》45 章注）。在现代气功学中，认为人体只要进入一个高度的纯净状态，就能充分调动和发挥人体的生命潜能，以阻止病兆的发生。这一结论正好验证了王弼静养理论的科学性。

当然，王弼在肯定静以养生的同时，并没有完全否定运动的作用。他曾说："夫能辉光日新其德者，唯用刚健笃实也"（《易·大畜》注）。只不过王弼认为，运动乃是变化的现象，而至静才是本体的真实。"守静，物之真正也"（《老子》章注）。所以他说："动复则静，行复则止，事复则止，事复则无事也"（《易·复卦》注）。可见，王弼对静的认识是：动是静的现象，静是动的根本，动静不可分离，但并不相互对立。因此，在人的养生活动中，他强调的是"以静制动"、"动静有适"。

其次，王弼提出了"返璞归真"的修养理论。返璞归真是现代气功养生的一个重要法则。王弼曾对这一养生法则有过自己的见解。他说"朴之为物，以无为心也，故将得道，莫若守朴"（《老子》三十二章注）。何为朴？朴就是要求人们绝圣智、寡私欲。"故见素朴以绝圣智，寡私欲以弃巧利"（《老子指略》）。王弼曾说："我之所欲唯无欲，而民亦无欲而自朴也"（《老子》五十七章注）。又说"不尚贤能，则民不争；不贵难得之货，则民不为盗；不见可欲，则民心不乱"（《老子》二十七章注）。"故不攻击为也，使其无心于为也；不害其欲也，使其无心于欲也。谋之于未兆，为之于未始，如斯而已"（《老子指略》）。一句话，即用"无"去克服人的各种欲望，去阻止人的贪欲和邪念。

那么，"无"是什么呢？"无"就是顺应万物自然。王弼说"道不违自然，乃得其性，法自然也。法自然者，在方而法方，在圆而法圆，于自然无所违也"（《老子》二十五章注）。效法自然，就能返璞归真；返璞归真，就健康长寿。这就是王弼所倡导的养生模式。

二、竹林玄学养生的代表——嵇康

嵇康（224—263 年），字叔夜，安徽宿县人，魏晋时的文学家、思想家、音乐家。他崇尚老庄，讲究养生之道，著有《养生论》《答难养生论》《宅无吉凶摄生论》等养生论文，其主要理论是：

1. 保神养生　嵇康认为，精神因素会改变人体的正常生理功能。他说："服药求汗，或有弗获；愧情一集，涣然流离。终朝未餐，嚣然思食；曾子衔哀，七日不饥"（《养生论》）。吃发汗药未必能有汗，而愧悔之情却能使人汗流浃背；一天不吃饭就会感到饥饿，而过度悲哀的曾子，七天不食也不觉饥。这些都是因为精神在起作用，所以养生要注意"保神"，注意情绪的健康。嵇康说："喜怒悖其正气，思虑销其精神，哀乐殃其平粹"（《养生论》）。他指出养生应是"清虚静泰，少私寡欲，旷然无忧患，寂然无思虑"。既不"争巧于荣辱之间"，也不以"嗜欲为鞭策"，更不"以酒色为供养"（《答难养生论》）。嵇康在《答难养生论》中曾明确提出了养生当克服"五难"的问题。哪五难？"名利不灭，此一难也；喜怒不除，此二难也；声色不去，此三难也；滋味不绝，此四难也；神虚精散，此五难也。"嵇康认为，五难不除，难以养生。而这五难主要都是从精神方面着眼的，可见嵇康是很强调保神养生的。

2. 重视养形　嵇康在提出保神养生的同时，也提出了养生要注意养形的问题，指出应该"形神相亲，表里相济"（《养生论》），这体现了一种辩证的养生态度。嵇康的形体修养理论有三点：一是要求注意生活起居。比如在饮食上嵇康说："所食之气，蒸性染身，莫不相应"（《宅无吉凶摄生论》）。指出不同的食物有不同的营养成分，因此要注意食物的搭配。嵇康又说"饮食不节，以生百病。"指出营养过剩亦不符合养生之道。"以不得逾时之命，而将养有过倍之隆。温肥者早终，凉瘦者迟竭，断可谓矣。"又如在起居上嵇康说："风寒所灾，百寿所伤。"指出"夫多饮而走，则为胆支；数行而风，则为痒毒；久居于湿，则要病偏枯；好内不息，则昏丧文房。"告诉人们，"如此之类，灾之所由来，寿之所以去"。强调了起居的重要性。二是提倡采用一些自我锻炼的方法。比如"呼吸吐纳，服食养生"等等（《养生论》）。三是提出防患未然。嵇康在《养生论》中指出，人体的衰亡是一个积少成多，积小成大，由量变到质变的过程。如果"措身失理，亡之于微。积微成损，积损成衰，从衰得白，从白到老，从老得终"。因此他要求人们应明白"害成于微，而救之于著"的道理，从而做到"慎众险于未兆"。嵇康指出，只有那些"见性命之所宜，知祸福之所来，故求之实而防之信"的人，才是真正善于养生的人。

3. 服食药物 嵇康认为，养生除注意保神，重视养形以外，还应该服食药物，以求延年益寿。他曾说："流泉甘醴，琼蕊玉英，金丹石菌，紫芝黄精。皆众灵会精，独发奇生"（《养生论》）。因此，如果养生中能辅以这些药物，便能使人"贞秀难竭，和气冲盈，澡雪五脏，疏彻开朗"，还能"练骸易气，染骨柔筋，涤垢泽秽，志凌青云"，从而成仙得道。对于嵇康所倡导的服食药物的理论，我们应该辩证地认识。一方面要看到这一理论确有积极意义，主要表现在促进了中国古代对抗衰老药物的研究，并给后世留下了这方面的丰富遗产；另一方面也应看到它在当时的消极影响也是很大的，主要是培养了人们对抗衰老药物的过度依赖心理，甚至达到了迷信的程度，以至所谓的"金丹大药"到处泛滥，结果使许多无辜的人由于药物中毒而白白丧失了性命，出现了"华山之下，白骨如蟒"的惨相（《颜氏家训·养生》）。这是我们在介绍嵇康药物养生理论时所必须指出的。

三、西晋玄学养生的代表——郭象

郭象（252—312 年），字子玄，河南人。郭象是西晋时期的一位重要的玄学家，他的主要活动是在西晋王朝后期。在哲学上，郭象继裴頠之后，全面阐发了《崇有论》的学说。他所作《庄子注》，实际多与庄子原意不合，而是以注《庄》形式，阐发自己的哲学思想，建构自己的理论体系，由此构成了与正始和竹林时期玄学不同的风格和特点。在养生上，郭象首先提出了"性命之说"：何曰性？自然耳，故曰性（《庄子·山木》注），因此郭象说："性各有分，故知者守知以待终，而愚者抱愚而至死，岂有能中易其性者也"（《庄子·齐物论》注）。又说："性之所能，不得不为也；性所不能，不得强为，故圣人唯莫之制，则同焉皆得，而不知所以得也"（《庄子·外物》注）。这就是说"性"是不可改变的，事物一旦产生，就具有某种不变的"性"。而这种不变的"性"，正是自然所给予的。因此，"性"是事物自身之所有。改变了"性"，也就改变了事物。故人的养生，其关键就在于养"性"。怎么养？当然是任其自然。"是以善养生者，从而任之"（《庄子·达生》注），因为"天性所受，各有本分，不可逃，亦不可加"（《庄子·养生主》注），所以郭象的养生主张是："师其天然，而去其过分"（《庄子·逍遥游》注）。所谓"去其过分"，就是"节欲养生"。郭象说："人生而静，天之性也；感于物而动，性之欲也。物之感人无穷，人之逐欲无节，则天理灭矣"（《庄子·大宗师》注）。因此他认为最好的养性就是："淡然无欲，乐足于所受，不以侈靡为贵，而以道德为荣"（《庄子·则阳》注）。指出"师夫天然而去其过分，则大隗（道）至也"（《庄子·徐无鬼》注）。

关于"命"，郭象说："不知其所以然而然，谓之命"（《庄子·寓言》注）。这里的"命"，与气功学中通常所说的"命"，含义有所不同。气功学中的"命"，一般指精与气。如明人陆潜虚《玄肤论》说："命，则精与气也。"而郭象所说的"命"，则含有命运的意思，带有一定的不可知性。他说："我之生也，非我生也，则一生之内，百年之中，其坐起行止，动静取舍，情性知能，凡所有者，凡所为者，凡所遇者，皆非我也"（《庄子·德充符》注）。认为"我之生也，乃自然而生"。因此，一生之内所遇所不遇都不是我能决定的。谁决定呢？命。"死与生皆命也"（《庄子·大宗师》注）。人只有顺从命运安排而不能改变它。所以郭象的养生主张始终是"任之而自然也"，表现出一种消极保守的养生态度。

其次，在养生理论上郭象提出了"生死气化"之说。郭象说："若身是汝有者，则善恶死生，当制之由汝。今气聚而生，汝不能禁也；气散而死，汝不能止也。明其委结而自成耳，非汝有也。气自委结而蝉蜕也"（《庄子·大宗师》注）。认为人的形体的产生与消亡都是气化的结果，气聚而生，气散而亡。

气是什么？气是一种本来就有的物质。郭象说："殊气自有，故能常有。若本无之而由天赐，则有时而废"（《庄子·知北游》注）。殊气，即四时之气。指出四时之气虽有不同，但非天之所赐，它同其他任何个别存在物一样，也是本来就有的物质，是产生世界万物及人类的根源。"变化种数不可胜计。此言一气而万形，有变化而无死生"（《庄子·则阳》注）。就是说，万物虽有不同形态，但都是由气转化而来的，气是万物生成与演化的根源和基础。它自身尽管可以变化万千，但本身却没有生死，既不能被创造，也不能被消灭。这一理论不仅说明了气是无限的、永恒的物质，而且强调人和物都是同一气化的结果。所以郭象说："然有聚散隐显，故有出入之名"（《庄子·至乐》注）。指出人的生与死，乃是气聚散隐显的结果。正因为一切都与气发生关系，因此养生当然要养气，"故纳养而命续"（《庄子·庚桑楚》注）。

四、东晋玄学养生的代表——张湛

张湛，字处度，高平（今山东金乡）人，出身宦门，仕至中书郎。《晋书·范宁传》中曾说他以诙谐的语言，劝说范宁，要其减损思虑，内视养生。梁人陶弘景则说自己的《养性延命录》就是在张湛、钱彦等人养生要集的基础上写成的。据《隋书·经籍志》载，张湛有著作《养生要集》和《列子注》。据《新唐书·艺文志》载，张湛著有《延年秘录》12卷。由此可知，张湛是东晋时期精于养生的玄学家。

首先，张湛对养生中的神的修养有着足够的认识。他曾说："夫用心智赖耳目以视听者，未能见至微之物也"（《列子·汤问》注）。指出人对世界万物的真正把握，并不是用耳目心智，而是用"神"；"神者，寂然玄照而已，不假于目"（《列子·汤问》注）。从而肯定了"神"在人的生命活动中的重要地位。张湛说："夫形质者，心智之室宇。耳目者，视听之户牖。神苟彻焉，则视听不因户牖，照察不阂墙壁耳"（《列子·仲尼》注）。形体与精神关系，形体只是精神的住所，仅此而已。

张湛认为：人是由天地之气结合而成的。在这个结合的过程中，是天气产生了人的精神，是地气产生了人的形体。"精神者，天之分；骨骸者，地之分"（《列子·天瑞》注），故精神与形体相比，形体是有限的，精神则是无限的。"所谓神者，不疾而速，不行而至。以近事喻之，假寐一夕，所梦或百年之事，所见或绝域之物。其在觉也，俯仰之须臾，再抚六合之外"（《列子·周穆王》注），指出人的精神不受时空限制，能够见到百年之事、绝域之物，须臾之间便能周游整个世界，对于至大至微的事物都可以把握。精神是如此重要，所以张湛主张：养生重在养神。

怎么养神？张湛的理论是："智者不知而自知也。忘智故无所（不）知，用智则无所能。知体神而独运，忘情而任理，则寂然玄照者也"（《列子·仲尼》题注）。这是说，精神的修养首先在于忘智体神，忘情任理。只有做到"寂然不动，都忘其智"，才能"神理独运，感无不通矣"（《列子·仲尼》注）。告诉人们，养神不仅要忘掉形体，使不为耳目感官所限，而且要言意兼忘，做到无言无知。张湛曾说："夫无言者，有言之宗也；无知者，有知之主也。至人之心，豁然洞虚。应物而言，而非我言；即物而知，而非我知。故终日不言，而无玄默之称；终日用知，而无役虑之名"（《列子·仲尼》注）。强调精神的修养应该达到耳不惑声，目不滞色，口不择言，心不用知的一种高度纯净的境界。

其次，张湛提出了虚静养生的主张。何谓虚静？张湛说："非心虚之表，形骸之外。求而得之，即我之性。内安诸己，则自然真全。故物所以全者，皆由虚静，故得其所安。所以败者，皆由动求，故失其所处"（《庄子·天瑞》注）。指出虚静就是无知无为。当然，张湛强调，这种无知无为并不是有意不知，有意不为。"心既无念，口既无违，故能态其所念，纵其所言。体道穷宗，为世津梁。终日念而非我念，终日言而非我言。若以无念为念，无言为言，未造于极也"（《列子·黄帝》注）。是说如果实怀利害而不敢言，心有物我而不敢分，那不是真正的无知无为。真正的无知无为要做到心寂然而无意想，口默然而自吐纳。

张湛认为，人只有真正实现了内心的虚静，才能像圣人那样"亦何所为？亦何所不为？亦何所能？亦何所不能？俯仰同俗，升降随物，奇功异迹，未尝暂显，体中之绝妙，万不视一焉。顺性命之道而不系著五情，专气致柔，诚心无二者，则处水火而不焦溺，涉木石而不挂碍，触锋刃而无伤残，履危险而无颠坠。万物靡逆其心，入兽不乱群，神能独游，身能轻举，耳可洞听，目可彻照"（《列子·黄帝》注）。才能像至人那样"心与元气玄合，体与阴阳冥谐，方圆不当于一象，温凉不值于一器，神定气和，所乘皆顺，则五物不能逆，寒暑不能伤，谓含德之厚，和之至也。故常无死地，岂用心去就而复全哉？蹈水火，乘云雾，履高危，入甲兵，未足怪也"（《列子·黄帝》注）。这里所说的圣人和至人，也就是张湛所追求的一种养生的最高境界。

综上所述，我们对魏晋玄学养生大致有了一个粗略的认识：其核心理论是重视人的精神修养，推崇静养之道。这与玄学所主张的"以无为本"，鼓吹虚无寂静、动中求静，企图在纷乱的社会中明哲保身的整个思想体系是相一致的。此外，他们对养生学中关于人的气化理论已有初步的涉及，并模糊地提出了"返璞归真"的修炼原则和"性命学说"，这对后世气功养生的发展，无疑具有重大的启示作用和直接的推动作用。

罗时铭，李克夏．魏晋玄学养生初探．成都体育学院学报，1994，20（2）：7～11.

魏晋玄学"贵无"论

如果讲现代西方人开始领悟东方哲学中"无"的深刻含义引人注目

的话，那么，魏晋名士很早领悟到玄学"贵无"理论对人生的作用，这同样是令人注目的。可惜这在过去对魏晋玄学的研究中往往被人忽视。

一、养生保命

养生理论，在中国传统医学中占据极其重要的地位；而且养生行为又常常与政治时局联系在一起。东汉哲学家仲长统生于混乱动荡的社会时局，对人生颇能看穿，而对养生有相当的兴趣。他说："安神闺房，思老氏之玄虚，呼吸精和，求至人之仿佛"（《后汉书》）。同样，曹丕在《典论》中提到百姓们都从学方士左慈和甘始的养生保命之术一事。导致此事发生的，当然与动乱的魏晋时局有关。这样表现在名士嵇康那里就有谈养生的文章。嵇康在《答〈难养生论〉》中说养生有五难："名利不灭，此为一难也；喜怒不除，此二难也；声色不去，此三难也；滋味不绝，此四难也；神虚精散，此五难也。"嵇康认为只有此"五者无于胸中"，才能"信德日济，玄德日全"。在这里，嵇康所认为的"五者无于胸中"是指人对此"五者"不能太执著，要保持"清虚静泰，少私寡欲"，而不要受某物（"有"）的牵累。这一思维路线和上述玄学"贵无"理论的产生是吻合的。

如果讲此处嵇康的养生理论还是较抽象的话，那么到东晋哲学家葛洪那里就将养生具体化了。葛洪说："养生之士，唾不至远，行不疾步，耳不极听，目不极视，坐不久处，立不至久，卧不及疲；先寒而衣，先热而解，不欲极饥而食，食不可过饱；不欲极渴而饮，饮不欲过多；不欲甚劳，不欲甚佚。冬不欲极温，夏不欲极凉。"这种要求人的生活行为处处持"中和"态度的讲法，实在是玄学中"不炎不寒，不柔不刚"的"贵无"思想的翻版。葛洪的养生学说受玄学"贵无"理论的影响也是昭然若揭的。同样，这种对生活行为处处持"中和"态度的养生方法于人生保命确有功效；如果用这种"中和"方法来保养自身之同时，读些魏晋玄学家的"贵无"理论，那就更能体验到其中的奥妙了。

二、服药治病

养生是如此，疾病发生和人对疾病的治疗也同样要体现出一个"不炎不寒，不温不凉，不柔不刚"的"无"——"中和"来。中国传统医学一向认为一切疾病的发生都是阴阳不和、失调而引起的；如对"寒、热"之症，《内经·素问·痹论篇》中说："其寒者，阳气少，阴气多，与病相益，故寒也。其热者，阳气多，阴气少，病气胜，阳遭阴，故为痹热。"同时对疾病的治疗也要"调其虚实，和其逆顺"。如不注意"中和"，就不能治愈疾病，具体表现在针灸治疗中就要注意"泻与补"的平衡、统一、中和。对于这些，东汉医学家张仲景和魏晋医学家皇甫谧都继承之。表现在服药治病上同样也是如此，魏晋人物张华就说："夫性之所以和，病之所以愈，是当其药应其病则生，违其药失其应则死。"这种强调"中和"的医学观念和先秦哲学上的"中和"思想到底谁决定谁这个问题还有待研究，但这两个领域中"中和"观念彼此的联系则是不证自明的。正因为这样，作为哲学家何晏要把握"中和"的传统医学观念则可谓不费吹灰之力。他在《论语·雍也注》中说："庸、常也。中和可常行之德。"这里的"中和"，如同孔子讲的"中庸"、"执其二端，用其中"和"无可无不可"；实际上就是玄学中"不炎不寒，不柔不刚"的"无"的另一种表述法。而何晏又是玄学"贵无"理论的开山鼻祖，他对"中和"（不带偏执）——"无"有着深刻的体验，落实到他本人的服药治病上，其指导思想就要高于他人一等，以致能在服药过程中，收到了应有的效果。所以魏晋医学家皇甫谧说何晏服药后体力转强。

刘康德．魏晋玄学"贵无"论．上海社会科学院学术季刊，1987，3：108～109．

魏晋玄学视野中的养生论

宗白华先生说："汉末魏晋六朝是中国政治历史上最混乱、社会上最痛苦的时代，然而却是精神上极自由、极解放，最富于智慧、最浓于热情的一个时代。"魏晋玄学，堪称中国学术发展史上最具哲学品格的学术潮流，尽管它宅心玄远，超越实务，富于思辨，但它有如此之魅力，吸引了上至达官显赫，下至士子文人"景附草靡"。高谈老庄，双修玄礼，潇洒不群，构成了"魏晋风度"的一道独特风景。

魏晋时期的苦难现实促生了深邃的玄学理论，并使养生、延寿、成仙的思想非常活跃。魏晋六朝名士的寿命大多不长，面对人生之惨痛，他们既满怀玄思，又对现实生命有着强烈的眷恋，探讨养生延寿之道，遂成一种时尚。《世说新语·文学》载："旧云，王丞相过江左，只道声无哀乐、养生、言尽意三理而已。"何以养生成为玄学讨论的一个热点？两者之间有着怎样的联系？魏晋玄学视野下的养生论，究竟有哪些特色？本文拟就这些问题进行初步的探讨。

所谓"玄"，王弼的解释是"玄，谓之深也"；"玄者，冥也，默然无有者也"（《老子注，一章》）。"无"乃宇宙之本体，万物之本源，而形形色色的万千现象，属于"有"，"有"受制于"无"，就是说，现实世界的"有"，不能作为自身存在的依据。现象世界的背后，必有一个"无"，作为本体的存在，否则，整个宇宙即无法统一。所以，要认识"无"，达到或把握整体的、无限的、抽象的本体，必须从种种具体的、繁杂的、现实的而又有限的、局部的"有"中超脱出来。

"贵无"理论是一种宇宙观，也是当时士子文人的人生哲学。"这个'无'的本体，与其说是宇宙的本体，又不如说是人格的本体。与庄子哲学一样，玄学实际上是用人格的本体来概括、统领宇宙的。魏晋玄学的兴趣不在探索宇宙的本源秩序，而在于从这个纷乱的人事自然中抓住根本……即最高的'本体'人格（'圣人'），这种人格由于具有潜在的无限可能性，从而就可以展开呈现为多样的现实性。因为，外在的功业事物都是有限的，只有内在的精神本体才是原始、根本、无限和不可穷尽的，有了后者（母）就可以有前者（子）……所以，人格作本体建构，正是玄学的主要成就"。

魏晋玄学历经三百年不衰，一个最为根本的原因，基于它对当时社会危机、精神危机的反思，在一定程度上满足了士子文人的内在心理需求。从汉末开始，由于战乱频仍，瘟疫流行，社会黑暗，奸佞横行，士子文人常有生命若白露、朝不保夕之感，这种形势使儒家"兼济天下"、"立德立功"的价值取向失去了往昔的感召力。外在建功立业既无可能，士子文人便着意将人生价值弱化为一种情操，一种相互激赏的人格，以求得内心的平衡与满足。"所以其思想中心不在社会而在个人，不在环境而在内心，不在形质而在精神。于是魏晋人生观之新型，其期望在超世之思想，其向往为精神之境界，其追求者为玄远之绝对，而遗资生之相对"。

因之，玄学得兴，当时士子文人宴饮、出游、吟唱或者其他一般的公开活动中，所谈学术多为玄学。过去，对玄学多持批评否定的态度，以为它迂诞浮华，不涉实务，空谈误国，与社会人生的具体事务不相关联。我以为，此乃皮相之见，玄学理论作为一种抽象的哲学，其作用与影响不在某个具体问题的解决，故远比这种解决所具有的意义更广泛、长远。无论是统治者的政治哲学，还是其时的文学、艺术，整个意识形态领域都不同程度地受到它的启迪和影响，养生理论也不例外。

养生理论在中国传统文化中占有非常重要的地位。和西方医学的发展以生物学、人体解剖学为基础不同，中国的养生理论虽也有赖基础医学，但更多受儒道释等哲学影响，在魏晋，主要是玄学的影响。

魏晋时玄学家谈养生的非常多，以至于谈养生成为一种时尚，说明养生之道契合于玄理。如上所述，玄学家以"贵无"理论为本，志在内在精神的追求和人格本体的建构，这恰恰也是当时养生理论不同于秦汉时期的新质。在玄学与养生两方面均有建树的嵇康，其理论就体现了这种新质。

嵇康，"竹林七贤"领袖之一。他生活在曹魏与司马氏政权争夺战非常尖锐的时候，名士稍有不慎，极可能招来杀身之祸，所以，尽管"家世儒学"，但面对此种局势，也只能"长而好老庄之业"，他说："老子、庄周，吾之师也"（《与山巨源绝交书》）。精研老庄与玄学，是为求得精神上的超脱；而讲求养生之道，则在期望养生得当，益寿延年，"至于导养得理，以尽生命，上或千岁，下可数百年，可有之耳"。著有《养生论》《答难养生论》，其养生观大体包括以下几方面内容。

一、"形神并养"，以养神为主

嵇康认为形体与精神相互依存、彼此影响，两者缺一不可，因为"知形恃神以立，神须形以存……故修形以保神，安心以全身"。所以，"神躁于中"，"行"也会"丧于外"。人生最怕"心形并驰，困而不反"，心理生理都不健康。为此，必须"使形神相亲，表里俱济也"，即善于调节个体的精神活动和生理活动，使身心和谐发展，方为养生之本。

不过，他所谓"形神并养"并非将两者等量齐观，比较而言，嵇康更重养神。而论养生不局限于生理层面，强调精神是生命活动的主要因素，这是嵇康反复论证的一个核心观点。他说，养神就是要"爱憎不栖于情，忧喜不留于意，泊然无感，体气和平"，努力"清虚静泰，少私寡欲"，争取做到"旷然无忧患，寂然无思虑"。他还强调"神以默醇，体以和成"、"性气自和"、"情志自平"等等。

其实他所说"养神"就是少私寡欲，不以物喜，不以己悲，排除外在的诱惑，使心灵世界皈依宁静，归于祥和，这是人生的至高境界，也是玄学所追求的"无"的境界，这种"无"，这种精神上的自由无限和不可穷尽，使人"俯仰自得，游心太玄"（《赠秀才入军》），超然于此在现实的痛苦与不足（有限）之上。由此而言，玄学人格本体的建构、魏晋"人的意识"的觉醒，是魏晋养生论强调养神的哲学基础。

养生的理论源远流长，影响较大的是道家学派的老子、庄子。老子主张恬淡无为，不以人灭天，不以身殉物，要求完全顺应自然。在养生方面，不言药、不言仙，惟清虚静泰，少私寡欲，也就是强调不被外物扰乱心志，才能达到养神的目的。他还反对厚养其身，认为过度的物质享受会招致灾祸。他的弟子文子概括说："太上养神，其次养形。神清意平，百节皆宁，养生之本也；肥肌肤，充肠胃，闭嗜欲，养生之末也"（《艺文类聚·方术部》）。强调养生最重要的是养神，其次才谈得上养护躯体。庄子对"养神"与全形的关系还有发挥："形劳而不休则弊，精用而不疑则劳，劳则竭。"应用水比喻养神、全形之道，全形应忌过劳、耗精，应动中有静；养神如望水之清，水无杂质才清，但若不流动，也不会清澈，故应静中有动。

玄学即是通过注释《老子》《庄子》而来，其在养生论方面继承老庄之旨是很自然的事。不过，玄学家论养生，不是一般意义上强调个体生理与心理的协调，养生与养神一致，他们是把过去看做是普通问题的养生提高到玄学所追求的绝对自由和无限超越的人格本体实现的高度，这在过去是未曾有过的。因此，追求精神上的卓尔不群、追求超越形貌之上的神韵，已不是某一个体的特殊行为，已构成魏晋名士普遍向往的风范。《世说新语》记载了很多"形神相亲"、"神"高于"行"的例子。如（何晏）"服五石散，非唯治病，亦觉神命开朗"（《言语》）。又如（谢万）"须发何关于神明"（《排调》）。

《世说新语》赞"神"的话也很多。如"神姿高彻"（《赞誉上》）、"神怀挺率"、"风神调畅"（《赞誉下》）、"神情散朗"《贤媛》。《容止》载"庾子嵩长不满七尺，腰带十围，颓然自放"。尽管身材矮胖，其貌不扬，但精神风貌却自然出众，时人评价他"精气融散"（《赞誉》），与时流相比"常自神王"（《赞誉》）。

名士们既以"神"相尚，养神遂成为其共同追求。在嵇康看来，为了"养神"，患得患失、大喜大悲固然要不得，平时在日常生活中，也应特别注意远离那些哀伤的否定性情感，"世常谓一怒不足以侵性，一哀不足以伤身，轻而肆之。"这样，日积月累，必成大患。其实，养生是日常生活中一点一滴的细节保养关注得来的。所以，应"知一过之害生"的道理，意识到生命的脆弱，精心呵护它，尽量避免生活中无谓的纷扰。

二、关于养生之术

魏晋玄学家论养生脱胎于老庄，但又有新的拓展。

老庄的养神论，在秦汉时期发展为两种倾向：一种是形而上的追求，即把养生视为一种富于理想色彩的精神追求，却鲜有形而下的实践与探索，其主要原因或许是秦汉以降，独尊儒术的专制政策，把老庄的理论挤兑到边缘化的地带。另一种倾向是，养生论与秦汉以来的神仙家、民间道教系统混杂在一起，表现在医学生理学上就是大讲修炼、长生、登仙，这可视为老庄"养身全生"思想的发展和落实。但这样一来，老庄的养生论便不可避免地坠入神仙家的虚无世界中了。魏晋玄学家则不然，他们不仅热衷于理论上讨论养生，而且身体力行，其目的很明确，"全理尽年"，不使生命中途夭折，且活得健康自在。以嵇康而言，"性好服食，尝采御上药……知自厚者其所以丧其所生，其求益者必失其性，超然独达，遂放世事，纵意于尘埃之表"。他之所以写《与山巨源绝交书》，其中固然有对险恶时局的回避，但其养生观也有意无意影响了他的决定，因为他认为利禄害生，"求益者必失其性"。

玄学家所提养生办法，大体可分为两大类，一是远害，一是存宜。远害，就是远离有害于生命的来源。对此，他在《答〈难养生论〉》中分析指出养生有五难："名利不灭，此一难也；喜怒不除，此二难也；声色不去，此三难也；滋味不绝，此四难也；神虚精散，此五难也。"他认为只有此"五者无于胸中"，才能"信顺日济，玄德日全"。

关于养生为什么必须去欲、寡欲的道理，嵇康的解释是欲和生是对立的。他说："夫嗜欲虽出于人，而非道之正，犹木之有蝎，虽木之所生，而非木之所宜也。故蝎盛则木朽，欲胜则身枯，然则欲与生不并立，名与身不俱存，略可知矣。"

木生蝎而蝎害木，人有欲则欲害生，欲和生是矛盾的。因此，人们应自觉去欲，无求于富贵和荣名，"知名位之伤德，故忽而不营；非欲而强进也。识厚味之害性，故弃而弗顾；非贪而后抑也。外物以累心不存，神气以醇白独著"。

去掉了荣利，丢掉了声色，人生岂不太苦了吗？他的解答是"世之难得者，非财也，非荣也，患意之不足耳"。"意足"，即精神的平和，他认为意足，一切都足，意不足，即令养以天下，犹感不足。物质世界寻不到的，去精神世界寻找，物质世界不能满足的，到精神世界去满足。如此追求"意足"，实乃其时玄学刻意不在社会而在个人，不在环境而在内心，不在形质而在精神。名位伤德，厚味害性，一切荣华富贵利禄功名都是自由心灵的羁绊。为了身心的健康，为了延年益寿，必须远离有害于生命的诱惑。

如果说，"远害"是为了养生而被迫采取的消极防范措施的话，那么，"存宜"则是实施的积极策略。所谓"存宜"，即主动保全、寻求益生的事物。它包括两方面内容：

1. **养形之法**　即物质的方法，主要在于"呼吸吐纳，服食养身"，也就是"蒸以灵芝，润以醴泉（甘甜的泉水），晞以朝阳"。玄学家谈养生，多从精神角度，至于服用丹药，并非他们关注之重点。

2. **养神之法**　嵇康认为，养生之道十分精微深妙，"可以理知，难以目识"。必须要戒除浮躁之心，循序渐进，如果心想速成，就难以进入虚寂平静的世界。此种情形下，一味寄希望于通过服药而获取成功者，万人中无一人。所以，养生重在养神。这方面，他尤看重艺术美与自然美的作用。

在艺术美方面，嵇康最重视音乐演奏与欣赏对养神所起的作用。他经常"绥以五弦"，"古瑟和其心"，认为此为"养神之一征"。他自述："余少好音声，长而玩之，以为物有盛衰，而此无变；滋味有限，而此不倦。可以导养神气，宣和情志，处穷独而不闷者，莫近于音声也"（《琴赋·序》）。音乐可以陶冶人的精神，调和人的感情，使人在困苦中也不感到苦闷。无疑，音乐是其养生的一种重要方式，也是他生命中不可或缺的一个组成部分。

其次，长啸也是当时士子文人经常采用的养生方式。在这方面，成公绥的认识颇具代表性。

成公绥，西晋文学家，其人雅好音乐，又善啸，泠然成曲，曾作《啸赋》。"啸"是一种音乐化的口技，善啸者，是一些"傲视忘荣，绝弃人事，晰高慕远，长想远思"者，"游崇岗，陵景山；临岩侧，望流川；坐磐石，漱清泉"，领略自然美景之际，因吟咏发散出来的声音，其声络绎而响连，其曲调变化多端，具有强烈的感染力。这种声音美妙动人，不仅令"孔父忘味而不食"，而且给啸者本人带来极度的欢快和享受，肺腑如洗，飘飘欲仙，忘却人生的一切烦恼，由此而发生一种清远高迈、超然尘外的高蹈之心。

第三，玄学家很重视自然景观的欣赏。道家认为"人法地，地法天，天法道，道法自然"。魏晋玄学求"道"，多求助"自然"。而王弼直接把"道"释为"无"，他说："道者何？无之称也，无不通也，无不由也。"当时的玄学家多热衷于寄心自然以怡养情性。如刘驎"尤好《老》《庄》，任自然趣"（《晋书·刘驎传》）；王羲之"既去官，与东土人尽山水之游，弋钓为娱"，"不远千里，遍游东中诸郡，穷诸名山，泛沧海，叹曰：我卒当乐死！"（《晋书·王羲之传》）；许迈与"同志遍游名山"，竟"遣妇孙氏还家"（《晋书·许迈传》）；"王司州至吴兴印渚中看，叹曰：非唯使人情开涤，亦觉日月清朗"（《世说新语·言语》）。

陶醉于自然山水之中，畅神娱志，是魏晋玄学家的时尚，也是他们自觉养生意识的体现。

第四，以情从理，顺应自然。嵇康不仅提出"形神相亲"的养生目标，还提出以情从理作为主要的修心养神的方法。他说，人皆有情，即使圣人也不可免。"感而思室（妻室），饥而后食，自然之理也"，食色欲求，人之本性，这是人的心理结构中本存的一部分，人的心理结构中存在的另一部分是"智"、"智用"，即人的理智、理性。人之性总受智用的限制，"古世之所患，祸之所由，常在于智用，不在于性动"。如果智用不当，会使人之性失却真醇，转为邪情。此种邪情，与人无益。表面上看，嵇康的"以情从理"似乎和汉儒"以理节情"无二。其实，后者恪守"君君、臣臣、父父、子子"之道，强调每个人在社会中应各安其位，各守其份，然后，加强自己的道德修养，以"修身、齐家、治国、平天下"。以《黄帝内经》为代表的儒家养生论，即以这一整套宇宙论系统为基础，要求从人际关系中确定个体的价值，使个体的感性欲求受制于道德礼仪规范，最终目的是为了群体和社会的利益而放弃个体的需求。而玄学背景的养生论，则突出摆脱群体的关系而凸显个体价值。所以嵇康在强调"性"受制于"智"的同时，又说养生的要诀在于"智用则收之以恬，性动则纠之以和，使智上于恬，性足于和"，养生不是去掉智用，而是"使智上（尚）于恬"，把智用也纳入"自然之道"，使人身心至"和"之境，归于平静恬淡之地。质言之，嵇康认为个体的自然情欲是合理的，但要按庄子"应物而不累于物"的要求，摆脱物欲的束缚，归于"大和"。"以大和为至乐，则荣华不足顾也；以恬淡为至味，则酒色不足钦也。苟得意有地，俗之所乐，皆粪土耳，何足恋哉！"

归于和，则也至于大乐。对"至乐"的追求，是"养神"指归。显然，这种养生理论与儒家的养生观相比，暂弃神圣的繁重使命，刻意减少礼教对自然本性的戕害，强调纯然自我的形神修养，借以顺应自然来保养身心的健康。玄学的这种养生教育，无疑更有益于人的生命健康。

玄学家从珍爱生命这一人生最基本的需求出发，倡言安心养神，节欲修性，这不仅在当时看来是真知灼见，在今天，它也是通向健康之路的向导。对那些纵情声色、过分追求感官欲望满足，从而陷入享乐主义泥潭而不能自拔者，玄学家的养生观不啻于是一付清凉剂，它提醒人们，单纯的物欲满足并非幸福之源。他还警策人们，努力净化自己的情感世界，提升自己的道德水准，追求精神的充实和内心的平和，惟此，才能乐享天年、健康长寿。

辛刚国．魏晋玄学视野中的养生论．贵州社会科学，2003，182（2）：109～112.

向秀玄儒兼治研究

向秀，字子期，河内怀（今河南武陟）人，生于魏明帝太和六年（227），卒于晋武帝咸宁三年（277）。《晋书》本传云秀"清悟有远识，少为山涛所知，雅好老庄之学"，其为竹林七贤之一，最是与嵇康、吕安友善，"康善锻，秀为之佐，相对欣然，旁若无人。又共吕安灌园于山阳"。景元三年，司马昭杀害嵇康和吕安，任何与统治集团离心离德的政治退守空间都被堵塞，阮籍在惶恐不安的苦闷中走出"竹林"勉强应了征辟。陈寅恪先生评说："向秀在嵇康被杀后，完全改革失图，弃老庄之自然，遵周孔之名教。"向秀从坚持自然转向妥协名教，虽然与乐广等人在名士内部反省玄学纵恣虚诞的潮流一致，但是他重新审视"名教"价值的理论体系以及政治实践都不同于其他入世的名士。

向秀参与竹林之游与嵇、阮情谊深笃，其哲学思想却与他们"越名任心"的玄学命题有着根本区别。从《难养生论》讲人之情欲出于天理自然，仍有正始玄学"明教出于自然"的思想遗迹，到《庄子注》则已经提出"自生"、"自化"学说，以性分自足的逍遥义融合自然与名教，为元康玄学裴頠、郭象"崇有"论思想最终解决内圣外王、游外冥内奠定了理论基础。向秀融合儒道的本体论哲学，是当时学术思想领域正始玄学向元康玄学过渡的关键，也是玄学由《老子》转变为《庄子》的重要开端。向秀兼治儒道的理论创见和成就，也是其与山涛、王戎等入世的名士人格同中见异之处；失图变节的向秀并没有钻营官场，以荣利禄位为追求，史云"在朝不任职，容迹而已"（《晋书·向秀传》）。

　　《三国志·王粲传》注引《嵇康传》记载嵇康作《养生论》，以为"神仙者，禀之自然，非积学所致。至于导养得理，以尽性命，若安期、彭祖之伦，可以善求而得也"。向秀就"养生"问题与嵇康展开辩难，作《难养生论》，此论当是发生在正始后期向秀与竹林诸贤悠游山阳之时，因之向秀思想不乏王弼"贵无论"影响。嵇康养生思想以禁欲超脱为要旨，所谓"清虚静泰，少私寡欲，知名位之伤德，故忽而不营，非欲而强禁也；识厚味之害性，故弃而费顾，非贪而后抑也"（《养生论》），向秀明确反对"绝五谷，去滋味，窒情欲"的外在人为造作以求长生不死，两方面观点的核心聚焦在是否可以违背人的自然生理情性。《难养生论》以为"嗜有欲、好荣、恶辱、好逸、恶劳，皆生于自然"，人的情欲是伴随生命始终存在的，以背情失性的方术养生求得长寿只是"积尘露以望山海"的幻想，而且这种失误在根本上取消了个体作为自然之物生存的意义。不过，向秀论证情欲的满足才能使养生的理想与生命的快乐得到统一，扩大到将追求名誉、财富亦纳入"情欲"内容，视为自然天理，"生之为乐，以恩爱相接。天理人伦，燕婉娱心，荣华悦志。服飨滋味，以宣五情。纳御声色，以达性气。此天理自然，人之所宜，三王所不易也"（《难养生论》）。当权力名位、荣华富贵也成为"天地常情"与"人之所欲"时，就可能导致随顺名教成为肆行纵欲主义的借口，其在政治哲学领域容易被用来论证卑污屈节行为的合理性。实际上，向秀本人失图变节的行为本身即可以或多或少与后一种情形发生联系。《难养生论》中向秀表现出的名教立场，除了实用目的之外，也是其玄学新义申发的肇始。嵇康其实也同意人的生理自然之情不可绝去，他的《答〈难养生论〉》说"感而思室，饥而求食，自然之理也"，日常生活中的饮食男女非是嵇康所疾愤者，其讲"清虚静泰，少私寡欲"的老子思想针对的是"饮食不节"、"好色不倦"（《养生论》）的贪欲。名教虚伪面具下的礼法之士种种贪婪、卑鄙行径，在嵇康看来是对自然人性的扭曲伤害；他追求完美超脱人格，在"养生"问题上表现为禁欲压抑，就是对儒道矛盾思考的结果，与其有所愤激的"越名教而任自然"玄学命题一脉相承。

如同嵇康一样，向秀也不乏主张用属于儒家伦理系统的礼义概念节度情欲追求，所谓"富与贵，是人之所欲也。但当求之以道，不苟非义"，"夫人含五行而生，口思五味，目思五色，感而思室，饥而求食，自然之理也，但当节之以礼耳"。因而，就向秀养生理论的本质而言，并不脱离类似嵇康对名教与自然关系的认识探索，只是他对儒道思想融合的处理用正始玄学关于本末有无解释可以更加圆满。首先，情欲是属于人性范畴的课题，正始时期玄学家们对圣人"有情"与"无情"的讨论与之相关，王弼"圣人有情"论在哲学思想上与向秀"情欲自然"之说共同是关注的人性问题。王弼以为"圣人茂于人者，神明也；同于人者，五情也。神明茂，故能体冲和以通无，五情同，故不能无哀乐以应物"（《三国志·钟会传》注引何劭《王弼传》），孔圣与常人同样具有喜怒哀乐等普通情感，那么向秀所言"好荣恶辱"、"好逸恶劳"的情欲内容亦可以纳入其中，因为它们同样出于自然人性。王弼可能未必会同意向秀从养生角度申发的富贵权位乃是体无的圣人品质这种表述，但是向秀的确是沿着王弼"圣人有情"论的本体思想逻辑前进的。向秀对"自然"的推崇虽然没有声称是根据老庄哲学，但是思想理路已经与"贵无论"玄学暗合。与王弼"圣人有情"论分析的理论出发点是"以无为本，以有为末"一致，向秀其实视"荣华悦志"、"服飨滋味"等"天理自然"的要求处于"无"的本体地位，外在礼义道德等名教禁欲措施属于末用范畴。根据"无形无为成济乃物"原则，名教出于自然，满足人的自然情欲等生理要求，"以宣五情"、"以达性气"便是"以无为本"哲学原则的实践。王弼人性论在情性关系上根据本无思想主张以性统情，以情从理，故在肯定圣人有情之后说："然则圣人之情，应物而无累于物者也，今以其无累，便谓不复应物，失之多矣"（《三国志·钟会传》注引《王弼传》）。向秀要求对情欲的节制表达了类似于王弼以情从理的主张，其所云"求之以道，不苟非义"，"节之以礼"等，实际是承认名教礼义伦理规范有其存在的合理性与必要性，回归了儒家思想有利于调节人际关系、稳定社会秩序的传统立场。这种既讲情欲自然，又有不废名教的认同，似还可以从正始玄学调和儒道的崇本举末主张获得解释。王弼《老子》三十八章注云"守母以存子，崇本以举其末，则形名俱有而邪不生"，守母存子，崇本举末的思想，使自然与名教关系在本体哲学基础上得以获得内部统一。王弼论证名教的"天人新义"，为向秀养生论处理情欲与礼义提供了理论支撑。或者，应该说是向秀主动汲取了正始玄学汇通儒道的理论新成果为自己服务，向秀"把物欲、情欲等人们的生理、社会要求与作为名教重要内容的礼义道德统一起来，合儒与道、自然与名教为一，与嵇康'越名教而越任自然'的思想分道扬镳了"。向秀从情欲自然出发，以名教礼义作为节制，使养生的道路顺乎人性本真而不违逆现实的礼教规范，确是按照本末不二、体用如一的王弼玄学思路展开与嵇康的辩论。仅对名教的接纳态度而言，向秀的思想明显不是竹林玄学宗旨，向秀之列竹林七贤，似乎不能从"反抗名教，思想接近"的角度进行归纳。

总体而言，向秀《难养生论》在情欲自然和名教伦理关系的处理上，与王弼"圣人有情论"大同小异，二者兼综儒道思想的理论基础，都是"天地万物皆以无为本"（《晋书·王衍》）的本体论哲学。在本体意义上，此间向秀调和名教与自然的思想倾向属于正始玄学"贵无"范畴，而非是"越名任心"命题的实践。

秦跃宇. 向秀玄儒兼治研究. 兰州学刊，2006，157（10）：67～70.

道教生命哲学与刘勰的养气说

汉魏六朝是道教走向成熟的重要时期，也是道教理论的草创期，其间出现不少理论著作，如《河上公章句》《太平经》《老子想尔注》，葛洪的《抱朴子内篇》，陶弘景的《养性延命录》等，这些重要典籍所阐述的早期道教的生命哲学，就是其理论体系中的重要组成部分。概而言之，其内容主要包括以下三个方面：

第一，以"气"为本的生命本体论。早期道教曾将老子"道生万物"与汉代的"元气说"相杂糅，演绎出以"气"为本的生命本体论。《太平经》谓："夫道何等也？万物之元首，不可得名者。六极之中，无道不能变化。元气行道，以生万物，天地大小，无不由道而生者也"，"元气守道，乃行其气，乃生天地……比若地上生草木，岂有类也，是元气守道而生如此矣。"这里的"元气"实际上是宇宙本体"道"的物化形式，它能"行道""守道"，故生化万物。《河上公章句》亦谓："元气生人，人禀中和之气，和气存则生，散则亡"（第十二章注）。葛洪也说："夫人在气中，气在人中，自天地至于万物，无不须气以生者也"（《至理篇》）。万物因"气"而生，故"气"在道教的生命哲学中就成为一切生命之源。

第二，"形""气""神"三重组合的生命构成论在葛洪的理论中，人是由"形""气""神"三重组合的生命体，而且三者之间相互依存。他说："夫有因无而生焉，形须神而立焉。有者，无之宫也；形者，神之宅也。故譬之于堤，堤坏则水不留矣。方之于烛，烛糜则火不居矣"（《至理篇》）。这里借用当时玄学中的"有""无"概念，解释人的生命体中"形"与"神"之间的关系。他还说"身劳则神散，气竭则命终"（《至理篇》）；"苟能令正气不衰，形神相卫，莫能伤也"（《极言篇》）。也就是说，"气"是联结"形""神"的纽带，是"形神相卫"之必要条件。此前的《太平经》亦谓："神者乘气而行，故人有气则有神，有神则有气，神去则气绝，气亡则神去。故无神亦死，无气亦死。"这些观点源于汉代《淮南子》，该书曾谓："夫形者，生之舍也；气者，生之充也；神者，生之制也，一失位则三者伤矣"（《原道训》）。同样解释了人的生命是由"形"、"气"、"神"构成的，而且三者缺一不可。

第三，形神双炼的养生论。因为在人的生命体中，"形""气""神"相互依存，"一失位则三者伤"，所以道教养生学主张形神双炼。又因为人以"气"为本，"苟能令正气不衰，形神相卫，莫能伤也"，所以"炼气"是实现形神双炼的重要手段。葛洪曾专门提出"养气"之说："故一人之身，一国之象也。胸腹之位，犹宫室也，四肢之列，犹郊境也，骨节之分，犹百官也。神犹君也，血犹臣也，气犹民也。故知治身，则能治国也。夫爱其民所以安其国，养其气所以全其身。民散则国亡，气竭即身死。死者不可生也，亡者不可存也，是以至人消未起之患，治未病之疾，医之于无事之前，不追之于既逝之后。民难养而易危也，气难清而易浊也。故审威德所以保社稷，割嗜欲所以固血气。然后真一存焉，三七守焉，百害却焉，年命延矣"（《地真篇》）。

葛洪在此将养生与治国相提并论，以一身之"气"喻一国之"民"，"养气"同于"爱民"，"爱其民，所以安其国"，是故"养其气，所以全其身"。这里提到"割嗜欲所以固血气"，说明嗜欲有损于血气，而去掉嗜欲是"养气"的前提。其实，在道教的养生学中，嗜欲不仅有损于血气，亦伤于神明。《河上公章句》曾明确指出"嗜欲伤神"（第五章注）所以主张"治身者当除情去欲，使五脏空虚，神乃归之"（第十一章注）。又说"能如婴儿，内无思虑，外无政事，则精神不去也"（第十章注），因为思虑过度，同样伤神。葛洪亦谓"气疲欲胜，则精灵离身"，所以主张"遣欢戚之邪情，外得失之荣辱，割厚生之腊毒，谧多言于枢机，反听而后所闻彻，内视而后无联"（《至理篇》），追求的是一种虚静忘我的境界。

当然，"养气"的方法多种多样，有"行气"、"食气"、"胎息"等，葛洪所谓"善行气者，内以养身，外以却恶"（《至理篇》），"食气者神明不死"（《杂应篇》），"得胎息者，能不以口鼻呼吸，如在胎胞之中，则道成矣"（《释滞篇》）即是。而且，除"养气"外，道教还有多种修炼之术，譬如"守一"、"存神"、"导引"、"服食"、"内丹"、"外丹"乃至于"房中术"等等。尽管是五花八门，但万变不离其宗，不出形神之囿，其终极目标均归于延年益寿、体道合真。

刘勰不仅一定程度地接受道教的养生学，而且其文学理论也明显地受到道教养生学的影响，从《文心雕龙》的《养气》《神思》等篇中，即能看出这一点。大致而言，道教对刘勰文学理论的影响主要体现在以下三个方面：

首先，刘勰借助于道教生命哲学这一独特的视角，洞察到文学创作与作家的"神"、"气"之间的内在联系。《养气》篇在充分肯定王充所著的养生之书后，紧接着说："夫耳目鼻口，生之役也；心虑言辞，神之用也。率志委和，则理融而情畅，钻砺过分，则神疲而气衰。此性情之数也。"

这里的"性情之数"，与《情采》篇所谓"五色杂而成黼黻，取音比而成韶夏，五情发而为辞章，神理之数也"中的"神理之数"意同，均指带有规律性的理数。"性情之数"即谓人的自然本性中的规律。刘勰将"耳目鼻口"与"心虑言辞"相区分，实际上也是从"形"与"神"两个层次来立论的。值得注意的是，刘勰此谓"夫耳目鼻口，生之役也"是本于《吕氏春秋》，此言有其具体的"贵生"语境。原文曰："圣人深虑天下，莫贵于生。夫耳目鼻口，生之役也。耳虽欲声，目虽欲色，鼻虽欲芬香，口虽欲滋味，害于生则止。在四官者，不欲利于生则弗为。由此观之，耳目鼻口不得擅行，必有所制，譬之若官职不得擅为，必有所制，此贵生之术也"（《仲春纪·贵生》）。这些观点也就是前述道教所谓"治身者当除情去欲"的思想渊源之一。既然为"生之役"的"耳目鼻口"必须有利于"生"，那么，同样的道理，为"神"所用的"心虑言辞"，也必须有利于"神"，凡是有伤于"神"的，必须节制。不过，刘勰在此还没有直接说明这一点。

此段着重揭示"率志委和，则理融而情畅；钻砺过分，则神疲而气衰"这一规律。所谓"率志委和"，即"循心之所至，任气之和畅的意思"，也就是作家在最轻松的精神状态下，进行创作构思。因为在刘勰的理论中，作家创作构思实际上是"神与物游"的过程，而且，在这一过程中，作家的"志气"是统治着"神"的"关键"，故"率志委和，则理融而情畅"，即能充分自由、毫无挂碍地抒情达意。

相反，如果"钻砺过分"，则"神疲而气衰"。这里所说的"神""气"与上文所述的道教生命哲学中的"神""气""形"中的"神""气"意思完全相同，是构成人的生命体的重要因素。因为过度的思虑有伤于人的"神""气"，所以，道教从养生的目的出发主张应像婴儿那样"内无思虑，外无政事"。当然，文学创作是一刻也不能离开思虑的，刘勰也不可能照搬道教之说让作家们都放弃思虑。但是，由于受到道教生命哲学的启发，或者说因为借助于道教生命哲学这一独特的视角，刘勰关注到文学创作构思与作家的"神""气"间的这种内在的联系。因此，他在《养气》篇中还说："若销铄精胆，蹙迫和气，秉牍以驱龄，洒翰以伐性，岂圣贤之素心，会文之直理哉！"所谓"驱龄""伐性"即谓文学创作活动中的过度思虑直接影响到作家的健康甚至于性命。《神思》篇举了一些具体事例，譬如"扬雄辍翰而惊梦"，"桓谭疾感于苦思"，"王充气竭于思虑"等，这些著名作家的经历正是"钻砺过分，则神疲而气衰"的最好注解。所以，刘勰又说："是以曹公惧为文之伤命，陆云叹用思之困神，非虚谈也。"曹操之言，今不可知。陆云叹"用思之困神"，言出于其写给兄陆机的书信中，属于创作者的经验之谈，尚未上升到理论的自觉。刘勰正是在这些现象的基础上，对文学创作与作家"神"、"气"间的联系进行自觉的理论探讨，是一种理论创新。

不仅如此，刘勰又进一步具体探讨了文学创作中影响到作家形神劳逸的三种因素。其一是对文采的追求。刘勰说："失三皇辞质，心绝于道华；帝世始文，言贵于敷奏；三代春秋，虽沿世弥缛，并适分胸臆，非牵课才外也。战代枝诈，攻奇饰说；汉世迄今，辞务日新，争光鬻采，虑亦竭矣。故淳言以比浇辞，文质悬乎千载；率志以方竭情，劳逸差于万里；古人所以余裕，后进所以莫遑也"（《养气篇》）。这里将古人与战国以降的创作相比，前者"率志"而作"淳言"，后者"竭情"以求"浇辞"，因此二者之间"劳逸差于万里"。也就是说，藻饰词采极大地耗费作家的精力。其二是年龄特征。刘勰说："凡童少鉴浅而志盛，长艾识坚而气衰，志盛者思锐以胜劳，气衰者虑密以伤神，斯实中人之常资，岁时之大较也。"即在不同的生命阶段，人的神智具有不同的特征，这是生命的普遍规律，对一般人而言，只能顺应这一规律，不能违背。其三是个人的资质器分。刘勰说："若夫器分有限，智用无涯，或惭凫企鹤，沥辞镌思；于是精气内销，有似尾闾之波；神志外伤，同乎牛山之木；但惕之盛疾，亦可推矣。"也就是说，作家个人的资质器分决定其创作的优劣，不能只凭主观意愿，去做自己才力所不能及的事。否则，亦大伤其"神志"与"精气"。

刘勰文学理论受道教影响，不仅因为他借助了道教生命哲学的独特视角，洞察到文学创作与作家"神"、"气"间的内在联系，更重要的是他从道教养生学中得到启示，提出著名的"养气"说，解决了陆机遗留下的难题。他说："且夫思有利钝，时有通塞，沐则心覆，且或反常，神之方昏，再三愈黩。是以吐纳文艺，务在节宣，清和其心，调畅其气，烦而即舍，勿使壅滞，意得则抒怀以命笔，理伏则投笔以卷怀，逍遥以针劳，谈笑以药倦，常弄闲于才锋，贾余于文勇，使刃发如新，凑理无滞，虽非胎息之万术，斯亦卫气之一方也"（《养气》篇）。

这是《养气》篇中最重要的一段文字，因为它论述了文学创作中"养气"的具体方法。陆机《文赋》曾描述过文思利钝的现象，赋曰："若夫应感之会，通塞之纪，来不可遏，去不可止。藏若景灭，行犹响起。方天机之骏利，夫何纷而不理。思风发于胸臆，言泉流于唇齿。及其六情底滞，志往神留，兀若枯木，豁若涸流，览营魂以探赜，顿精爽而自求。理翳翳而愈伏，思轧轧其若抽。是故或竭情而多悔，或率意而寡尤。"并且还无奈地感叹："虽兹物之在我，非余力之所戮。故时抚空怀而自惋，吾未识夫开塞之所由也。"也就是说，陆机虽已察觉到文学创作中文思开塞的现象，却不知这一现象产生的根源，故在文思阻塞之时，只能"抚空怀而自惋"。所幸的是，这一理论难题在大约二百年后，终于被刘勰解决。

刘勰认为，创作构思过程中，直接影响文思开塞的重要因素有二：一是"志气"，一是"辞令"。他在《神思》篇中说："故思理为妙，神与物游。神居胸臆，而志气统其关键；物沿耳目，而辞令管其枢机。枢机方通，则物无隐貌；关键将塞，则神有遁心。"所谓"辞令"，即语尚表达。刘勰认为，创作构思是"意授于思，言授于意，密则无际，疏则千里"，而且"言"与"意"又具有截然不同的特征："意翻空而易奇，言征实而难巧。"要想文思通畅，必须使"言"与"意""思"相切合，而要做到这一点，又与作家的才学诸因素相关。对此，刘勰提出了"积学以储宝，酌理以富才，研阅以穷照，驯致以怿辞"，以及"博见""贯一"等解决问题的方法。

除此之外，作家的"志气"也至关重要，因为它直接作用于主思虑之"神"。所谓"志气"，实际上是由"志"与"气"两个概念组合而成的，既包含作家的情志气质，也包括其生理上的精气或血气。在道教生命哲学中，人的"气"与"神"关系密切，所谓"神者乘气而行，故人有气则有神，有神则有气，神去则气绝，气亡则神去"，即道出了其间相互依存的关系。唯其如此，道教养生学中才有所谓的"养气""存神"的修炼之术。受此影响，刘勰认为，文学创作中，作家之"神思"与其"志气"直接相关，"神居胸臆，而志气统其关键"，"关键将塞，则神有遁心"。那么，要想文思流畅，必须把握好"志气"这一关键，用刘勰之言即必须"率志委和"。"率志委和，则理融而情畅"；否则若"钻砺过分"，"则神疲而气衰"，而且"神之方昏，再三愈黩"，自然导致文思壅滞的结果。为此，刘勰提出"养气"之说。

其实，黄侃《文心雕龙札记》曾谓："养气谓爱精自保，与《风骨》篇所云诸'气'字不同。"已经明确指出《养气》篇中的"气"不同于《风骨》篇的"气"。《风骨》篇所谓的"气"，如"志气""意气""体气""逸气"等与曹丕提出的"文气"比较接近，偏重于作家性情气质方面，体现在创作中即形成个性风格；而《养气》篇的"气"主要偏重于生理上的"精气"或"血气"，它与道教生命哲学之间的联系是显而易见的。刘勰的"养气"受道教的影响可以肯定，而且他在论述"养气"的具体方法时，也直接借用道教养生学的术语。上引一段文字中，"吐纳"一语自不待言，"节宣"与道教养生术亦有联系。《抱朴子·释滞》谓："阴阳不交，则坐致壅遏之病，故幽闭怨旷，多病而不寿也。任情肆意，又损年命，唯有得其节宣之和，可以不损。"讲的是房中之术，"节宣之和"即谓男女之事既不能禁绝，也不能任情纵欲，而要有所节制，要适度。刘勰借用此一术语，意在说明文学创作必须"清和其心，调畅其气"，做到"从容"、"适会"，"意得则舒怀以命笔，理伏则投笔以卷怀"；疲劳之时，"逍遥以针劳，谈笑以药倦"，使"神"与"气"始终保持良好的状态。刘勰认为这一方法"虽非胎息之万术，斯亦卫气之一方也"，充分肯定了文学创作中"养气"的重要意义，而且其中的"胎息"、"卫气"亦源于道教养生术。

综上所述，在玄、儒、佛、道多元并存的时代背景下，道教的影响不应被忽视。尽管刘勰崇佛抑道，但他却一定程度地接受了道教生命哲学，并借助道教生命哲学的独特视角，洞察到文学创作与作家的"神"、"气"间的内在联系，揭示了影响作家劳逸的诸种因素，有针对性地提出"养气"说，合理地解释并解决了陆机曾经遗留下来的理论难题。这是刘勰的创见，是他对文学理论的一大贡献。

杨清之．道教生命哲学与刘勰的养气说．海南师范学院学报（社会科学版），2006，19（1）：108～111.

魏晋南北朝时期的养生思想与方法

魏晋南北朝时期的养生思想，在《内经》预防医学和养生观的基础上有所发展，这一时期，道家在政治思想领域占有相当地位。同时，由于道教的产生，道家的养生理论，除了老庄思想之外，又带有浓厚的养生成仙的道教色彩。儒家的养生观比较切合社会的实际，不过分追求虚无的意境。释家的禅定方法有其独特的宗教含义和健身长处。总之，当时养生风气之盛，前所未有。

当时，养生家为我们留下了不少的养生文献，诸如嵇康的《养生论》《答难养生论》《难宅无吉凶摄生论》《答释难宅无吉凶摄生论》，葛洪的《抱朴子内篇》，陶弘景的《养性延命录》《黄庭经》，颜子推的《颜氏家训·养生编》，以及已经亡佚的养生著作，如张湛的《养生要集》等。现将几位著名养生家的养生思想与方法介绍如下：

嵇康（223—262年），为"竹林七贤"之一。他的政治思想是反对儒学，尊崇道家的。"每非汤武，而薄周孔"和"好言老庄"的立场，构成了他养生思想的基本出发点为黄老的清静无为。这和《内经》的恬淡虚无，恰是一脉相承。他认为善于养生的人，首先要"清虚静泰，少私寡欲"。他说："吾顷学养生之术，方外荣华，去滋味，游心于寂寞。"他虽然没有否定神仙的存在，但认为"神仙禀之自然，非积学所致"。人只有"导养得理"，才能"以尽性命"。

在精神修养方面，更讲究情绪的调节，政治环境使他产生了一种易怒的心理，为了取得治疗怒的药物——铁屑，即《素问·病能》提到的生铁落，亲自参加锻铁。药物治疗和心理治疗的结果，使情绪的调节和控制，取得了良好的效果。他的朋友王戎说："与嵇康居二十年，未尝见其喜愠之色。"

他强调养生要内外一致，持之以恒，近期效果和远期效果相结合，反对急功近利。"居必爽垲，所以远气毒之患"，居室对人体健康的影响，虽不像药物直接而迅速，可是讲究养生的人也不能不顾及。

嵇康的养生观，尤重精神因素，同时强调精神的修养必须和物质的调摄相结合，"故修性以保神，安心以全身，爱憎不栖于情，忧喜不留于意，泊然无感，而体气和平。又呼吸吐纳，服食养身，使形神相亲，表里俱济也"。只有树立坚定的养生长寿的信念以后，才可以不受物质的引诱和外界的干扰，"纵令滋味尝染于口，声色已开于心"。也能够"至理遣之，多算胜之"。嵇康主张重在养神和节色欲、弃厚味、服补药、饮清泉、沐朝阳、调五弦的完整的养生理论，对当时和后世，都有深刻的影响。

葛洪（约281—341年）虽然是个主张养生可以成仙的人，但假如摒弃它的最终目的，单以导引行气的理论和方法而言，是有许多可取之处的。他在《抱朴子内篇·释滞》中说求神仙的"至要者"，便是"宝精行气"。要达到"宝精行气"的目的，应恰到好处，不能过分而走向极端。对于"人欲"的问题，既"不可都绝"，也不能"任情肆意"，走这两个极端，于健康都是不利的；如果"阴阳不交"，"则坐致壅遏之病，故幽闭怨旷，多病而不寿"，只有"得其节宣之和，可以不损"。

他对施行导引的要求，不拘泥于刻板的样式，而主张任其自然。他认为对导引的时间、地点、姿式，都不宜作硬性的规定，可因时、因地、因人而异。他说导引"不在于立名象物，粉绘表影着图，但无名状也"。许多肢体的活动方式，都有引导的意义。他认为"或伸屈，或俯仰，或行卧，或倚立，或蹲踯，或徐步，或吟，或息，皆导引也"，"不必每晨为之"。但胎息闭气宜在半夜至日中六时的"生气"时辰中进行。闭气的目的是"节其气冲以通也"，"气闭既久则冲喉，若不更引，而便以口吐，则气不一，粗而伤肺矣"。这就是说闭气太久，不调节，形成呼吸的不均匀的"粗气"是要伤肺的，导引的锻炼，"疾愈则已，不可使身汗，有汗则受风，以摇动故也"。这与华佗关于五禽戏锻炼的出微汗就停止的观点基本一致。

葛洪非常强调导引在整个养生术中的作用，认为它是养生的"大律"，祛痰的"玄术"。在动功方面，他提出了"清晨建（坚）齿三百过者，永不摇动"的坚齿方法。聪耳之道，有龙导、虎引、熊经、龟咽、燕飞、蛇屈、鸟伸、猿踞、兔惊等多种导引方法。同时，养生史上有影响的三丹田之说，也出自葛洪的创造。尤其是他对导引的解释，强调实用性，为在民间推广、普及导引术作出了贡献。

陶弘景（456—536）在《名医别录》的自序中说，他隐居茅山时，专行吐纳养生，空余时间才"游意方技，览本草药性"。可见他对养生，曾进行过深入的研究和反复的实践。从他所集录和撰写的《养性延命录》二卷中的丰富内容看来，他于养生是有深切体会的。该书保存了秦汉以来直至魏晋时期的不少宝贵的养生资料，如彭祖、列子的养生观，现存最早有关华佗五禽戏的操练法，张湛《养生要集》的养生理论等。同时还收载了早已失传的《小有经》《导引经》《明医论》等书的部分内容。如著名的呼气口诀——六字诀：吹、呼、唏、呵、嘘、哂，也是出于该书的"服气疗病篇"。书中还有《小有经》关于少思、少念、少欲、少事等"十少"，它是道家养生要领。被养生家视为养生禁忌的"十二多"，如多思则神殆，多念则志散等，同样是早期养生文献中的精华。与此同时，书中还转引《明医论》有关五劳生六极，六极为七伤、七痛的论述，以及五脏有病，各以不同呼吸吐纳调摄的意见，这些都富有时代特色和临床应用价值。

书中还引录了《导引经》晨起操练的动功，它包括狼距、鸱顾、顿踵、叉手、伸足、熨眼、搔目、摩面、干浴等在内的完整的全套功法。

除了《养性延命录》以外，陶弘景又编绘了《导引养生图》一卷，可惜此图卷已佚。从晁公武的《群斋读书志》可略知此图内容为"图绘三十六势，如鸿鸥徘徊，鸳鸯戢为之类。各绘像于其上"。

北齐颜之推（约531—590年）的《颜氏家训》以儒家思想为立身治家之本，并掺合佛家因果报应的说教。其中"养生篇"也是贯彻养生服从忠孝节义的根本。他虽然认为"神仙之事不可全巫"，"性命在天"，可是人生在世，难免家室俗事的牵累，反对道教人物"遁迹山林，超然尘滓"养生成仙的谬论。何况服丹养生，其金玉费用可观，措办器具也不容易，"非贫氏所办"，学习的人多如牛毛，有谁成功呢？他针对这种现象，得出"内教纵使得仙，终当有死"，"华山之下，白骨如莽，何有不遂之理"的结论，希望子孙后代不要去学它。至于"爱养神明，调护气息，慎节起卧，均适寒暄，禁忌饮食，将饵药物，遂其所禀，不为夭折者"，他是同意的。

饵药养生行之有效，他认为自己年七十余，仍能"目看细字，须发犹黑"是常服槐实的结果。另有一些"朝士"单服杏仁、枸杞、黄精、车前之类，也得益不少。不过，即使是服食养生，也要谨慎从事，不能大意。有人曾服松脂，结果"肠塞而死"，为药所误的人不在少数。

对导引养生，他也有深切体会，颜之推曾患齿摇牙疼病，后来应用抱朴子劳齿法而治愈，并坚持锻炼，终于不再复发。

赵友琴·魏晋南北朝时期的养生思想与方法·南京中医学院学校，1989，（3）：45～46.

论葛洪的养生思想

葛洪（约公元281—341），字稚川，号抱朴子，句容（南京）人。出身于三国时吴国世族，曾被晋王朝封为伏波将军，赐爵关内侯。因受北方豪族排斥，思想消极，并带有隐士色彩，其代表作是《抱朴子》，内篇论道教，外篇论儒术。他的理论以道教为本，儒术为辅，主张治身与治国并重。

葛洪作为古代养生学的一代宗师和集大成者，对后代养生学发展影响极为深远，以至孙思邈这样的大医学家，其养生论述也多源出于《抱朴子》。

一、形须神立，得"玄"者生

他说："夫有因无而生焉，形须神而立焉；有者无之宫也，形者神之宅也。故譬之于堤，堤坏则水不居矣；方之于烛，烛糜则火不居矣。身劳则神散，气竭则命终；根竭枝繁则青青去木矣，气疲欲胜则精灵离身矣。夫逝者无返期，既朽无生理，达道之士，良所悲矣"（《至理》）。葛洪对形神的堤水、烛火之喻，看来与桓谭相似，但实质上是不同的。桓谭强调"人秉形体而生"（《桓子新论》）有烛才能有火，有形才能有神，他把形看成是第一性的，所以其形神观是唯物的。葛洪把形看成"有"，说他是因无而生，恃神以立的；所以他的形神观是以神为本，以神为第一性的。

他对形神的堤水、烛火之喻，反映了形神互相依存的辩证统一关系，因之其"身劳则神散，气竭则命终"的论述则是相对正确的。基于以上认识，葛洪提出："是以圣人消未起之患，治未病之疾；医之于无事之前，不追之于既逝之后"（《地真》）。这些认识则继承了《黄帝内经》"不治已病治未病"的思想，对医学、养生学的发展是有益的。

为"消未起之患，治未病之疾"，葛洪很重视养生之道。他说："彭老尤是人耳，非异类而独长寿者，由于得道非自然也……人有明哲能修彭老之道，则可与之同功矣"（《对俗》）。其所谓道是养生之道，也是所说的"玄"（元）道。所以他说"元（玄）之所在其乐无穷，元之所去器弊神逝"；"得元者貌然不喜流俗之套，坦尔不惧雷同之毁，不以外物汩其精神，不以利害污其纯粹也"。可见"玄"（元）是包括了养生，养生是派生于"玄"道的，人能得玄自然就会其乐无穷了。什么事情会使人失去玄而危及生命呢？葛洪认为："五声八音，清商流徵，损聪者也；鲜华艳采，或丽炳烂，伤明者也；宴安逸豫，清醪芳醴，乱性者也；冶容媚姿，铅华素质，伐命者也"。总而言之，沉溺于声色滋味，人就会失掉玄而器弊神逝置于死地。根据这个道理，葛洪讲养生之道在于："遐栖幽遁，韬鳞掩藻；遏欲祝之目，遣损明之色；杜思音之耳，远乱听之声。涤除元览，抱雌守一；专气致柔，镇以恬素。遣戏戚之邪情，外得失之荣辱，割厚生之腊毒，谧多言于枢机。反听而后所闻彻，内视而后见无朕，养灵根于冥钧，除诱慕于接物；削斥浅务，御以愉漠，为乎无为，以全天理耳"。葛洪的上述思想，基本上是先秦道家静以养神养生思想的继承。他重要的贡献是从医学角度上提出了："风寒暑湿不能伤壮实之人，徒患体虚气少者不能堪之故为所中耳……苟能令正气不衰，形神相卫，莫能伤也"（《极言》）。所以他主张，"内修形神使延年愈疾，外攘邪恶使祸害不干"（《微旨》）。葛洪把养神和养形统一看成是内修，内修的功夫好了就可使"正气不衰，形神相卫"，进而使邪恶的风寒暑湿不致伤害人体，并得以健身长寿的说法，应当肯定是养生的精辟论述。从葛洪的全面论述看，其内修功夫虽不完全排斥养形，但其中心思想是强调养神，强调得玄使正气不衰。

二、动静结合，多闻体要，博见善择

葛洪讲养生并不单一主静，而是主张动静结合。他说："浑象尊于行健，坤后贵于安贞；七政四气以周流成功，五岳六极以峙静作镇"（《博喻》）。天地自然是动静结合，养生也要动静结合。所以他外强调静以养神外，还提出了"体欲常劳，食欲常少；劳勿过极，少勿至饥"（《养生论》）的说法。并强调"朝夕导引以宣动荣卫，使勿辍阕"（《杂应》）。这都说明他的养生思想是主动静结合的。

葛洪养生的重要主张是"多闻而体要，博见而善择"（《微旨》），反对偏用一方。他说："知元素之术者，则曰唯房中之术可以度世矣；明吐纳之道者，则曰唯行气可以延年矣；知屈伸之方者，则曰唯导引可以难老矣；知草木之方者，则曰唯药饵可以无穷矣。学道之不成，就在于偏枯之若此也"。他还提出："养生之尽理者，既将服神药，又行气不懈；朝夕导引以宣动营卫，使勿辍阕；加之以房中之术，节量饮食，不犯风湿，不患所不能，如此可以不病"（《杂应》）。又说："养生之方不欲甚劳甚逸，卧超有四时之早晚，兴居有至和之常制；调利筋骨有偃仰之方，杜疾闲邪有吞吐之术，流行营卫有补泻之法，节宣劳逸有予夺之要；恶怒以全阴气，抑喜以养阳气；然后先服金丹以定无穷，长生之理尽于此矣"（《极言》）。

三、不损不伤，坚持经常

葛洪认为："欲修长生之道……禁忌之至急，在不损不伤而已"（《微旨》）。他的这种思想，看来是受庄子的影响。他说"夫有尽之物不能给无己之耗，江河之流不能盈无底之器"，"才所不逮而困思之伤也，力所不逮而强举之伤也"（《格言》）。这和庄子"以有涯随无涯，殆矣"之说异曲同工。葛洪重视伤损，哪怕是微小的伤损，他认为也可能危及生命。他说："夫损之者如灯光之消烛，莫之见也，而忽尽矣；益之者如禾苗之播植，莫自觉也，而忽茂矣。故治身养性务谨其细，不可以小益为不平而不修，不可以小损为无伤而不防……若能爱之于微，成之于著，则几乎知道矣"（《极言》）。养生之道在于不损不伤，纵然损不至伤也不能不防。在不损伤自己前提下注意养护自己，这才符合养生之道。葛洪的这种论述是有一定道理的。

葛洪在强调不伤害自己的同时注意养护时，进一步强调养生之道贵在坚持。他认为："非长生难也，闻道难也；非闻道难也，行之难也；非行之难也，终之难了"（《极言》）。葛洪所说的这个道理应该说是养生的一条基本原则，养生不难，懂得养生之道不易；懂得一点道理能坚持经常去实行就更难了。而欲图养生之有效，最重要的就在于坚持经常。对此葛洪强调说："修道之累，非移晷所臻；凌霄之高，非一篑之积。升峻山者，患于垂上而力不足，为道者患于方成而志不遂……我志诚坚，彼何人哉。"葛洪的这种言论，除其神仙长生的目的外，应该说是修行养生之道的铭言。

四、治身而身常修，治国而国太平

基于内道外儒的思想，葛洪反对单一的出世求仙。他说："内宝养生之道，外则和光于世；治身而身常修，治国而国太平；欲少留则且止而佐时，欲升腾则凌霄而轻举者，上士也"（《释滞》）。他认为入山求仙与匡世佐时并不矛盾。对此，他进一步提出："黄帝荷四海之任，不妨鼎湖轻举；彭祖为大夫八百年，然后西适流沙。伯阳为柱史，密封为陶正，方回为闾士，吕望为太师，仇生仕于殷，马丹官于晋；范公霸越而泛海，琴高执笏于宋康，常生降志于执鞭，庄公藏器于小吏。古人多得道而匡世、修之于朝隐，盖有余力故也；何必修于山林，疾尽生民之事，然后乃有成乎。"

郑振坤．论葛洪的养生思想．体育文史，1988，（1）：62～65.

葛洪的养生学理论与方术述评

一、生命至贵，神仙可求

道教与其他宗教如佛教、基督教、伊斯兰教等有一显著区别，就是重生恶死，认为长生可致。葛洪重视养生，其理论出发点即源出这一基本教义。他说"天地之大德曰生。生，好物者也。是以道家之所至秘而重者，莫过乎长生之方也"，"生可惜也，死可畏也"。清楚地说明人生之可贵可重。

葛洪的养生理论，首先要回答的问题是长生可能吗？神仙存在吗？葛洪的回答是肯定的。他在多处地方论证了神仙的存在和像神仙一样长生久视的可能性，并引证古今的种种史迹加以说明。《论仙》篇用天地万物生死变化的一般与个别、普遍与特殊的差异和关联与人相类比，说明只要修炼得当，便会长生久视。"夫存亡终始，诚是大体。其异同参差，或然或否，变化万品，奇怪无方，物是物非，本钧末乖，未可一也。夫言始终者必有终者多矣，混而齐之，非通理矣。谓夏必长，而荠麦枯焉。谓冬必凋，而竹柏茂焉。谓始必终，而天地无穷焉。谓生必死，而龟鹤长存焉……万殊之类，不可以一概断之……若夫仙人，以药物养身，以术数延命，使内疾不生，外患不入，虽久视不死，而旧身不改，苟有其道，无以为难也。而浅识之徒，拘俗守常，咸曰世间不见仙人，便云天下必无此事……仗其短浅之耳目，以断微妙之有无，岂不悲哉？"结论是："不可谓世间无仙人也。"

按葛氏思路，一般人能否成仙，葛洪赞同《龟甲文》所说的"我命在我不在天，还丹成金亿万年"的思想，认为人通过长期的修炼，种种内修外养方法，加上道德修养等，便可成为长生不老的神仙。在对待人的主观能动性方面，道教与以老庄为代表的道家哲学出现根本分歧，后者的消极无为思想已为前者的积极有为态度所取代。

二、外服仙丹，饵用仙药

服食丹药以求长生，在中国具有悠久的历史。魏晋时期，以葛洪为代表的神仙道教将服饵金丹大药作为升仙之需求，视还丹金液为仙道之极致，服用金丹可以长生久视的理论依据是"假求外物以自坚固"。葛洪在《金丹》篇中说："夫金丹之为物，烧之愈久，变化愈妙，黄金入火，百炼不消，埋之，毕天不朽。服此二物，炼人身体，故能令人不老不死。此盖假求于外物以自坚固，有如脂之养火而不可灭，青铜涂脚，入水不腐，此是借铜之劲以扞其肉也。金丹入人身中，沾洽荣卫，非但铜青之外体矣。"人们在日常经验中早已认识到金玉化学性质稳定，无机盐有防腐功效，道士受此启发，推论服食金和无机盐类可以使肉体不坏，长生世间。

根据葛洪的观点，仙药可大致分为三类，其一是金石矿物药，包括贵重的金属如金、银、珠、玉，为仙药之上品。第二类仙药须赖丹药方可玄登神仙。第二类仙药是五芝。第三类仙药是一些具有滋补作用的本草药物，如茯苓、地黄、远志、五味子、枸杞、九节石菖蒲等。现代中医常用这些药物健身养心，补益虚弱，延缓衰老。据葛洪说，这类药"凡三百余种，皆能延年，可单服也"(《仙药》)。并且指出单服本草仙药而不加以金丹，不能最后成仙。

魏晋隋唐，饵丹服石之风大盛，然而，正如古诗所云："服食求神仙，多为药所误"。李时珍在《本草纲目》中说："六朝以下贪生者服石，致成废残折躯，不知若干人矣。"本为求长生反因慢性中毒病残折寿，或急性中毒而暴亡。炼丹术士、道徒、其他上自皇帝百官，下至平民百姓，之欲长生长寿者不死于实祸疾厄，反死于金丹药石，确实构成了中国古代史、特别是医学史上的一大惨剧。

葛洪与道徒们在炼金丹觅仙药的困难、艰苦、危险的实践中，开创了近代实验化学之源，其中包含着许多重要的科学发现，大量矿物入药，大大丰富了中医的药物学，中医外科至今仍在使用的"红升丹"、"白降丹"等也是从炼丹术中得来的。炼丹饵药还为中国古代养生学作出了重大贡献。道士长年累月地选药、配方、试验、炼制，确实炼出了一些能治疗某些疾病和具有滋补益寿作用的药物。葛洪的第二、第三类仙药具有很高的科学价值，现代医学科学研究已经证明，亦为今日中医广泛地用作滋补药物。

原苏联学者用电子计算机筛选 30 种具有明显滋补强壮作用的中药，其中绝大部分包含在葛洪的《抱朴子·内篇》列举出的草木类仙药之中。这些有补虚弱抗衰老作用的植物的发现，对养生保健学具有重大科学价值。葛洪的仙药思想推进了道教徒和医学家对延年益寿药的研究，其功不可没。现今的道教经典总集《道藏》中收集了许多养生延命著作，有不少健身、防老的药物方剂，这在世界宗教中是绝无仅有的，成为我国养生学、医药学史上仍有研究价值的一份宝贵遗产。

三、内修守一，宝精行气

道教养生，讲究内修，葛洪亦然。道教内修诸术中为葛洪所重者有：守一、行气、胎息、辟谷、房中等。下面将对此分而叙之。

1. 守一　指闭目静思至高无上的道、气、一，使之常驻自己的身体，守持身中魂、神、精，使之不受外界牵绕，从而使精神完全，形魄相抱而为一。葛洪在内修术中，最强调守一，他说："夫长生仙方，则难有金丹；守形却恶，则独有真一，故古人尤重也"（《地真》）。将守一的作用和金丹相提并论。那么，人体之中，"一"在何处？进一步解释说"或在脐下二寸四分下丹田中，或在心下绛宫金阙中丹田也，或在人两眉间，却行一寸为明堂，二寸为洞房，三寸为上丹田也"。葛洪在中国气功史上第一次明确提出了三丹田理论和具体部位。千余年来，历代气功家无不举为圭臬，虽因气功流派不同，部位和名称各有一些变动，但大体相去不远，这在气功发展史上有其重大意义。

2. 行气　又称"服气""含气""吞气""炼气"，是一种调整呼吸吐纳以达养生目的的修炼方法。素为道教所重，葛洪亦给予了较多关注。行气何以能养生呢？《至理》篇解释曰："夫人在气中，气在人中，自天地至于万物，无不须气以生者也。善行气者，内以养身，外以却恶，然百姓日用而不知焉。"行气的效用又如何呢？"服药虽为长生之本，若能兼行气者，其益甚速，若不能得药，但行气而尽其理者，亦得数百岁。"《释滞》篇中又说："故行气或可以治百病，或可以入瘟疫，或可以禁蛇虎，或可以止疮血，或可以居水中，或可以行水上，或可以辟饥渴，或可以延年命。"阐述了服气在养生保体和疾病辅助治疗方面的积极作用。

3. 胎息　指炼气能不以鼻口呼吸，如胎儿在胞胎之中，故此而名胎息。它是行气的较高境界之一。葛洪所言行气胎息一方术，从文字上分析，颇多实际体会与经验之谈，不像纯粹文献综述，可能与家传和师传有关。胎息的具体方法从现存有关文献看，首见于《抱朴子·内篇》，云："初学行气，鼻中引气而闭之，阴以心数至一百二十，乃以口微吐之，及引之，皆不欲令己耳闻其气出入之声，常令入多出少，以鸿毛著鼻口之上，吐气而鸿毛不动为候也。渐习转增其心数，久久可以至千。"葛洪所述胎息法，对后世养生学、气功学有较大影响。隋代巢元方的《诸病源候论》中所述的导引治病法，多半兼行此种闭气胎息之术。

4. 辟谷　也称断谷、绝谷、绝粒、休粮，也是一种与行气、食气有关的修炼方法，即通过食气之术，乃达到不食五谷杂粮肉食蔬菜等日常食物的目的。葛洪一方面对辟谷之术深信不疑，记载了不少以辟谷而达到长寿的"事例"，同时也认为单行辟谷不能长生，纯靠食气而成仙亦不过是行气家的一家之言。他在《杂玄》中说："断谷人止可息肴粮之费，不能独令人长生也……道书虽言欲得长生，肠中当清；欲得不死，肠中无滓。又云，食草者善走而愚，食肉者多力而悍，食谷者智而不寿，食气者神明不死。此乃行气者一家之偏说耳，不可使孤用也。"以辟谷之术而长寿难老，其科学依据如何，尚需存疑。

5. 房中　房中术是古代性卫生、性心理、性技巧、性医学的总称，道教把它作为长生成仙的重要辅助手段。葛洪认为房中术对修炼甚为重要，不可禁欲。房中养生的关键在于适度和还精补脑。《释滞》云："房中之法十余家……其大要在于还精补脑之一事耳……人复不可都绝阴阳，阴阳不交，则坐致壅阏之病；故幽闭怨旷，多病而不寿也。任性肆意，又损年命。唯有得其节宣之和，可以不损。"

现代医学的研究已经证明：适度而健康的性生活，是健康长寿的秘诀之一。至于"还精补脑"（即在将射精的瞬间用手指于阴囊与肛门之间处压迫输精管，使精液流入膀胱而不从阴茎射出），古代房中家谈论极多，也极为看重此术，认为未射出的精液可以上行达脑，从而延年益寿。这就毫无科学依据了，但"还精补脑"的操作方法实际上是一种直到现代仍被采用的避孕方法。

四、博闻体要，兼采众术

葛洪认为，要长生成仙，内外修炼应由浅入深，由易到难，分阶段进行。"欲求神仙，唯得其至要，至要者，在于宝精行气，服一大药便是，亦不多用也"（《释滞》），服一大药，即服金丹。换言之，不老之术千头万绪，归根结底两方面：一是外服金丹，一是内宝精气，前者为外养，后者为内修。葛洪说："《仙经》曰服丹守一，与天相毕，还精胎息，延寿无极。此皆至道要言也"(《对俗》)。

习养生之术，抓住了关键，并不意味着大功已成，大功必成。除了服丹保精，其他方术并非一无可取。葛洪对前人的各种方术，采取兼收并蓄的态度，其内修方法包括了当时的各种静功和动功，他反对偏修一事，不赞同一门专进，主张多闻博见，兼学众术，择善而从，指出"凡养生者，欲令多闻而体要，博见而善择，偏修一事，不足必赖也。浅见之家，偶知一事，便言已足"是达不到长生难老目的的。故为术者，"内修形神，使延年愈疾，外攘邪恶，使祸害不干"。养生必须"藉众术之共成长生"(《微旨》)。葛洪的养生术是综合的，杂而多端的，认为既要外服金丹饵仙药，也要采以行气、宝精、导引与房中术。

在其他养生众术中，最有影响、亦最为葛洪所看重者莫过于导引。导引，是把躯体运动、调息呼吸、按摩、气功、体操等结合起来的以"动"为特征的健身、修炼法。据《云笈七签》卷三十六"玄鉴导引法"载：抱朴子曰道以为流水不腐，户枢不蠹，以其劳动故也。由此可见，通过运动使全身气血运行和各种机能和畅而收养生之功是葛洪重导引的理论依据，这与现代运动医学和运动生理学的观念是一致的。

道家养生家视眼、耳、齿的功能退化为人体衰老的显著标志，故葛洪特别注意用导引并配合医药以坚齿、聪耳、明目。他说"能养以华池，浸以醴液，清晨建齿三百过者，永不动摇"，"能龙导虎引，熊经龟咽，燕飞蛇屈，鸟伸，天俯地仰，令赤黄之景，不去洞房，猿踞兔惊，千二百至，则聪不损也"(《杂应》)。上述文字有理有法，对导引的方式、方法、效用的记述颇合科学原理，说明葛洪深谙医理又锻炼有素。

葛洪极力主张养生者兼习医术，因为养生之初，难免患病，而却病健身是长生成仙的基础，故初为道者，当兼修医术。"但患居人间者，志不得专，所修无恒，又若懈怠不勤，故不得不有疹疾耳……是故古之初为道者，莫不兼修医术，以救近祸焉"。他引用神农经的话说："百病不愈，安得长生?"其值得一提的是，葛洪严厉批评了当时"不肯信良医之攻病，反用巫史之纷苦"(《事理》)的错误，不赞成巫术士们"不务药石之救，唯专祝祭之谬"(《道意》)的行为。

葛洪认为："《仙经》曰养生以不伤为本，此要言也"(《极言》)。他把不伤不损作为养生的基本原则。《微旨》云："禁忌之急，在不伤不损而已。"在《极言》篇中他列举了十余种对人体有损伤的行为，接着，葛洪又从正面列举了不损不伤的养生准则几十种。如唾不及远、行不疾步、耳不极听、目不久视、坐不至久、卧不及疲、先寒而衣、先热而解、不欲极饥而食、食不过饱、不欲极渴而饮、饮不过多等，虽然上述有些具体做法尚待商榷。但其"不过度，不伤损"的养生原则无疑是正确的。

葛洪主张节嗜欲、保性命，特别注意精神情志饮食起居的调摄。他极力提倡"食醇守朴，无欲无忧，全真虚器，居平味淡"，"恬愉淡泊，涤除嗜欲，内视反听，尸居无心"。因此，"是以善摄生者，卧起有四时之早晚，兴居有至和之常制，调利筋骨，有偃仰之方；杜痰闭邪，有吞吐之术；流行营卫，有补泻之法；节宣劳逸，有与夺之要。忍怒以全阴气，抑喜以养阳气。然后先将服草木以救亏缺，后服金丹以定无穷，长生之理，尽于此矣"（《极言》）。上述养生法则，与中国传统医学的养生论述完全一致。

郭起华，欧阳建军. 葛洪的养生学理论与方术述评. 湖南中医学院学报，1993，13（4）：8～11.

我命在我不在天

——读陶弘景《养性延命录》

陶弘景（公元456－536年）在《名医别录》的"自序"中说，他隐居茅山时，专门从事吐纳养生，空余时间才"游意方技，览本草药性"。可见，他将气功养生作为主要的事业，对它进行了反复的实践和深入的研究。从他所撰写的《养性延命录》一书的丰富内容来看，他对养生是有高深造诣的。该书在广泛搜集先秦及汉、魏晋时期的养生文献的基础上，加以系统整理，从实践到理论，比较全面地论述了养生的意义、途径和方法。

《养性延命录》上下共两卷，上卷分教诫、食诫、杂诫忌禳害祈善等篇；下卷分服气疗病、导引按摩、御女损益三篇。全书虽仅12 500余字，但其内容，几乎讨论了所有关于养生的问题。

一、人常失道，非道失人

自从人类出现以来，每一个人与自然界以及社会都会发生千丝万缕的联系；并因此而存在各种复杂的关系。一个人是否能生存下去，能不能获得长寿，很大程度上取决于这两者的关系如何。人作为生物，要有生存的环境，要呼吸和进食；人作为社会的一个成员，各人相互间有种种关系。人有思想，有情绪，有欲望。总之，人是一个大的开放系统，和外界不断地进行着各种物质和信息的交换。《列子》说："一体之盈虚消息，皆通于天地，应于万类。"著名养生家张湛注曰："人与阴阳通气。"

《教诫篇》集中讨论了养生家普遍重视的"天人"关系，及如何使两者和睦相处、协调发展。是书引《混元妙真经》曰："人常失道，非道失人；人常去生，非生去人。故养生者慎勿失道，为道者慎勿失生。使道与生相守，生与道相保。"人们常常违背自然的规律，违背生命、健康和长寿的规律。并非"道"抛弃了人，而是人失了"道"。怎么办？从养生者自身去找原因。研究养生规律的人不要违反自然的规律；研究自然规律的人，当心违背养生的规律。应使两者相互协调，相互补充。该书又引《黄老经玄示》曰："天道施化与万物无穷；人道施化，形神消亡，转神施精，精竭形衰。形本生精，精生于神，不以生施，故能与天合德。不与神化，故能与道同式。"宇宙是无限的，其变化也是无穷的。可是人的生命是有限的，生命发展变化的最终结果是"形神消亡"。要减缓这一过程，使人获得长寿，那就要"不神化"，"不生施"。神化损精，精衰形亡。

人体的强壮或衰弱，长寿或短命，其原因应归之于人自身，这是陶弘景所反复强调的观点。所以他引《大有经》说："或疑者云'始同起于无为，终受气于阴阳，载形魄于天地，资生长于食息。而有愚、有智、有强、有弱、有寿、有夭，天耶？人耶？'解者曰'夫形生愚智，天也，强弱寿夭，人也。天道自然，人道自己。始而胎气充实，生而乳食有余，长而滋味不足，壮而声色有节者，强而寿。始而胎气虚耗，生而乳食不足，长而滋味有余，壮而声色自放者，弱而夭。生长全足，加之导养，年未可量'。"在当时的历史条件下，观察人的生老病死，能坚持"强弱寿夭，人也"的观点是很不容易的。何况直至今日，还有人将其归结为上帝的安排，神和命运的安排。关于这一点，《道机》说得更清楚："人生而命有长短者，非自然也，皆由将身不谨，饮食过差，淫泆无度，忤逆阴阳，魂神不宁，精竭命衰，百病萌生，故不终其寿。"

人为什么不能长寿？这是因为"生"与"智"或"达生（性）"和"达命"的尖锐矛盾。该书引《庄子·养生主》说："吾主也有涯，而知也无涯，以有涯随无涯，殆已。"向秀注曰"生之所禀各有极也。"唐·成玄英（疏）说："愚智修短，各有涯分，而知止守分，不荡于外者，养生之妙也"，"夫生也有限，知也无涯，是以用有限之生，逐无涯之知，故形劳神弊（疲）而危殆者也"。古代养生者和名医都遵循这一原则，扁鹊"六不治"内容之一，"轻身重财，二不治也"，就是基于这种思想而提出来的。如果一个人，不量力而行，"用有限之生，逐无涯之知"，必定不能长寿，且患病也不能治愈的。接着，该书又引《庄子·达生》篇曰："达生（性）之情者，不务生之所无以为，达命之情者，不务智之所无奈何！"著名养生家张湛认为，"生理自全为分外所为"，这就是"以有涯随无涯"。成玄英（疏）说："故达生于性命之士，性灵明照，终不贪于分外为己事务也。一生命之所钟者，皆智虑之所无，奈之何也？"

养生的总原则确定之后，对策就有了。所以《列子》说："少不勤行，壮不竞时，长而安贫，老而寡欲，闲心劳形，养生之方也。"这些观点从社会学角度看，并不可取。但对养生学来说，却是至理名言。

二、神大用则竭，形大劳则敝

《养性延命录》引用司马迁的父亲司马谈的话说："神大用则竭，形大劳则敝，神形早衰，欲与天地长久，非所闻也。"劳逸是养生中的大问题。过劳而死或夭亡，古今比比皆是，这理所当然引起古代养生家的极端关注。《小有经》将少思、少念等十二少，视作"养生之都契"，把这看作养生的纲领，正是目睹现实生活中过分劳累影响寿命和健康的种种事实而提出的原则。《小有经》指出形神劳累的各种表现及危害：多思则神殆，多念则志散，多欲则损志，多事则形疲，多语则气多（疑"少"之误），多笑则伤藏，多愁则心慑，多乐则意溢，多喜则忘错，惛乱，多怒则百脉不定，多好则专迷不治，多恶则憔煎无欢。此十二多不除，丧生之本也。情志体态，形神表现，都应交替变换，才能保持不过劳；劳逸结合，动静相宜，才是养生之道。陶弘景引用《老子·中经》曰："静者寿，躁者夭。静而不能养，减寿；躁而能养，延年。然静易御，躁难尽将，顺养之宜者，则静亦可养，躁亦可养。"善养生者对各种情绪心境，都能自我调节。

调节必须适中，过劳过逸都是养生之大害。因此，青牛道士（封君达）回答皇甫隆的问话说："体欲常劳，食欲常少，劳无过极，少无过虚。无肥浓，节咸酸，减思虑，损喜怒，除驰逐，慎房室。武帝行之有效。"

三、百病横夭，多由饮食

《陈纪元方》曰："百病横夭，多由饮食，饮食之患，过于声色，声色可绝之踰年，饮食不可废之一日，为益亦多，为患亦切，多则切伤，少则增益。"

生命体要维持其生存，与外界的物质交换无时无刻不在进行。饮食是人体与外界进行物质交换的主要形式和重要方面。人体一天也离不开饮食。饮食的质与量、进食的时间和食品的温度、进食的方式、方法、进食先后的机体状态等等，均与人的养生有非常密切的关系。

饮食前后以何种机体状态为好，古人的观点是明确而统一的。"养生者先饥而食，先渴而饮"。进食前机体的状态应是饥渴，不饥不渴自然不能进食，但过饥过渴也不是理想的进食条件，因为"觉饥乃食，食必多；盛渴乃饮，饮必过"，这是所要掌握的程度和分寸。中庸之道乃是养生法则。"饮食即卧生百病"，"醉后交接……不幸伤绝藏脉损命"，这是食后的禁忌。食后最理想的机体状态就是"行步踟蹰"，"当行中庭数里"，"行毕使人以粉摩腹数百过"。

饮食量的控制，陶弘景赞成"食不欲过饱"，"饮不欲过多"。正常的状态应是"饱中饥，饥中饱"。《素问·痹论》早就指出"饮食自倍，肠胃乃伤"这种日常生活中常见的现象。而半饥饿状态又经现代动物实验所证实，为延龄的条件。

饮食的温度，冷食、热食以及生、熟食对人体的影响也不能忽视，尤其是冷食、热食的先后次序以及食后的禁忌也在陶弘景饮食养生的视野之中。冷热食品的进食次序应该是："凡食，先欲得食热食，次食温暖食，次冷食。""食热暖食讫，如无冷食者，即噢冷水一两咽，甚妙。"这是饮食养生的一种观点。"热食伤骨，冷食伤藏"，冷热食应相互搭配、协调和均衡，不能长期喜热食或喜冷食。

该书还讨论了四季饮食宜忌，食物致病，偏食致病等等。饮食营养、饮食卫生、烹饪艺术、人体体质以及道地食品所含的营养成分等。饮食养生的范围极其广泛，和人的健康长寿有非常密切的关系，因此，陶弘景给予极大的关注。

四、善者遂其生，恶者丧其形

人生在世，难免患病，善养生者，常以服气疗病。《玄示》曰："志者，气之帅也；气者，体之充也；善者遂其生，恶者丧其形。"《服气经》曰："道者气也，保气则得道，得道则长存，神者精也，保精则神明，神明则长生。精者，血脉之川流，守骨之灵神也；精去则骨枯，骨枯则死矣。是以为道，务宝从精。"养生者从来都重视气的作用。气充体健，气虚体亏。气对神、精、血脉至关重要。气不充则神不明，神不明则精不固。气少血脉阻滞。故保气才能得道，得道才能长生。得道者当以保气为先。故此《元阳经》强调："当少饮食，饮食多则气逆，百脉闭，百脉闭则气不行。"

服气疗病，现代气功临床中仍在应用，且效果明显。彭祖曰："凡行气欲除百病，随所在作念之，头痛念头，足痛念足，和气往攻之。""其偶有疲倦不安，便导行闭气，以攻所患。"这是针对局部病痛的服气法。对于驱逐整体邪气的方法，就比较复杂了。"故行气之法，少食自节，动其形，和其气血，因轻而止之，勿过失；突复而还之，其状若咽，正体端形，心意专一，固守内外，上下俱闭，神周形骸，调畅四溢，修守关元，满而足实，因之而众邪自出。"这实际上是一个"综合工程"，必须意念、形态、饮食、呼吸等高度协调统一，同步调节，使形神合拍，气血和畅，方能祛除整体的邪气，起到疗病的效果。

动静相兼的行气法在魏晋受到重视。《养性延命录》又引张湛之言曰："动胜寒，静胜热，能动能静，所以长生，精气清静，乃与道合。"陶弘景对气功养生的认识较为全面，而不片面拘泥于静功或动功。春秋战国时期静功风行一时，秦至两汉，动功又蓬勃兴起。《养性延命录》兼收并蓄，同时吸收两方面的资料，统而贯之，以一个完整气功形象而出现，正是陶弘景对气功全面而精深认识所在。

动功方面，流派颇多，从长沙马王堆出土的帛画——导引图来看，既有徒手的，也有持器械者。仿生动功起源也较早，其中汉末华佗的"五禽戏"最具有代表性和实效。《养性延命录》中，从"古之仙者"到汉代道士君倩，再至华佗"五禽戏"。从此可窥探"五禽戏"的渊源及发展脉络，其中对虎戏、鹿戏、熊戏、猿戏、鸟戏的简要描述可为现代

"五禽戏"操练者提供它的原始形态。

五、阳道法火，阴道法水

古之养生者，无不对御女损益，给予重视和探讨。《养性延命录》没有例外。"房中之事，能生人，能杀人，譬如水火，知用之者，可以养生，不能用之者，立可死矣"。

1. 合道 "男不可无女，女不可无男"，男女阴阳结合与天地万物相应。孤男寡女不是养生者所追求的目标。因为男"无女则意动，意动则神劳，神劳则损寿"，"孤独而思交接者损人寿，生百病"。

2. 惜精 "道以精为宝"，"精少则病，精尽则死"。"施之则生人，留之则生身"。精液通过交接而能生育，留给自己，则能健体延年。所以不能"妄施而废弃"，滥施而形成精液的大量排泄，有损身体健康。陶弘景全面分析道："凡养生，要在于爱精。若能一月再施精，一岁二十四气施精，皆得寿，百二十岁；若加药饵，则可长生。所患人年少时不知道，知道亦不能信行，至老乃始知道，便以晚矣，难养也。虽晚而能自保，犹得延年益寿。"老年人更应惜精，"人年六十，例当都绝房内"。

3. 节宣 掌握性交的节奏，预防房劳。彭祖曰："上士别床，中士异被，服药千裹，不如独卧。"这是性交时间间隔的节奏。性交还须顺应天时，陶弘景引道人刘京云："春三日一施精，夏及秋，一月再施精，冬常闭精勿施。夫天道冬藏其阳，人能之，故得长生，冬一施当春百蒯。"

4. 宜忌 陶弘景引彭铿的话强调"三忌"，"当避大寒、大热、大风、大雨、大雪、日月蚀、地动、雷震。此是天忌也；醉饱、喜怒、忧愁、恐惧，此人忌也；山川、神祇、社稷、井灶之处，此为地忌也"，"小便忍之以交接，令人得淋病或小便难，茎中痛，小腹强大"。《道机》和《本命行年》等文献对性交禁忌，也有重点描述。

赵友琴. 我命在我不在天——读陶弘景《养性延命录》. 医古文知识，1994（1）：36～39.

孙思邈对道家内丹养生学发展的贡献

道家修道养生之学，古称黄老之学，其源大都托名于黄帝与老子。黄帝重人贵生，老子崇尚自然，皆以道为天地之本源，以性命为人生之根本。它是以自身的元精、元气、元神为药物，充分调动和利用自身的调节功能、平衡功能及再生功能，最佳地发挥天人之际的自身组织效应，从根本上改善人体的生理机能从而达到祛病强身、延年益寿的目的。在道家内丹养生学发展成熟的过程中，隋唐时期伟大的医学家孙思邈发挥了承前启后的重要作用。

孙思邈，京兆华原（陕西耀县）人，隋唐著名医学家及养生家，被尊称为"药王"和"孙真人"。生于公元541年（新酉岁），卒于公元682年（永淳元年），寿142岁。孙思邈博通经史百家，尤长老庄，兼及佛典。曾隐于太白山，修身养性。隋文帝征为国子博士，称疾不起。唐太宗即位，召诣京师，将授以爵位，固辞不受。当时四杰之一的卢照邻，曾执弟子之礼甚恭，称其"道洽古今，学殚数术。高谈正一，则古之蒙庄子；深入不二，则今之维摩诘；至于推步甲乙，度量乾坤，则洛下闳、安期先生之俦也。"虽年已百岁，"然犹视听不衰，神采甚茂，可谓古之聪明博达不死者也"。

孙思邈对儒释道兼收并蓄，而对道家思想尤为推崇，对道家养生更是深有研究并身体力行。他在《千金要方·大医习业》中曾言："不读《庄》《老》，不能任真体运。"在《千金翼方·退居》篇中曾言："人性非合道者，焉能无闷。闷则何以遣之？还须蓄数百卷书，《易》《老》《庄子》等，闷来阅之，殊胜闷坐。"孙思邈一生著述甚丰，可以肯定为其所著的著作有20多种，其中道家养生著作就占据大半，主要有《老子注》《庄子注》《枕中素书》《摄生真录》《气诀》《龙虎通元诀》《养生要录》《龙虎篇》《四言诗》《存神炼气铭》等。在其医学巨著《千金方》中也有大量修道养性以养生的内容，由此可见其道家思想渊源及对修道养生的重视。

在具体养生方法上，孙思邈推崇道家的性命双修、水火既济。首先，孙思邈极为重视精神修养，重视养性功夫。其在《备急千金要方》《千金翼方》中分别列"养性"专篇阐发老庄及《黄帝内经》"清静自然"、"恬淡虚无"、"治未病"之旨。他说"神仙之术难致，养性之术易崇"，"莫忧思，莫大怒，莫悲愁，莫大惧"，"勿汲汲于所欲，勿涓涓怀忿恨，皆损寿命"。并对养性之术，提出了"十要"、"十二少"，忌"十二多"，强调要恬淡虚无，颐养精神。这些都体现了孙思邈以养性为本的思想。

吕纯阳曾云："只知性，不知命，此是修行第一病；只修祖性不修丹，万劫阴灵难入圣。"由此可见，道家养生是一个性命兼修的完整过程。修性，即通过日常品德修养使自体中和场势得以蓄积和加强；修命即通过疏通经络而使精气得以自然返还，使身体功能得以改善和加强，从而达到祛病健身的作用。事实上，孙思邈以"上智之材"弱冠之年即精研《老》《庄》，少年知"道"，其对道家性命双修的完整过程十分谙熟。孙思邈在《千金翼方·序》中曾言："亦有志其大者，高密问紫文之术；先其远者，伯阳流玉册之经。拟斯寿于乾坤，岂伊难老……兹乃大道之真以持身，抑斯之谓也。"文中高密问紫文之术即指三国时术士葛玄向著名道人左兹学习道家性命双修的"炼气保形之术"，"玉册之经"即指东汉魏伯阳所撰著并流传、被后世尊称为"万古丹经王"的《周易参同契》。由于《老》《庄》《参同契》等道家著述多用隐辞譬喻，常人难以理解和入门，故孙思邈首次用较通俗的语言对道家性命双修的关键环节进行了阐释。其在《存神炼气铭》中写到："夫身为神气之窟宅，神气若存，身康力健，神气若散，身乃死焉。若欲存身，先安神气……气在身内，神安气海，气海充盈，心安神定……五时七候，入胎定观。"文中孙思邈详细论述了神与形之间的相互依存关系，阐述了道家性命双修的长寿之道是"安神""练气""存神丹田"，强调《内经》"形与神俱"之旨，并把锻炼的自然进程和效验分为"五时七候"，路径清晰，要点明确，便于后人体验。文中十分强调道德修养对养生的重要意义，并反复强调文中内容"至妙至神"、"诚信诚效"，其自珍之心，由此可见。

其为了让后人洞晓内丹养生的关键环节，在《四言诗》中，还引用《参同契》中的"丹辞"描述了自己性命双修过程之内景体验："取金之精，合石之液，列为夫妇，结为魂魄，一体混沌，两精感激……姹女气索，婴儿声疾，透出两仪，丽于四极……恶黜善迁，情回性易……号曰中环，退藏于密，雾散五内，川流百脉，骨变金植，颜驯玉泽。"

此诗系道家内丹修炼之诀。金精即指真铅，为坎中满之元精；石液乃是真汞，为离中虚之心神。其描写成丹的全过程，与《参同契》完全一致，当是作者亲身体验的记录。孙思邈对道家性命双修内丹术的重视在其他著作中也有充分的体现。《气诀》《龙虎篇》《龙虎通元篇》尽管现在已经失传，但从字义上看，《气诀》应该是炼真元之气的秘诀；《龙虎篇》《龙虎通元篇》也应该是对道家性命双修原理及"还丹"关键环节的阐释。关于这一点，我们可以从其他道家人物对"龙虎"一词的阐述找到答案。唐代刘知古在《日月玄枢论》中云："道之所秘，莫若还丹；还丹可验者，莫若龙虎；龙虎之所自出者，莫若《参同契》。"宋代道教南五祖之一的白玉蟾在《紫清指玄集》中曰："道本无形，喻之为龙虎；道本无名，比之为铅汞。"元代李道纯在《中和集·龙虎歌》中更是对龙虎之义解释尤详："龙虎者，阴阳之异名也。阴阳运化，神妙莫测，故象之以龙虎……丹经子书，种种异名，不出阴阳二子，历代仙师，假名立象，喻之为龙虎，使学徒易取则而成功也。龙虎之象，千变万化，神妙难穷，故喻之为药物，立之为鼎炉，运之为火候，比之为坎离，假之为金木，字之为男女，配之为夫妇，以上异名，皆龙虎之妙用也……反求诸己，情性也；化而裁之，身心也，魂魄也，精气也；推而行之，玄牝之门也，阖辟之机也。"

由此可见，道家著述中之"龙虎"都有大致相同的离意，即是对一阴一阳之道，对坎离、铅汞、性命、心肾、水火之形象比喻和说明，是采用取类比象的方法对道家性命双修取坎填离、坎离交媾、水火既济过程和原理等关键问题的阐释。

由于对道家内炼养生理论和方法的正确理解和身体力行，孙思邈取得了非凡的养生效果，其胜利完成了对自我生命的彻底改造，由幼年的多病之躯而终获遐龄。由于孙思邈修道养生的良好示范作用，加之孙思邈大量道家内丹养生著作的广为流传，道家内丹养生学自唐代中后期进入快速传播时期，自唐末至宋元，研讨内丹已成风气，并且出现了历史上最密集的内丹学者群，著名的代表有唐末、五代的崔希范、钟离权、吕纯阳、马湘、陈抟、刘操，宋代的张伯端、石杏林、薛道光、陈楠、白玉蟾，金元时期的王重阳、马丹阳、孙不二、丘处机、李道纯、陈致虚、张三丰等。各家修炼入手方法虽然不尽相同，但其修炼理法均道承庄老，融贯三教，与魏伯阳、孙思邈的内炼体系可谓是一脉相承。

综上所述，孙思邈是历史上第一位将道家性命兼修养生理论进行系统总结和推广应用的伟大的养生家和医学家，他对道家内炼养生学说的传播推广起到了承上启下的重要作用。在他的影响下，道家内丹养生学说在唐宋元时期得到快速发展，并对李时珍、孙一奎、张景岳、赵献可等医家的学术思想产生了重要影响，客观上促进了中医理论与道家养生学说继《内经》之后的第二次大融合，从而为中医命门学说和中医养生

263

学的发展成熟创造了条件。

张敬文，鲁兆麟．孙思邈对道家内丹养生学发展的贡献．中华中医药学刊，2007，25（6）：1205～1206.

隋唐五代时期养生思想研究

一、前言

隋唐五代一共经历了 380 年。唐代体育在我国体育史上占有重要地位。国家统一、社会稳定、经济繁荣、文化的发展为传统养生思想提供了广阔的空间，特别是学术思想的多元化为传统养生思想发展提供了思想基础。同时，隋唐时期是我国医学发展的重要时期，统治阶级对医学的发展比较重视，隋文帝时，朝廷向全国征集图书，使大量医学文献得以保存，隋炀帝时创设太医署教授医学，并下令编撰《四海类聚方》《诸病源候论》等医学著作。随着传统医学的发展，人们对生命、病理比以往有了更深刻的了解，为传统养生思想提供了新的血液和理论基础。

二、学术思想多元化为传统养生思想的发展提供了思想基础

1. 司马承祯的学术思想　马司承祯，字子微，自号"白云子"，生于唐太宗贞观二十一年，卒于唐玄宗开元二十三年，主要著作有《天隐子》和《坐忘论》。他的学术思想主要是以老庄思想为主体，以"道"为核心，同时吸取了佛教的主观，禅定学说和传统的儒家关于内心修养方法，以阐发适教的静心坐忘的修真理论。他认为："道"是一种神异之物，灵而有性，虚而无景，随迎莫测，影响莫求的神妙莫测的东西。他的这种思想同老子对"道"的认识有相同之处，并提出了"道"为世界万物之源。这种哲学思辨的程度，促进了人类理论思维的发展，同时还认为人若要修真得道，在于"修心"。"修心"的关键又在于主静。他说，"心为道之器宇，虚静至极，则道居而慧生"（《坐忘论·秦定》），"未心者，一身之主，反神之师。静则生慧，动则成昏"（《坐忘论·收心》）。只有保持内心的绝对平静才能得道而萌发智慧。司马承祯的修心，主静的道教

理论对后来的理学有一定的影响，同时他的这种思想也为他的养生观打下了思想基础。他在《天隐子养生书》中主张养生家修真达性，不能顿悟，必须循次渐进，安然而行。全书分《神仙》《渐门》《斋戒》《安处》《存想》《坐忘》《神解》等篇。

其中《渐门》篇曰："《易》有渐卦，老氏有渐门。人之修真达性不能顿悟。必须渐而进之，安而行之，故设渐门。一曰斋戒，二曰安处，三曰存想，四曰坐忘，五曰神解……习此五渐之门者，了一则渐次至二，了二则渐次至三，了三则渐次至四，了四则渐次至五，神仙成矣。"

本篇指出练功之道，以易简为法，但必须循序渐进，称作"渐门"。如何按步渐进，天隐子分为五个步骤，即"斋戒"、"安处"、"存想"、"坐忘"、"神解"。掌握第一步，才能习第二步，掌握第二步，才能习第三步，如此渐次至第五步，也就是修炼的最高境界——"神解"。至此，天隐子曰："神仙成矣。"至于每一步骤的具体内容则以下诸篇详述之。

《存想》篇曰："存谓存我之神，想谓想我之身。闭目即见自己之目，收心即见自己之心。心与目皆不离我身，不伤我神，则存想之渐也。凡人目终日视他人，故心已逐外走；终日接他事，故目亦逐外瞻。营营浮光，未尝内照，奈何不病且夭邪？是以归根曰静，静曰复命，成性存存，众妙之门。此存想之渐，学道之功半矣。"

本篇论存想，对存想的解释很多。天隐子认为，"存"即"存我之神"；"想"，即"想我之身"。具体而言，就是"闭目"、"收心"，亦即称作"归根"、"复命"、"成性"，其关键在于"静"，其目的在于"内照"。存想这一步是练功内在境界的第一步，也是关键的一步。因之，天隐子认为，能做好存想这一步，"学道之功半矣"。

《坐忘》篇曰："坐忘者，因存而忘也。行道而不见其行，非坐之义乎！有见而不知其见，非忘之义乎！何谓不行？曰：心不动故。何谓不见？曰：形都泯故。或问曰：何由得心不动？或者悟道，天隐子默而不答而退曰：道果在我矣，我果何人哉？天隐子果何人哉？于是彼我两忘，了无所照。"

本篇从"存想"到"坐忘"，是练功内景的进展，所以论述比较抽象。至此境地，文字、语言较难叙述和表达。故问到"心不动"，"天隐子默而不答"。是"不答"以为"答"，让读者自己体会"心不动"的意境。能达到"坐忘"，则天地、事物、你我均泯忘无存。这是练功的较高境界，所谓："彼我两忘，了无所照。"

《天隐子养生书》是司马承祯告诉人们进行养生练功时的方法和步骤，也是他学术思想的多元化具体体现。他把老庄思想的"道"与佛教的止观，以及禅定学说和传统儒家内心学说结合起来作为他养生的思想基础，为传统养生观的发展提供了理论基础。

2. 柳宗元、刘禹锡的唯物主义和无神论体系　作为哲学家、思想家的柳宗元和刘禹锡，以其对天命神学世界观的深刻批判，对先秦以来天人关系的理论总结和创造，为古代唯物主义无神论的发展作出了重要的贡献。柳宗元认为，"元气"是自然运动的宇宙观，世界一切事物无论其形态如何千差万别，其实质皆为自然物质——"元气"。他说："牵始之初，诞者传焉。鸿灵函纷晷可言焉。黑晰眇，往来屯屯，庞昧草化惟元气存，而何为焉？"他强调，"元气"是大地宇宙中唯一的物质存在，是世界统一的物质基础。同时，他还强调，天人"各行不相预"的思想。而刘禹锡的"天与人交相胜，还相用"的学说对柳宗元天人"各行不相预"的学说是一次理论的升华。主要有三点贡献，第一，区别了"天"与"人"，明确人与天（自然）的关系。他说"以理揆之，万物一贯也"，故而提出了自己关于"天人之际"的学说。第二，提出了无神论的思想。第三，提出了在社会关系中对立与统一、普遍与联系上必须做到"法大行"，就能达到"人胜天"的思想。

同时，刘禹锡进一步提出自然的职能和作用是"生万物"，人的职能是"识万物"的思想，即利用自然的规律，对自然万物加以利用和改造，以服务于人类的需要。故而"天之能，人固不能也；人之能，天亦有所不能也"。刘禹锡不仅把"天之所能"，"人之所能"的关系作了区分，"天之能，人固不能也"与"今人之能"作了区分，把在劳动生产过程中，自然界和人类社会全面的关系看做是"交相性"、"还相应"的关系。这就进一步深化了"天人关系"的理论基础。在这种思想的影响下，隋唐五代的传统养生思想有了更明确的目标。当时的养生家根据这一思想，确定了很多养生原则和方法。其中，最有代表性的是孙思邈的天人合一的养生思想。他认为人与天地之间、宇宙之间，一切生命活动与大自然休戚相关，人与自然相通、相应，季节、昼夜、地理环境都对人产生影响，人体受季节气候的影响，通过生理功能的调节来适应。孙思邈提出，生活要有规律，并作为养生的原则和方法。他认为天下有四时五行，人有四体五脏，一觉一寐，呼吸吐纳都要依时而行，服食、居处都要有规律，这样身体才能健康。在衣服的脱穿上，他指出："湿衣及汗水皆不可久着，令人发疮及风瘙，大汗能易衣佳，不易者，急洗之。不尔令人小便不利，凡大汗勿偏脱衣，喜得偏风半身不遂。春天不可薄衣，令人伤寒霍乱！食不消，头痛。"再如睡眠，他说"冬夜勿覆其头，得长寿"。按孔子不尸卧，故日睡不厌踧，觉不厌舒。他还认为"凡眠，先卧心，后卧眼"。冬天天气寒冷，人们为了避免寒气侵袭，常常把头覆在被窝里睡，这样一夜下来，由于被中空气混浊，常可导致白天头晕脑涨，久而久之，难免对健康造成一定影响。所以，他提倡的冬夜不覆头睡，使人长寿的说法是完全符合科学的。

三、医学知识的发展为传统养生思想提供了理论基础

隋唐五代是中国医学发展的重要时期，当时政治安定，经济繁荣，科技发达，出现了《四海类聚方》《诸病源候论》《千金要方》《外方秘要》等医学著作。隋唐时期医学发展的另一个特点是临床医学呈现分科发展的趋势。同时，频繁的对外交流出现了空前繁荣的局面。

1. 卫生保健　《诸病源候论》是巢元方主持编撰的医学著作。此书共50卷，将内、外、妇、儿、五官、皮肤等科的1700余种病症分为67门，分别从病因、病理、临床表现、演变过程及预后等方面进行了详细确切地论述，代表了隋代疾病认识的水平。在养生思想方面，《诸病源候论》主要提出了卫生保健对养生的作用，并首次提出"饮食中毒"的概念。书中记载了当时人们对饮食卫生的认识，并强调"因疫病死者"，"著疫死者"，"皆有毒，不可食之"。指出"凡人往往因忽然困闷，少时致甚，乃致死者，名为饮食中毒"。这是对饮食中毒一次理论性的总结。该书还对动物传染疾病对人体的毒害作用进行了论述，这对防止食源性疾病的发生是有重要意义的。

孙思邈对饮食养生也提出很多科学的论述，如"不知食宜者，不足以存生也"。还说"食当熟嚼"，"久饮酒者，腐烂肠胃"，并强调食后漱口，摩腹与散步等卫生方法。同时强调呼吸吐纳都要及时而行，提出服食居处都要有规律的养生思想。他的食养、食疗养生思想，对后世产生了重大影响。他的"十二月摄生"就是根据这种思想制定出来的，为他的养生思想提供了基础理论。

2. 养生与防止老年病　隋唐时期，导引、按摩、吐纳、调气、服食等养生方法有了新的发展，除了养生保健之外，还用来治疗某些疾病，尤其是与老年病防治相结合是其特点，主要代表人物是孙思邈，他所著的《千金要方》和《千金翼方》中，就有精神调摄，饮食调养，导引按摩，服食补益等各种养生的详细而精辟的论述。如"故养性者，不但饵药餐霞，其在兼于百行。百行周备，虽绝药饵足以遐年"。他大力提倡行气导引，用以治疗疾病，增其健康。他认为"行气可以治病，可以去瘟疫……其大乐著胎息而已。"他还将卫生保健与老年疾病的防治密切结合起来，形成了一套比较完整的养生方法。他指出，善于养生的人应当少思、少念、少欲、少事、少语、少笑、少愁、少乐、少苦、少怒、少好、少恶行。认为"此十二少者，养生之都契也"（《备急千金要方》卷27）。这些方法显然是强调了性情陶冶和道德修养保健中的重要意义，同时提出养生必须陶冶性情、劳逸适度。他还提出，住房宜通风、防风和预防便秘与腹泻的养生原则。

四、结束语

综上所述，隋唐五代是我国社会政治、经济相对稳定发展和繁荣的时期，以司马承祯、柳宗元和刘禹锡为代表的学术思想为传统养生思想提供了坚实的思想基础。传统医学知识的进步和发展为传统养生思想提供了坚实的理论基础，同时也为传统养生思想的发展开拓了更大的空间。

刘小华，李可兴．隋唐五代时期养生思想研究．体育文化导刊，2006（7）：94～95．

走入辉煌的隋唐养生时代

隋唐两代，养生文化进一步沿着秦汉魏晋以来形成的理论与实践并重的方向发展，出现了孙思邈和司马承祯等在历史上占有重要地位的养生学家。

孙思邈的养生思想主要收在《千金要方》和《千金翼方》两部书中。孙思邈既主张静养，又强调运动；既强调食疗，又主张药补；既强调节欲，又反对绝欲；不但涉及衣、食、住、行与养生的关系，而且专门探讨了老年保健问题，这些都对后世中华养生文化的发展产生了重大影响。

司马承祯的两部重要著作是《天隐子养生》和《坐忘论》，都大抵本于老、庄，阐述了内修养生理论和方法。他创立了各种服气法、导引法，详见其《服气精义论》和《导引论》二书。较之于其他的道家养生方法，司马承祯创立的上述方法的最大特色，就在于能够运用中医理论探讨服气、导引的作用机制。

隋唐时期还有一个重要的养生问题必须提到，就是道家气功从汉朝发展到隋唐时期，逐渐形成了最具养生特色的"存思"和"内丹"两大流派。

存思，又名存想，是一种专以调神为基本练功手段的气功功法。在道家经典《太平经》中，存思法就得到了较为详细的记载。隋唐以后，存思派进一步得到发展。到了宋代，张君房所辑《云笈七签》收录的《老君存思图》中，所述的存思法具体方法达18种之多，存思的内容也较前更为丰富。伴随着存思派气功的产生和发展，一种具有自我心理保健功能的存思疗法也开始得到普及与提高。东汉时期，存思疗法已初具规模，《太平经》中就有不少这方面的记载。隋唐以后，存思疗法的运用范围更加广泛，《诸病源候论》就是这方面的代表性著作。

内丹派气功奠基于东汉魏伯阳所著的《周易参同契》，但"内丹"这一名称却一直到晋代许逊的《灵剑子》中才始有记载。魏晋时期，道家气功方面出现了一部融合内丹、存思两派基本特点的内修专著，这就是《黄庭外景经》。内丹气功兴盛于隋唐两代，此时相继出现了《群仙会真记》和《日月玄枢论》（已亡佚）之类的内丹气功集大成之作。

总体而言，晋朝到隋唐时期的养生学专著，至今尚存的还有晋代许逊《灵剑子》，南朝陶弘景《养性延命录》，隋代巢元方《巢源补养宣导法》，唐代王焘《外台辑养生导引法》等，共十一种，其中书佚存目者，有张湛《养生集要》、王仲丘《养生纂录》、高福《摄生录》、郭霁《摄生经》、斐煜《延寿赤书》、郑景岫《四时养生论》、穆殷《四气摄生论》七种。

于江. 走入辉煌的隋唐养生时代. 养生大世界，2005（8）：1.

王冰养生思想的特点

王冰是唐朝中期著名的医学家和经学家，其《次注黄帝内经素问》功绩卓著，不但使《素问》这一中医理论的基础之作得以流传，而且深入阐发《素问》要旨，在中医理论研究中建树颇多。由于中医理论形成之初，就受到以老子为代表的道家思想的深刻影响，道家尤重养生，而王冰所处的唐代又崇奉道教，视道教为国教。王冰自幼受道家思想熏陶，自称"弱龄慕道，夙好养生"，酷嗜医学，因此在其注释《素问》时，以道家思想为指导，把养生学放在显要位置，以养生观对《素问》进行调整，将与养生有关的篇章置于前边，在注语中始终注意贯彻道家"拯黎元于仁寿，济羸劣以获安"的大圣慈惠精神，熔医、道于一炉，形成了独具特色的养生思想。

一、奉养天真的守道观

道家哲学立"道"本义，重在对生命本源的关注和生命规律的探求。"摄生"、"摄养"以全身保命，原为道家的养生思想，老子论道贵"一"，认为有一才能化育万物，强调养气存真，抱元守一，故在"天真"上下功夫。所谓"天真"，指事物的自然特征和本来面目，宇宙万物源于气，其本来面目为阴阳未分的混沌状态，即"一"的状态，其是化生宇宙万物的原始物质和生机与动力，故老子称其为"道"。人体的产生，源于藏于肾中的先天之精气，肾中所藏之精是人身之本源，生命活动之根本，故将其称为人体真元之气或天真之气，如他在注《素问·上古天真论》"肾气有余"时明确指出是"所禀天真之气，本自有余也"。必须"保养天真以为生命之本"。王冰摄生延年养生学的中心思想就是保全天真，调养生气。认为成神化仙只是传说中的事，而养生可以延年益寿，关键是保全天真之气，保持天真之气惟有"道"。王冰认为"道"就是"谨于修养，以奉天真"，言"真人"就是"成道之人"，"至人"就是"全其至道"之人，并引庄子"执道者德全，德全者形全，形全者圣人之道也"（《素问·上古天真论》注）作以说明。指出"法道清静，精气内持，故其气邪不能为害"，"爱精保神，如持盈满之器，不慎而动，则倾竭天真……半百而衰者，亦耗散而致是也"。强调"夫道者不可斯须离也，离于道，则寿不能终尽于天年矣"（《素问·上古天真论》注），这种奉养天真的守道观，是王冰养生思想的核心，贯穿于其养生理论的各个方面。

二、顺应自然，清静无为的养生观

《老子·二十五章》云："人法地，地法天，天法道，道法自然。""道法自然"，乃道家养生宗旨之一。老子认为，宇宙万物的根源是

"道"，而道是"无为"而"自然"的。老子在"道"的基础上提出了"天道"、"人道"两大法则，认为"人道"效法天道，天道是"万物作焉而不辞，生而不有，为而不恃，功成而弗居"（《老子》），即无为而自然。人道与天道均应顺乎万物之自然，遵从事物发展的规律，"辅万物之自然而不敢为"（《老子》），要因势利导，因性任物，因民随俗，给事物创造良好条件，使其自然化育、自然发展、自然完成。因此，"无为"实际上是一种合乎自然法则的有为，而不是无任何作为。这种以整体思维方式将"自然"与"为"和"无为"结合的思想，决定了道家知常、执道、循理、审时、守度等观念的形成。王冰效法道家以养生，注重顺应自然、清静无为的整体养生。首先指出天体运动，四时递迁，气和化物，是天道清静无为之故，如在《素问·四气调神大论》注文中说"四时成序，七曜周行，天不形言，是藏德也，德隐故应用不屈"，"天明不竭以清静"，"天至尊高，德犹见隐，况全生之道而不顺全乎"。因此，只有顺应自然，力求达到"天人合一"的境界，才能健康长寿。在《素问·四气调神大论》注文中云"养生者必顺于时也"，"时序运行，阴阳变化，天地合气，生育万物。故万物之根，悉归于此"，故"圣人所以身无奇病，生气不竭者，以顺其根也，逆其根则伐其本，坏其真，是则失四时阴阳之道也"。故而"四时之令，不可逆也，逆之则五脏内伤，而他疾起"，如"逆春伤肝"、"逆夏伤心"、"逆秋伤肺"、"逆冬伤肾"。故"不顺四时之和，数犯八风之害，与道相失，则天真之气，未期久远而致灭亡也"。强调"清静无为"就是不溢其情、不淫其性、归真返璞、清静寡欲，云"夫嗜欲不能劳其目，淫邪不能惑其心，不妄作劳，是谓清静"（《素问·生气通天论》注），"为无为，事无事，是以内无思想，外不劳形，法道清静，适性而动，故悦而自得也"（《素问·上古天真论》注）。指出养生时必须以"淳朴之德"来全性命之道，不贪少欲才能心安不惧。概括来说就是要在视、听、嗅、味、衣、食、住、行等方面让精神超然物外，以"恬淡虚无"为核心，以淡、素、朴、清、静、虚、无等为自然之真。如在《素问·四气调神大论》注文中引《庚桑楚》语云："圣人之于声色滋味也，利于性则取之，害于性则捐之，此全性之道也。"言"美其食，顺精粗也，任其服，随美恶也，乐其俗，去倾慕也，高下不相慕，至无求也，是所谓心足也，不恣于欲，是则朴"。"举事行止，虽常在世俗之间，然其见为则与世俗有异，不为追求时欲所宠而耗天真"（《素问·上古天真论》注文)。"若便想慕滋蔓，嗜欲无厌，外附权门，内丰情伪，则动以牢网，坐招燔炳"(《素问·六微旨大论》注)，只有超越自我，达到一种不为世俗物欲所累，不受人为嗜欲所左右的无为境界，才能无为而无不为。至此，足可见王冰医道相融，顺应自然，清静无为的养生观。

三、形神一体的养生观

形，指形体，即脏腑身形；神，指以五神、五志为特征的心理活动。形和神是人的生命体不可或缺的两大要素，是道家哲学思想的重要内容，道家明确提出了人先有形体，后有神的唯物主义形神观，并将其纳入道的范畴。如《庄子·知北游》曰："精神生于道，形本生于精，而万物以形相生。"但道家的形神观既有唯物的，也有唯心的。《黄帝内经》吸收了其中的合理内核，把形神关系概括为"形与神俱"，确立了唯物主义的形神观。王冰将道家保真全性的养生观引入内经，在次注《素问》时进一步发挥和充实了形神的内容，赋予了更多的唯物主义内涵。如在注释《素问·上古天真论》"不知持满，不时御神"时，云"爱精保神，如持溢满之器，不慎而动，则倾竭天真"，一方面说明了精与神，形与神的密切关系，另一方面将中医养生引入保精、气、神的轨道，确立了"精、气、神"为人身"三宝"的理论基础，将道家所言道有"道体"(在人即为精与气)、"道用"(在人即为神)的基本内涵有机结合，巧妙地用道家思想来说明人体的精神与形体的统一是生命存在的保证。并用"德"的概念来说明具体事物从"道"所得的特殊规律或性质，言人体之气的变化即表现为可察知的神。云："德者，道之用也，人之生也。《老子》曰道生之，德蓄之。气者，生之主，神之舍也。天布德，地化气，故人因之以生也。气和则神安，神安则外鉴明矣。气不和则神不守，神不守则外荣减矣"(《素问·解精微论》注)。还进一步强调"外不劳形，内无思想，故形体不敝，精神保全，神守不离，故年登百数，此盖全性之所致尔"，并突出了心在五脏中的主导地位，如在《素问·解精微论》"心者，五脏之专精也"注中云："专，任也，言五脏精气，任心之所使以为神明之府，是故能焉。"在《素问·上古天真论》注文中说："真人心合于气，气合于神，神合于无，故呼吸精气，独立守神，肌肤若冰雪，绰约如处子，体同于道，寿与道同，故能无有终时，而寿尽天地也，惟至道生乃能如是。"其形神一体的养生思想可见一斑。

四、和谐守度的养生法则

以老子为代表的道家，以"道"为其哲学的最高范畴，并在道的框架内引出了气的概念，把气看成是道生万物的物质材料。人的生死过程，是气生生不息、连续、不可分割的变化过程，正如《庄子·知北游》所云："人之生也，气之聚也，聚则为生，散则为死。"可见，气的存在和变化具有连续性、整体性，气生万物的内在机制是自身固有的阴阳双方的相互作用，那么，阴阳二气也是不可分割的整体，只有阴阳二气的运动处于有序和谐的统一状态，真元之气不至于失守，机体才能处于形神合一的完满状态。王冰充分吸收了道家阴阳和谐的思想，指出"圣人不绝和合之道"（《素问·生气通天论》注），"能应四时和气而养生者，天地恒畜养之"，故必"敬顺四时之德气"，人必须"适中于四时生长收藏之令，参同于阴阳寒暑升降之宜"而养生，并在《素问·四气调神大论》注文中说"阳气根于阴，阴气根于阳，无阴则阳无以生，无阳则阴无以化，全阴则阳气不极，全阳则阴气不穷"，强调阴阳互根互化、协调一致的重要性。充分反映了王冰"和谐守度"的养生法则，并体现在王冰的养生方法中，如在《素问·生气通天论》注文中指出五脏"虽因五味以生，亦因五味以损，正为好而过节乃见伤也"，六腑则"以饮食见损，皆谓过用越性，则受其邪"，"五脏受气，盖有常分，不适其性而强，云为过用而过耗，是以病生"，"不忍之人，汗出淋洗，则结为痤疿；膏粱之人，内多滞热，皮厚肉密，故内变为丁矣。"强调五味和合。在《素问·上古天真论》注文中说："乐色曰欲，轻用曰耗，乐色不节则精竭，轻用不止则真散，是以圣人爱精垂施，髓满骨满。"若"快于心欲之用"，"甚爱而不能救，议道而以未然者，伐生之大患也"，"志不贪故所欲皆顺，心易足故所愿必从，以不异求，故无难得也"。在《素问·六微旨大论》注文中说："若便想慕滋蔓，嗜欲无厌，外附权门，内丰情伪，则动以牢网，坐招燔炳。"强调戒色欲，无过求，节制情欲。在《素问·生气通天论》注文中还指出："起居暴卒，烦扰阳，劳疲筋骨，动伤神气，耗竭天真。"主张在起居劳作上劳而不疲，起居适度。

在阴阳和谐的关系中，王冰还十分重视阳气的主导作用，如在《素问·生气通天论》注文中说"然阳气者，内化精微，养于神气，外为柔弱，以固于筋，动静失宜，则生诸疾"，"圣人不绝和合之道，但贵于闭密以守，固天真法也，因而和之。因阳气盛发，中外相应，贾勇有余，乃相交合，则圣人交会之制度也。阳自强而不能闭密，则阴泄泻而精气竭绝矣"，"人之生，固宜借其阳气也"，反复强调了阳气在养生中的重要性，为后世医家提出"衰老多因阳虚"，养生防病重在阳气的养生观无疑具有启迪作用。

五、丰富多彩的养生方法

基于奉养天真的守道观与和谐守度的养生法则及顺应自然、清静无为、形神一体的整体思维，王冰继承了古人许多行之有效的养生方法，并全面系统、多层次、多角度地将这些养生方法加以深刻阐释和完善，形成了丰富多彩的养生方法，如法阴阳和四时；养精神，调意志；和术数，勤锻炼；节饮食，适寒温；慎起居，适劳逸，节房事；避邪气，保正气等。除一般养生措施外，王冰尤精于术数，重视术数修炼，认为"术数者，保生之大论，故修养者，必谨先之"，"用为养神调气之正道也"（《素问·上古天真论》注）。所谓术数，即指修身养性之法，道家极力提倡导引、吐纳、按跷等法，也即现代所说的气功等专门养生技术，将其视为奉养天真的重要途径，王冰将其纳入防治疾病的方法之中，并加以发挥，如在《素问·上古天真论》云："真人心合于气，气合于神，神合于无。"即气功修养术，认为通过修心养性，促先天之精化为先天真气，使真气物质基础充足，进而炼气化神，元神主事，使后天精气复归于先天精气神，最后炼神还虚（即无），与天地合一，整个修炼过程"独立守神"；而至人则"心远世份，身离欲然"，"内机息"，"外份静"，摆脱了世俗困扰；圣人"举止行事，虽常在时俗之间，然其见为则与时俗有异尔。何者？贵法道之清静"，"久服天真之气"。奠定了气功调神、调息、调形三要领的雏形。王冰还认识到人的体质因素各不相同，如云："男女有阴阳之质不同，天癸则精血之形亦异。"云在养生时应区别对待，这些养生方法是医道相融的产物，不仅对防治疾病、延年益寿起到了积极的作用，而且为后世养生学的发展奠定了基础。

孙理军，张登本．王冰养生思想的特点．山东中医药大学学报，2005，29（2）：95～97．

《诸病源候论》对宣导术的发挥

《诸病源候论》是一部临床病理学和证候学方面的不朽专著。治疗学方面不载方药，而其养生法和导引术别具特色，治未病的思想非常突出。在编写时以病源证候为纲目，相应的缀以养生方导引法，并最早提出了"辨证施功"的证治体系，使辨证论治的内涵更臻完备，极富创新性和独特性。同时，古导引经、按摩经等先民成就，早已失传，而很多内容却被其保存下来，广为流传，这又是它弥足珍贵之处。如把虚劳病机归于气血壅滞，用导引散心向下，使众血脉遍身流布，无有壅滞。养护提出惜气护津的观点，"虚劳少气候"中说：人能终日不涕不唾，随有嗽漏咽之，若恒含枣核而咽之，令人嗳气生津，此大要也。有的已经参入胎息和佛家用词，如"风头眩候"载："脚着项上，不息十二通，愈大寒大觉暖热，久顽冷，患耳聋目眩病。久行而成法，法身五六，不能变也"。此"法"即为佛家术语，为通于一切之语。"法身五六"也为佛家术语，即佛之真身。

书中有导引结合存思，吐纳结合存思，按摩结合存思等约 26 种。总的看来有如下几个特点：

第一，以意领"气"，能上达下，"上引泥九，下达涌泉"，以通调气血，化瘀散郁，宣痹通阳，补虚祛冷，治偏风不遂、风瘅、疸、疝、脏腑宿冷等病症，也可用作泛治各类疾病的通用功法。如"风偏枯候"条下所载功法："瞑心，从头上行气，想以达足之十趾及足掌心……候掌心似受气止。"

第二，引"气"到达病患处，以活血、散寒、止痛，或排除局部病理产物。如"风冷候"条下载："欲治股胫、手臂痛法，屈一胫一臂，伸所病者。正偃卧，以鼻引气，令腹满，以意推之，想气行至上，温热，即愈。"又如"宿食不消候"条下载："鹅行气……以意排痰饮宿食从下部出，自愈。鹅行气者，身直颈曲，排气下行十二通，愈宿食。"

第三，模想色泽鲜明的脏腑形象，或某种夸大的功能性"发光"现象。五脏色泽，一般是按五行学说拟定的，如"存念心气赤，肝气青，肺气白，脾气黄，肾气黑"，所谓"存视五脏，各如其形色"。但也有例外，如"存胃中令鲜明洁白，如素为之"。夸大性的"发光"现象如"常存心如炎火，如斗煌煌光明"，"思心气上下四布，正赤通天地"等等。这是通过对五脏形态与色泽的想象，以唤起相应的生理反应，治疗五脏疾病或提高免疫力的方法。色泽的存想，容易使人联想自然景物所给予人们的感受，如火色红而热，水色蓝而凉。《关尹子》说过："气缘心生，犹如内想大火，久之觉热；内想大水，久之觉寒"。这里的"气"，可以看做是生理反应；"心"可以看做是心理现象，所谓"气缘心生"，即指生理变化可以因心理影响而产生。因此，色泽的存想，在治疗上也需辩证地、有选择性地加以应用。《诸病源候论》"五脏横病候"条下所述："从膝以下有病，当思齐（脐）下有赤光，内外连没身也。从膝以上至腰有病，当思脾黄光。从腰以上至头有病，当思心内赤光。病在皮肤寒热者，当思肝内青绿光"，便是这种辩证运用的具体例子。

第四，存想具有巨大威力的自然景象或神话式的人物，以安神、定志、镇痛。如"存作大雷电，隆隆鬼鬼（巍巍），走人腹中，为之不止"，又如"卒左胁痛，念肝为青龙，左目中魂神将五营兵千乘万骑，甲申直符吏，入左胁下，取病去"等。

梁代陶弘景《养生延命录》虽为最早记载"六字诀"文献，但尚未将"六字"与脏腑明确配对，所主脏腑亦与后世有所出入，然《诸病源候论》中已明确提出六字对应治疗的脏腑疾病，如："肝脏病者，愁忧不乐，悲思嗔怒，头旋眼痛，呵气出而愈"（肝病候），"心脏病者，体有冷热，若冷，呼气出；若热，吹气出"（心病候），"脾脏病者，体面上游风习习痛，身体痒，烦闷疼痛，用嘻气出"（脾病候），"肺脏病者，体胸背痛满，四肢烦闷，用嘘气出"（肺病候），"肾脏病者，咽喉窒塞，腹满耳聋，用（呬）气出"（肾病候）。还具体描述了在使用六字诀时表现出的症状。在施功时注重"辨证论治""辨证施功"，如脾实热时用嘻，"脾脏病者，体面上游风习习痛，身体痒，烦闷疼痛，用嘻气出"；而寒实时用呼，"腹中苦胀，有寒，以口呼出气，三十过止"用"呼"字，呼出其邪，以消寒胀。又如"心脏病者，体有冷热，若冷，呼气出，若热，吹气出。"

俞欣玮.《诸病源候论》对宣导术的发挥.中华医史杂志，2006，36（3）：142～144.

第三卷 宋 元 篇

苏东坡的养生说

【原文】

　　已饥先食，未饱先止。散步逍遥，务令腹空。每腹空时，即便入定，不拘昼夜，坐卧自便，惟在摄身，使如木偶。常自念言：今我此身，若少动摇如毛发许，便坠地狱，如商君法，如孙武令，事在必行，有死无犯。又用佛语及老君语，视鼻端白[1]，数出入息，绵绵若存，用之不勤。数至数百，此心寂然，此身兀然，与虚空等，不烦禁制，自然不动。数至数千，或不能数，则有一法，其名曰随，与息俱出，复与俱入。或觉此息从毛窍中八万四千云蒸雾散，无始[2]已来，诸病自除，诸障自灭[3]，自然明悟。譬如盲人，忽然有眼，此时何用求人指路？是故老人言尽于此。

——《苏沈良方·养生说》

【注释】

　　[1] 视鼻端白：语出《楞严经》，禅定功法原则，道家内丹、儒家气功亦以之为正法。

　　[2] 无始：佛家语，谓一切世间。

　　[3] 诸障自灭：所有烦恼皆可逐渐解脱。障，烦恼；灭，解脱。

【旁征】

　　五脏者，所以藏精神魂魄者也。六腑者，所以受水谷而行化物者也。其气内干五脏，而外络肢节。其浮气之不循经者，为卫气；其精气之行于经者，为营气。阴阳相随，外内相贯，如环之无端。亭亭淳淳乎，孰能穷之。

——《灵枢·卫气》

李昊来陈时，年八九十岁矣……陈述古官舍多鬼，始不复安居。昊居其西室，鬼即为止。予问昊何以能尔，昊曰："述古多欲，故为鬼所侮；吾断欲久矣，故鬼不敢见，非他术也。"间问其所以养生者，昊曰："人禀五行以生，与天地均，五行之运于天地无穷，而人寿不过百岁者，人自害之耳。人生而知物我之辨，内其在我，而外其在物，物我之情，不忘于心。我与物为二，则其所受五行之气，判然与五行之大分不通。因其所受之厚薄，各尽其所有而止，故或寿或夭，无足怪也。今诚忘物我之异，使此身与天地相通，如五行之气中外流注不竭，人安有不长生者哉？"

——《龙川略志·龙川别志》

【述评】

东坡的《养生说》中描写了他尊佛、老而创行的调息静功。他不仅兼习各派气功，写下了许多生动的练功笔记，而且还记录了当时有关气功锻炼的名言警句以及有关气功外气疗法的一些奇闻轶事。苏轼认为，"养生之方，以胎息为本"，故他对孙思邈《备急千金要方·养性》调气篇中的胎息法曾"反复寻究，颇有所得"。在写给其弟苏辙的一封书信中他这样描写自己的切身体验："此一段要诀，弟且静心细意，字字研究。看既云闭气于胸膈，恐是不闭鼻中气，只以意坚守此气于胸膈中，令出入息，似动不动，氤氲缥缈，如香炉盖上烟，汤瓶嘴中气，自在出入，无呼吸者，则鸿毛可以不动。若心不起念，虽过三百息可也。仍须一切依此本诀。卧而为之，仍须直以鸿毛黏着鼻端，以意守气于胸中。遇欲吸时，不免微吸，及其呼时，虽不得呼，但任其氤氲缥缈微微自出。尽气乎则又微吸，如此出入元不断，而鸿毛自不动，动亦极微。觉其微动，则又加意制勒之，以不动为度。虽云制勒，然终不闭。至数百息，出者少，不出者多，则内守充盛，血脉通流，上下相灌输，而生理备矣。""闭气于胸膈"，是晋唐以来记述胎息法常用的术语，素无明确的注解。东坡对此句所作的诠释出于实践，不同凡响，直发前人未发之秘。

【原文】

郑子产曰："火烈者人望而畏之；水弱者人狎[1]而玩之。"翼奉论六情十二律，其论水火也。曰："北方之情好也，好行贪狼；南方之情恶也，恶行廉正。廉正故为君子，贪狼故为小人。"予参二人之学而为之说曰：火烈而水弱，烈生正，弱生邪；火为心，水为肾，故五脏之性，心正而肾邪。肾无不邪者，虽上智之肾亦邪。然上智常不淫者，心之官正，而肾听命也。心无不正者，虽下愚之心亦正。然下愚常淫者，心不官而肾为政也。知此，则知铅汞、龙虎之说矣。何谓铅？凡气之谓铅，或趋或蹶，或呼或吸，或执或击，凡动者皆铅。肺实出纳之，肺为金、为白虎，故曰铅，又曰虎。何谓汞？凡水皆为汞，唾涕脓血，精汗便利，凡湿者皆汞也。肝实宿藏之，肝为木、为青龙，故曰汞，又曰龙。古之真人论内丹曰：五行颠倒术，龙从火内出；五行不顺行，虎向水中生。世未有知其说者也。方五行之顺行也，则龙出于水，虎出于火，皆死之道也。心不官而肾为政，声色外诱，邪淫内发。壬癸之英，下流为人，或为腐坏，是汞龙之出于水也。喜、怒、哀、乐，皆出于心者也。喜则攫挐[2]随之，怒则殴击随之，哀则擗踊[3]随之，乐则抃舞[4]随之。心动于内而气应于外，是铅虎之出于火者也。汞龙之出于水，铅虎之出于火，有能出于火，有能出于水，而复返者乎？故曰皆死之道也。真人教之以逆行：龙从火出，虎从水生，其说若何？孔子曰："思无邪"。凡有思，皆邪也；而无思则土木也。孰能使有思而非邪，无思而非土木乎？盖必有无思之思焉。夫无思之思，端正庄栗，如临君师，未尝一念放逸，然卒无所思，如龟毛兔角[5]，非作故无本性无故，是之谓戒，戒生定，定则出入息自住。出入息住，则心火不复炎。《易》为离，离，丽也，必有所丽，未尝独立，而汞其妃也，既不炎上则从其妃矣。水火合，则壬癸之英，上流于脑，而溢于元英，若鼻液而不咸，非肾出故也。此汞龙之自火出者也。长生之药，内丹之萌，无过此者矣。

阴阳之始交，天一为水，凡人之始造形皆水也，故五行一曰水；得暖气而后生，故二曰火，生而后有骨，故三曰木；既生而日坚，凡物之坚壮者，皆金气也，故四曰金；骨坚而后肉生焉，土为肉，故五曰土。人之在母也，母呼亦呼，母吸亦吸，口鼻皆闭，而以脐达。故脐者，生之根也。汞龙之出于火，流于脑，溢于元膺，必归于根。心火不炎上，必从其妃，是火常在根也。故壬癸之英，得火而日坚；达于四肢，浃于肌肤而日壮；究其极则金刚之体也。此铅虎之自水出者也。龙虎生而内丹成矣。故曰：顺行则为人，逆行则为道，道则末也，亦可谓长生不死

◎ 第三卷 宋元篇

之术矣。

——《苏沈良方·续养生论》

【注释】

[1] 狎（xiá 侠）：亲近而不庄重，玩弄。

[2] 攫（jué 决）挐（ná 拿）：争夺，搏持。

[3] 擗（pì 辟）踊：搥胸顿足，形容哀痛之极。

[4] 抃（biàn 卞）舞：鼓掌舞蹈，形容喜极。

[5] 龟毛兔角：指有名无实。

【旁征】

五脏坚固，血脉和调，肌肉解利，皮肤致密，营卫之行，不失其常，呼吸微徐，气以度行，六腑化谷，津液布扬，各如其常，故能长久。

——《灵枢·天年》

苏轼认为，养生必先养心（这里的心，不是指人身的脏器心脏，而是指人的思想，指人的精神活动）。他说："自有生人以来，人之所为见于世者，何可胜道。其鼓舞天下，经纬万世，有伟于造物者矣。考其所从生，实出于一念。巍乎大哉，是念也，物复有烈于此者乎！是以古之真人以心为法，自一身至世界，自一世界至百千亿世界，于屈伸臂倾，作百千万亿变化，如佛所言，皆真实语，无可疑者。"思想对人和世界如此重要，养生自然要从养心开始。

事实上，苏轼不仅认为养生应该先养心，而且认为只有品德和修养俱佳的人，才能养生。特别是像道教修炼那样高级的养生，没有崇高的思想和品德，完全不行。他在给张安道的信中说："神仙至术，有不可学者：一忿躁，二阴险，三贪欲。公雅量清德，无此三疾，切谓可学。"不仅如此，苏轼还认为，人一生的作为，包括他是否有"阴功"（默默做善事），这些都直接影响到养生的效果。他在给陈季常的信中说："某虽窃食灵芝，而君为国铸造，药力纵在君前，阴功必在君后也。"由此可以看出，苏轼始终把品德放在养生最突出的位置上。

那么，在养生中怎样养心呢？首先是任性逍遥，乐天乐道。也就是说心要宽，不要患得患失，心烦意乱；而要随遇而安，自得其乐。苏轼说："任性逍遥，随缘放旷，但尽凡心，别无胜解。"精神对人的健康有着重要影响。人只有心不累，精神不紧张，才有健康的基础。苏轼又说：

"张君持此纸求仆书，且欲发药。君当以何品。吾闻战国中有一方，吾服之有效，故以奉传。其药四味而已。一曰无事以当贵，二曰早寝以当富，三曰安步以当车，四曰晚食以当肉。"人不管境遇如何，都要保持乐观的态度。苏轼说："凡物皆有可观，苟有可观，皆有可乐，非必怪奇伟丽者也。铺糟啜漓皆可以醉，果蔬草木皆可以饱。推此类也，吾安往而不乐夫！"故乐观也是养生的重要基础。其次是心静如镜，无忧无虑。人生世上，事务缠身，忧虑焦急，心力交瘁，疾病很多，因而要养生。心休养的最好办法就是安静，不要想事情。苏轼说："道术多方，难得其要。然以某观之，唯能静心闭目以渐习之……数为之，似觉有功。幸信此语。使真气运行体中，痒痛安能近人也。"心静是养生的根本。心静本身就是养生的肇始，也是更高级更复杂的养生的基础。心不静，一切养生的努力不会有多大作用。

苏轼一生，都贯穿着这样重德养心的养生思想。他光明正大，行善积德，豪放达观，成就了他伟大的事业，也非常有利于他的养生。

苏轼的养生理念，除前面讲的养生先养心外，最重要的就是主张身体要和与安。所谓安，就是不管客观条件如何，思想始终保持安定；所谓和，就是身体要适应客观环境的变化，保持平和，以不变应万变。苏轼说："余问养生于吴子，得二言焉。曰和，曰安。何谓和？曰：子不见天地之为寒暑乎？寒暑之极，至为折胶流金，而物不以为病。其变者微也，寒暑之变，昼与日俱逝，夜与月并驰。俯仰之间屡变而不知者，微之至，和之极也。使此二极者，相寻而狎至，则人之死久矣。何谓安？曰：吾尝自牢山浮海达于淮，遇大风焉。舟中之人如附于桔槔，而与之上下，如蹈车轮而行，反逆眩乱不可止。而吾饮食起居如他日。吾非有异术也，惟莫与之争，而听其所为。故凡病我者，举非物也。食中有蛆，见者必呕也。其不见而食者，未尝呕也。请察其所从生。论八珍者必咽，言粪秽者必唾。二者未尝与我接也，唾与咽何从生哉。果生于物乎？果生于我乎？知其生于我也，则虽与之接而不变，安之至也。安则物之感我者轻，和则我之应物者顺。外轻内顺，而生理备矣。"其实，苏轼强调安，就是强调人的精神在养生中的主观能动作用；强调和，就是强调人要适应客观环境。这样的养生思想是正确的，深刻的，科学的。

苏轼一生受儒、释、道三家思想的影响，他的养生理念体现了儒、释、道三家思想的结合和三家的基本养生思想。特别是强调养生要有德，强调养心在养生中的重要作用，强调养生要静。

苏轼处在政治斗争的漩涡中，一生饱受打击和苦难，能活到近七十古稀的年岁，和他善于养生有很大关系，也证明他的养生理念和方法总体上是很好的，颇有实效。他吸收民间养生、中医养生和道教养生的精华，开拓与创造，卓然为古代的养生大家。

宋代道教之风盛炽，苏轼虔诚信奉道教，其养生也以道教养生为主。特别是晚年，更是用道士的养生方法养生。有宋一代，用道教方法养生皆是风尚，故宋孝宗说："以佛修身，以道养生，以儒治世。"苏轼生于北宋，在宋代名声极大，一生积极传播和宣扬道教养生，是宋代道教养生的重要人物。

刘文刚．苏轼的养生．宗教学研究，2002（3）：13～18．

【述评】

北宋苏轼，字子瞻，号东坡先生，不仅是伟大的文学家、书法家、画家、政治家，也是杰出的养生家。苏东坡一生宦海沉浮，游历甚广，著名篇佳作百万言，灿然可观，千古流传。苏东坡对养生颇有研究，并深有心得，撰著《问养生》《论修养寄子由》《养生说》《续养生论》《书养生后论》《养生偈》等20余篇养生专论，均被收入《苏沈良方》养生卷。清代学者王如锡则将苏氏有关养生的论述辑录为《东坡养生集》，对后世影响至深。

附：苏东坡养生论选录

问 养 生

余问养生于吴子，得二言焉，曰和，曰安。何谓和？曰：子不见天地之为寒暑乎？寒暑之极，至为折胶流金，而物不以为病。其变者微也，寒暑之变，昼与日俱逝，夜与月并驰。俯仰之间屡变，而人不知者，微之至，和之极也。使此二极者相寻而狃至，则人之死久矣。何谓安？曰：吾尝自牢山，浮海达于淮，遇大风焉。舟中之人，如附于桔槔而与之上下，如蹈车轮而行，反逆眩乱不可止。而吾饮食起居如他日。吾非有异术也，惟莫与之争，而听其所为。故凡病我者举非物也，食中有蛆，人之见者必呕也，其不见而食者，未尝呕也。请察其所从生，论八珍者必咽，言粪秽者必唾，二者未尝与我接也，唾与咽何从生哉？果生于我乎？知其生于我也，则虽与之接而不变，安之至也。安则物之感我者轻，和则我之应物者顺，外轻内顺而生理备矣。吴子，古之静者也，其观于物也审矣。是以私识其言，而时省观焉。

论修养寄子由

任性逍遥，随缘放旷，但尽凡心，别无胜解。以我观之，凡心尽处，胜解卓然。但此胜解，不属有无，不通言话。故祖师教人，到此便住。如眼翳尽，眼自有明，医师只有除翳药，何曾有求明药。明若可求，即还是翳。固不可翳中求明，即不可言翳外无明。夫世之昧者，便将颓然无知，认作佛地。若此是佛，猫儿狗儿得饱熟睡，腹摇鼻息，与土木同。当恁么时，可谓无一毫思念，岂谓猫儿狗儿已入佛地？故凡学者，当观妄除爱，自粗及细，念念不忘。会作一日，得无所除。弟所教我者是如此否？因见二偈警策，孔君不觉耸然，更以问之。书至此，墙外有悍妇与夫相殴骂，声飞交火，如猪嘶狗嗥。因念他一点圆明，正在猪嘶狗嗥里面，譬若江河鉴物之性，长在飞砂走石之中，寻常静中推求，常患不见。今日闹里捉得些子如何？元丰六年。

养生偈

闲邪存诚，炼气养精，一存一明，一炼一清。清明乃极，丹元乃生，坎离乃交，梨枣乃成。中夜危坐，服此四药，一药一至，则极则处，几费千息。闲之廓然，存之卓然，养之郁然，炼之赫然。守之以一，成之以久。功在一日，何迟之有？《易》曰：闲邪存其诚。详味此字，知邪中有诚，无非邪者，闲亦邪也。至于无所闲，乃见其诚者，幻灭灭故，非幻不灭。

药歌（并引）眉山苏子瞻撰

嵇中散作幽愤诗，知不死矣。而卒章乃曰：采薇山阿，散发严岫，永啸长吟，颐神养寿者，悼此志之不遂也。司马景王既杀中散，而悔，使悔于未杀之前，中散得免于死者，吾知其扫迹屏影于人间，如脱兔之投林也。采薇散发，岂所难哉？孙真人著大风恶疾论，神仙传有数人，皆因恶疾而得仙道。何者？割弃尘累，怀颍阳之风，所以因祸而取福也。

283

吾始谪罪迁岭表，不自意逾年无后命，知不死矣。然旧苦痔疾，至是大作，呻呼几百日。地无医药，有亦不效。道士教吾去滋味，绝荤血，以清净胜之。痔有虫，馆于吾后。滋味荤血，既以自养，亦以养虫。自今日已注，旦暮食淡面四两。犹复念食，则以胡麻、茯苓足之。饮食之外，不啖一面物：主人枯槁，则客自弃去。尚恐习性易流，故取中散真人之言，对症为药，使人诵之曰：东坡居士，汝忘逾年之忱，百日之苦乎？使没不幸有中散之祸，伯牛之疾，曷愿采薇散发，岂可淂哉？今食麦、麻、茯苓多矣。居士则以歌答之云：百事治兮，味无味之味。五味备兮，茯苓麻麦，有时而匮兮。有即食无即已者，与我无既兮：呜呼！馆客终不以是为愧兮。

——《苏沈良方·卷六》

朱子的内养与西山先生的运气术

【原文】

调息箴

鼻端有白，我其观之，
随时随处，容与猗移。
静极而嘘，如春沼鱼；
动极而翕，如百虫蛰。
氤氲开辟，其妙无穷。
孰其尸之，不宰之功。
云卧天行，非予敢议，
守一处和，千二百岁。

束景南. 朱子大传. 福州：福建教育出版社，1992：995～996.

真西山卫生歌

万物惟人最珍贵，百岁光阴如旅寄。
自非留意修养中，未免疾苦为身累。

何必餐霞铒大药，妄意延龄等龟鹤。

但于饮食嗜欲间，去其甚者将安乐。

食后徐行百步多，两手摩胁并胸腹。

须臾转手摩肾堂，谓之运动水与土。

仰面常呵三四呵，自然食毒气消磨。

醉眠饱卧俱无益，渴饮饥餐尤戒多。

食不欲粗并欲速，宁可少餐相接续。

若教一顿饱充肠，损气伤脾非尔福。

生冷黏腻筋韧物，自死牲宰皆勿食。

馒头闭气易少餐，生福偏招脾胃病。

酢酱胎卵兼油腻，陈臭腌馏尽阴类，

老弱若欲更食之，是借寇兵无以异。

炙煿之物须冷吃，否则伤齿伤血脉。

晚食常宜申酉时，向夜徒劳滞胸膈。

饮酒莫教令大醉，大醉伤神损心志。

酒渴饮水并啜茶，腰脚自兹成重坠。

常闻避风如避箭，坐卧须当预防患。

况因饮后毫孔开，风才一入成瘫痪。

不问四时俱暖酒，大热大冷莫入口。

五味偏多不益人，恐随脏腑为灾疚。

视听行坐不可久，五劳七伤从此有。

四肢亦欲得小劳，譬如户枢终不朽。

卧不压缩觉即舒，饱宜沐浴饥宜梳。

梳多浴少益心目，默寝暗眠神晏如。

四时惟夏难调摄，伏阴在内肠易滑。

补肾汤丸不可无，食物稍冷休铺啜。

心旺肾衰何所忌？特忌疏通泄精气。

寝处尤宜严密间，宴居静虑和心气。

沐浴盥漱皆暖水，簟凉枕冷俱弗宜。

瓜茄生冷不宜人，岂独秋来作疟痢。

伏阳在内冬三月，切忌汗多泄精气。

阴雾之中莫远行，暴雨迅雷宜速避。

道家更有颐生旨，第一戒人少嗔恚。

秋冬日出始穿衣，春夏鸡鸣宜早起。

子后寅前睡觉来，瞑目叩齿二七回。

吸新吐故毋令误，咽漱玉泉还养胎。

指摩手心熨两眼，仍更揩摩额与面。

中指时时擦鼻茎，左右耳根签数遍。

更能干浴一身间，按髀时须扭两肩。

纵有风劳诸湿气，何忧腰背复拘挛。

嘘呵呼嘻吹及呬，行气之人分六字，

果能依用口诀中，新旧有疴皆可治。

声色虽云属少年，稍知撙节乃无愆。

闭精息气宜闻釜，莫使羽苞火中燃。

有能操履常方正，于利无贪名不竞。

纵向歌中未尽行，可保周身亦无病。

——《寿世青编》

【旁征】

不相染者，正气存内，邪不可干，避其毒气，天牝从来，复得其往，气出于脑，即不邪干。气出于脑，即室先想心如日，欲将入于疫室，先想青气自肝而出，左行于东，化作林木；次想白气自肺而出，右行于西，化作戈甲；次想赤气自心而出，南行于上，化作焰明；次想黑气自肾而出，北行于下，化作水；次想黄气自脾而出，存于中央，化作土。五气护身之毕，以想头上如北斗之煌煌，然后可入于疫室。

——《素问遗篇·刺法论》

【述评】

南宋时期的大儒朱熹，乃集理学之大成者，他发展了二程的学说，创立了完整的理学体系，世称"程朱理学"。在治学上，他提倡静处以明理，用静坐法以养生，并进一步提倡"半日读书，半日静坐"，其内养方法有两大明显特点，即主"敬"与"静"。为了提高和加强静坐的效果，朱子还作有《调息箴》一首，据《宋元学案》记载："予作《调息箴》，亦是养心一法。盖人心不定者，其鼻息嘘气常长，吸气常短，故须有以调之。息数停匀，则心亦渐定，所谓持其志，无暴其气也。"

朱子之后，继承其学术的为南宋时期儒学大师真德秀，世称西山先生。他注重养生，认为"运气之术，甚近养生之道"。于是采诸家运气养生之要，编为《卫生歌》一篇。

以上歌中所载的气功功法，主要是保健功、吐纳法和六字诀。西山先生将诸法有机地结合起来，不失为简便易行的气功养生方法。

宋代高道的保生要言

【原文】

养 神 气

嵇叔夜云：服药求汗，或有弗获，愧情一集，涣然流离。明情发于中而形于外，则知喜怒哀乐宁不伤人？故心不挠者神不疲，神不疲则气不乱，气不乱则身泰寿延矣。

调 肢 体

养生者，形要小劳，无至大疲。故水流则清，滞则污。养生之人，欲血脉常行，如水之流。坐不欲至倦，行不欲至劳。频行不已，然宜稍缓，即是小劳之术也。故手足欲时其屈伸，两臂欲左挽右挽如挽弓法，或两手双拓如拓石法，或双拳筑空，或手臂前后左右轻摆，或头项左右顾，或腰胯左右转，时俯时仰，或两手相捉，细细搣如洗手法，或两手掌相摩令热，掩目摩面，事闲随意为之，各十数过而已。每日频行，必身轻目明，筋节血脉调畅，饮食易消，无所壅滞。体中小不佳快，为之即解。旧导引方太烦，崇贵之人不易为也。今此术不择时节，亦无度数，乘闲便作，而见效且速。

夫人夜卧，欲自以手摩四肢胸腹十数过，名曰干沐浴。卧欲侧而曲膝，益气力。常时浊唾则吐，津清则咽。常以舌柱齶聚清津而咽之，润五脏、悦肌肤、令人长寿不老。黄庭经曰："口为玉池大和官[1]，嗽咽灵液灾不干[2]。"又曰："闭口屈舌食胎津，使我遂炼获飞仙。频叩齿，令齿牢，又辟恶。"夫人春时、暑月欲得晚眠早起，秋欲早眠早起，冬欲早眠晏起。早不宜在鸡鸣前，晚不宜在日出后。热时欲舒畅，寒月欲收密，此合四气之宜，保身益寿之道也。

论衣服

臣闻衣服厚薄，欲得随时合度。是以暑月不可全薄，寒时不可极厚。盛热能著单熟衣卧热帐，或腰腹、膝胫已来覆被极宜人；冬月绵衣莫令甚厚，寒则频添重数；如此则令人不骤寒骤热也。故寒时而热则减，减则不伤于温；热时而寒则加，加则不伤于寒。寒热若时，妄自脱著，则伤于寒热矣。寒欲渐著，热欲渐脱。腰腹下至足胫欲得常温。胸上至头欲得稍凉。凉不至冻，温不至燥。衣为汗湿，即时易之，薰衣火气未歇，不可便著。夫寒热平和，形神恬静，疾疹不生，寿年自永。

论饮食

饮食者，所以资养人之血气。血则荣华形体，气则卫护四肢。精华者，为髓为精，其次者为肌为肉。常时不可待极饥而方食，候极饱而撤馔，常欲如饥中饱，饱中饥。青牛道士云：人欲先饥而后食，先渴而后饮，不欲强食强饮，故也，又不欲先进热食而随餐冷物，必冷热相攻，而为患，凡食先热食，次温食，方可少餐，冷食也。凡食太热则伤骨，太冷则伤筋。虽热不得灼唇，虽冷不可冻齿。凡食热胜冷，少胜多，熟胜生，淡胜咸。凡食热汗出，勿洗面，令人失颜色，面上如虫行。食饱沐发作头风。凡所好之物不可偏耽，偏耽则伤而生疾；所恶之味不可全弃，弃则藏气不均。是以天有五行，人有五脏，食有五味。故肝法木，心法火，脾法土，肺法金，肾法水。酸纳肝，苦纳心，甘纳脾，辛纳肺，咸纳肾。木生火，火生土，土生金，金生水，水生木。木制土，土制水，水制火，火制金，金制木。故四时无多食所王并所制之味，皆能伤所王之脏也。宜食相生之味，助王气也。王脏不伤，王气增益，饮食合度，寒暑得宜，则诸疾不生，遐龄自永矣。

论居处

传曰："土厚水深，居之不疾。"故人居处，随其方所，皆欲土厚水深。土欲坚润而黄，水欲甘美而澄。常居之室，极令周密，勿有细隙，致风气得入久居善中人。风者，天地之气也，能生成万物，亦能损人。初入腠理之间，渐至肌肤之内，内传经脉，达于脏腑，传变既广，为患则深，故古人云，避风如避矢，盛暑久坐两头通屋，大招风，夹道尤甚。盛暑不可露卧。凡卧自立春后至立秋前，欲东其首；立秋后至立春前，欲西其首。常枕药枕，胜于宝玉，宝玉大冷伤脑，其枕药，性大热则热气冲上，大冷则冷气伤脑，唯用理风平凉者乃为得宜。

药 枕 方

久枕治头风目眩脑重、冷疼、眼暗、鼻塞兼辟邪。蔓荆子八分，甘菊花八分，细辛六分，吴白芷六分，白术四分，芎䓖六分，通草八分，防风八分，藁本六分，羚羊角八分，犀角八分，石上菖蒲八分，黑豆五合（拣择㧙令净）。右件药细锉去碎末，相拌令均，以生绢囊盛之，欲达其气；次用碧罗袋重盛缝之如枕样，纳药直令紧实，置在盒子中。其盒形亦如枕，纳药囊，令出盒子唇一寸半。已来欲枕时，揭去盒盖，不枕即盖之，使药气不散。枕之日久，渐低，更入药以实之，或添黑豆令如初。三五月后，药气歇则换之。初枕，旬日或一月耳中微鸣，是药抽风之验。

论饮食
一辨服金石

金石之药有可服不可服之理，欲究养生之术，须求药石之由。今假设问辞用明至理。或问曰："夫金石之药，埋之不腐，煮之不烂，用能固气，可以延年；草木之药，未免腐烂之患，焉有固驻之功？"答曰："夫金石之药，其性慓悍，而无津液，人之盛壮服且无益，若及其衰弱，毒则发焉。夫壮年则气盛而滑利，盛而能制石，滑则能行石，故不发也。及其衰弱，则荣卫气涩，则不能行石，弱则不能制石，石无所制而行者留积，故为人大患也。欲益而损，何固驻之有哉！"问曰："亦有未虚而石发者乎？"答曰："忧恚在心而不能宣，则营卫涩滞不行，石势结积而不散，随其积聚，发诸痈疮。又有服石之人，倚石势而纵佚游，石势既行，乃作强中之病，不晓者以为奇效，精液焦枯，猛热遂作，油釜加爨，罕不焦然！"问曰："金石之为害若此，农皇何以标之于《本经》？"答曰：

"太虚积冷之人，不妨暂服，疾愈而止，则无害矣。"又问曰："前云石势慓悍，脏衰则发，今先虚而服石者，岂能制其势力乎？且未尝见其害者何也？"答曰："初服之时，石势未积，又乘虚冷之甚，故不发也以此观之，当太虚积冷之时，暂可服饵，若久长防患，则不如草木之药焉。"又问曰："草木自不能久，岂能固人哉？"答曰："服之不倦，势力相接，积年之后，必获大益。夫攻疗之药，以疾差而见功；固驻之方，觉体安而为效。形神既宁，则寿命自永矣。"

——《保生要录》

【注释】

[1] 玉池大和官：指口。大和，即太和，古指阴阳会合冲和之元气。
[2] 干：干扰。

【旁征】

凡刺之法，必候日月星辰四时八正之气，气定乃刺之。是故天温日明，则人血淖液而卫气浮，故血易泻，气易行；天寒日阴，则人血凝泣而卫气沉。月始生，则血气始精，卫气始行；月郭满，则血气实，肌肉坚；月郭空，则肌肉减，经络虚，卫气去，形独居。是以因天时而调血气也。是以天寒无刺，天温无疑。月生无泻，月满无补，月郭空无治，是谓得时而调之。

——《素问·八正神明论》

《老子养生要诀》曰：一人之身，一国之象。胸臆之设，犹宫室也；支体之位，犹郊境也；骨节之分，犹百川也；腠理之间，犹四衢也。神犹君也，血犹臣也，气犹民也。故志人能理其身，亦犹明君能治其国。夫爱其民所以安其国，爱其气所以全其身；民弊即国亡，气衰即身谢。是以志人上士当施医于未病之间，不追修施于既败之后。故知国难保而易丧，气难清而易浊。审机权可以安社稷，制嗜欲可以保性命。若能摄生者，当先除六害，然后可以延驻。何名六害？一曰薄名利，二曰禁声色，三曰廉货财，四曰损滋味，五曰屏虚妄，六曰除沮妒。六者若存，则养生之道徒设耳，盖未见其有益也。虽心希妙理，口念真经，咀嚼英华，呼吸景象，不能补其促矣。诚者所以保和全真，当须少思少念，少笑少言，少喜少怒，少乐少愁，少恶少好，少事少机。夫多思则神散，多念则心劳，多笑则脏腑上翻，多言则气海虚脱，多喜则膀胱纳客风，多怒则腠理奔浮血，多乐则心神邪荡，多愁则头面焦枯，多好则气智溃溢，多恶则精气奔腾，多事则筋脉干急，多机则智虑沉迷。兹乃伐人之生甚于斤斧，蚀人之性猛于豺狼。无久行，无久坐，无久立，无久卧，无久视，无久听。不饥强食则脾劳，不渴强饮则胃胀。体欲少劳，食欲常少；劳则勿过，少勿令虚。冬则朝勿虚，夏则夜勿饱。早起不在鸡鸣前，晚起不过日出后。心内澄则真人守其位，气内定则邪物去其身。行欺诈则神悲，行争竞则神沮；轻侮于人当减筭，杀害于物必伤年；行一善则魂神欢，搆一恶则魄神喜，魂神欲人生，魄神欲人死。常欲宽泰自居，恬淡自守，则神形安静，灾病不生。仙录必书其名，死籍必消其咎，养生之理，尽在此矣。至于炼琼丹而补脑，化金液以留神，此上真之妙道，非食谷啖血越分而修之。万人之中，得者殊少，深可诫焉。

——《太平御览·养生要诀》

【述评】

《保生要录》乃宋代高道蒲虔贯进献皇帝摄身保养之论，理法中肯，可取之处甚多，养生者可资借鉴。其论述平易简明，切于实用。如书中介绍用以代替导引的"小劳之术"，就是随时可行，简便而易于推广的一种。另外，他根据五味入五脏，五脏分别旺于四时以及五行生克理论，提出了四时饮食的五味要求，发挥了《黄帝内经》的有关论说，对中国传统饮食养生的发展具有促进意义。

邱处机的四季摄生之道

【原文】

春季摄生消息

春三月，此谓发陈，天地俱生，万物以荣，夜卧早起，广步于庭，被发缓行，以使志生。生而勿杀，与而勿夺，赏而勿罚。此养气之应，养生之道也。逆之则伤肝。肝木味酸，木能胜土，土属脾。主甘，当春之时，食味宜减酸益甘，以养脾气。春阳初升，万物发萌，正二月间，乍寒乍热。高年之人多有宿疾，春气所攻，则精神昏倦，宿病发动，又兼去冬以来，拥炉熏衣，啖炙炊煿[1]，成积，至春因而发泄，致体热头昏，壅隔涎嗽，四肢倦怠，腰脚无力，皆冬所蓄之疾，常当体候。若稍觉发动，不可便行疏利之药，恐伤脏腑，别生余疾。惟用消风和气、凉膈化痰之剂，或选食治方中，性稍凉，利饮食，调停以治，自然通畅。若无疾状，不可吃药。春日融和，当眺园林亭阁虚敞之处，用摅[2]滞怀，以畅生气，不可兀坐[3]，以生他郁。饭酒不可过多。人家自造米面团饼，多伤脾胃，最难消化，老人切不可以饥腹多食，以快一时之口，致生不测。天气寒暄不一，不可顿去绵衣。老人气弱，骨疏体怯，风冷易伤腠理，时备夹衣，遇暖易之，一重渐减一重，不可暴[4]去。

刘处士云：春来之病，多自冬至后夜半一阳生，阳无吐，阴无纳，心膈宿热与阳无相冲，两虎相逢，狭道必斗矣。至于春夏之交，遂使伤寒虚热时行之患，良由冬月焙火食炙，心膈宿痰流入四肢之故也。当服祛痰之药以导之，使不为疾。不可令背寒，寒即伤肺，令鼻塞咳嗽。身觉热甚，少去上衣；稍冷莫强忍，即便加服。肺俞五脏之表，胃俞经络之长，二处不可失寒热之节。谚云"避风如避箭，避色如避乱，加减逐时衣，少餐申后饭"是也。

夏季摄生消息

夏三月属火，主于长养心气。火旺，味属苦。火能克金，金属肺，肺主辛，当夏饮食之味，宜减苦增辛以养肺，心气当呵以疏之，嘘以顺之。三伏内腹中常冷，时忌下利，恐泄阴气，故不宜针灸，惟宜发汗。夏至后夜半一阴生，宜服热物，兼服补肾汤药。夏季心旺肾衰，虽大热，不宜吃冷淘[5]冰雪、蜜冰凉粉、冷粥饱腹，受寒必起霍乱。莫食瓜茄生菜，原腹中方受阴气，食此凝滞之物，多为癥块。若患冷气痰火之人，切宜忌之，老人尤当慎护。平居檐下、过廊、弄堂、破窗，皆不可纳凉，此等所在虽凉，贼风中人最暴，惟宜虚堂、净室、水亭木阴，洁净空敞之处，自然清凉。更宜调息净心，常如冰雪在心，炎热亦于吾心少减，不可以热为热，更生热矣。每日宜进温补平顺丸散，饮食温暖，不令大饱，常常进之，宜桂汤、豆蔻熟水，其于肥腻当戒。不得于星月下露卧，兼便睡着，使人扇风取凉，一时虽快，风入腠理，其患最深。贪凉兼汗身当风而卧，多风痹，手足不仁，语言謇涩[6]，四肢瘫痪。虽不人人如此，亦有当时中者，亦有不便中者，其说何也？逢年岁方壮，遇月之满，得时之和，即幸而免，至后还发；若或年力衰迈，值月之空，失时之和，无不中者。头为诸阳之总，尤不可风，卧处宜密防小隙微孔，以伤其脑户。夏三月，每日梳头一二百下，不得梳著头皮，当在无风处梳之，自然去风明目矣。

《养生论》曰：夏谓蕃秀，天地气交，万物华实。夜卧早起，无厌于日[7]，使志无怒，使华成实，使气得泄。此夏气之应，养长之道也。逆之则伤心，秋发痎疟，奉收者少，冬至重病。又曰：夏气热，宜食菽以寒之，不可一于热也。禁饮食汤，禁食过饱，禁湿地卧并穿湿衣。

秋季摄生消息

秋三月，主肃杀，肺气旺，味属辛。金能克木，木属肝，肝主酸。当秋之时，饮食之味，宜减辛增酸以养肝气。肺盛则用咽以泄之。立秋之后，稍宜和平将摄。但凡春秋之际，故疾发动之时，切须安养，量其自性将养。秋间不宜吐并发汗，令人消烁，以致脏腑不安，惟宜针灸。下痢，进汤散以助阳气。又若患积劳、五痔、消渴等病，不宜吃干饭炙煿，并自死牛肉、生鲙鸡猪、浊酒陈臭、咸醋黏滑难消之物，及生菜、瓜果、鲊酱之类；若风气、冷病、痃癖之人，亦不宜食。若夏月好吃冷物过多，至秋患赤白痢疾兼疟疾者，宜以童子小便二升，并大腹槟榔五个细到，同便煎取八合，下生姜汁一合，和收起腊雪水一钟，早朝空心，分为二服，泻出三两行夏月所食冷物，或胸脘有宿水冷脓，悉为此药祛逐，不能为患。此汤名承气，虽老人亦可服之，不损元气，况秋痢又当其时，此药又理脚气，悉可取效。丈夫泻后两三日，以薤白煮粥，加羊肾同煮，空心服之，殊胜补药。又当清晨睡觉，闭目叩齿二十一下，咽津；以两手搓热熨眼数多，于秋三月行此，极能明目。又曰：秋季谓之容平，天气以急，地气以明，早卧早起，与鸡俱兴，使志安宁，以缓秋形，收敛神气，使秋气平，无外其志，使肺气清。此秋气之应，养收之道也。逆之则伤肺，冬为飧泄，奉脏者少。秋气燥，宜食麻以润其燥。禁寒饮，并穿寒湿内衣。《千金方》曰：三秋服黄芪等丸一二剂，则百病不生。

冬季摄生消息

冬三月，天地闭藏，水冰地坼，无扰乎阳，早卧晚起，以待日光。

去寒就温，毋泄皮肤，逆之肾伤。春为痿厥，奉生者少。斯时伏阳在内，有疾宜吐；心膈多热，所忌发汗，恐泄阳气故也。宜服酒浸补药，或山药酒一二杯，以迎阳气。寝卧之时，稍宜虚歇，宜寒极方加绵衣，以渐加厚，不得一顿便多，惟无寒即已。不得频用大火烘炙，尤甚损人；手足应心，不可以火炙手，引火入心，使人烦躁；不可就火烘炙食物。冷药不治热极，热药不治冷极，水就湿，火就燥耳。饮食之味，宜减酸增苦，以养心气。冬月肾水味咸，恐水克火，心受病耳，故宜养心。宜居处密室，温暖衣衾，调其饮食，适其寒温，不可冒触寒风，老人尤甚，恐寒邪感冒，为嗽逆、麻痹、昏眩等疾。冬月阳气在内，阴气在外，老人多有上热下冷之患，不宜沐浴。阳气内蕴之时，若加汤火所逼，必出大汗，高年骨肉疏薄，易于感动，多生外疾。不可早出，以犯霜威。早起，服醇酒一杯以御寒；晚服消痰凉膈之药，以平和心气，不令热气上涌，切忌房事，不可多食炙煿、肉面、馄饨之类。

——《摄生消息论》

【注释】

[1] 啖炙炊煿：嗜好煎炸食物。

[2] 摅（shū 书）：抒发也。

[3] 兀（wù 务）坐：独自端坐也。

[4] 暴：急促。

[5] 冷淘：用冷水浸过的食物。

[6] 謇（jiǎn 剪）涩：口吃，结巴。

[7] 无厌（yā）于日：日出前起床，不被日光照射。厌，压。

【旁征】

春三月，此谓发陈，天地俱生，万物以荣，夜卧早起，广步于庭，被发缓形，以使志生，生而勿杀，予而勿夺，赏而勿罚，此春气之应，养生之道也。逆之则伤肝，夏为寒变，奉长者少。

夏三月，此谓蕃秀，天地气交，万物华实，夜卧早起，无厌于日，使志无怒，使华英成秀，使气得泄，若所爱在外，此夏气之应，养长之道也。逆之则伤心，秋为痎疟，奉收者少，冬至重病。

秋三月，此谓容平，天气以急，地气以明，早卧早起，与鸡俱兴，使志安宁，以缓秋刑，收敛神气，使秋气平，无外其志，使肺气清，此秋气之应，养收之道也。逆之则伤肺，冬为飧泄，奉藏者少。

冬三月，此谓闭藏，水冰地坼，无扰乎阳，早卧晚起，必待日光，使志若伏若匿，若有私意，若已有得，去寒就温，无泄皮肤，使气亟夺，此冬气之应，养藏之道也。逆之则伤肾，春为痿厥，奉生者少。

——《素问·四气调神大论》

【述评】

邱处机，字通密，道号长春子，著名道士、养生家，全真道"北七真"之一。应元太祖成吉思汗之诏曾前往西域雪山同其论道，在回答成吉思汗"有长生之药否"的问题时，直言"有卫生之道，无长生之药"，并劝诫太祖应持"敬天爱民"、"清心寡欲"之心，阐述戒杀、寡欲、清心等养生之理。太祖为之折服，并赐以虎符及玺书，感慨生命的可贵，成为佳话流传后世。长春子后来定居于北京，住持白云观，卒后亦葬于后殿中，其墓至今仍存，为道教中人供奉。著有养生专论《摄生消息论》1卷，长春子依《黄帝内经》养生要旨，结合个人心得，糅道、儒养生观点于一书，针对春、夏、秋、冬四时的防病调摄原则与具体养生之术，分别作了论述，尤偏重于对老年人养生保健的论述。

金元名医的养生观

【原文】

仙经以息为六字之气，应于三阴三阳。脏腑之六气，实则行其本化之字泻之；衰则行其胜己之字泻之，是为杀其鬼贼也。所谓六字之气者，肝呼，心呵，相火嘻，脾呼，肺呬，肾本吹也。故吹去肾寒则生热，呵去心热则生寒。故曰：春不呼，夏不呬，秋不呼，冬不呵。四时常有嘻，谓三焦无不足；八节不得吹，谓肾状难得实。然以吹验之，吹去肾水寒气，则阳热暴甚，而目暝昏眩，虚为热证明矣。

——《素问玄机原病式》

【旁征】

五气所病：心为噫，肺为咳，肝为语，脾为吞，肾为欠为嚏，胃为气逆为哕为恐，大肠小肠为泄，下焦溢为水，膀胱不利为癃，不约为遗溺，胆为怒，是谓五病。

——《素问·宣明五气》

【述评】

金代著名医学家、主火派大师刘河间，名完素，字守真，自号通玄处士，为金元四大家之首。毕生重视对《黄帝内经》的研究，其养生学术理论，体现于他所著的《素问玄机原病式》《素问病机气宜保命集》《宣明论方》等著作中。

《养性延命录》最早提出静功"六字气诀"，即"吹、呼、唏、呵、嘘、呬"六种呼气方法。"六字气诀"既为养生保健功法，又可用以疗疾，书中称此术为"愈病长生要旨"。有着道医背景的刘完素援五行生克之理，论"六字气诀"补泻法于脏腑病证的治疗，提出了"六字气诀"新的应用原则。按五行生克理论，肺之实证既可用"呬"字泻之，也可依据中医理论中"实则泄其子"的治则，以"吹"字泻其子脏（肾）之气。若为肺之虚证，则以胜已之"呵"字泻其火脏（心）之气，以衰火克金之势，余脏则可依此类推。完素精研《黄帝内经》之学，在阐述五运六气之学的基础上，提出人体脏腑的生理功能与四季气候息息相关，因此在养生方面又提出"把握万象，仰观日月，呼吸元气，运气流精，脱骨换形，执天机而行六气，分地纪而运五行"的理论。强调养生的四时宜忌，并且阐述了"六字气诀"的应用和季节的关系。早在北宋陈直所撰的《寿亲养老新书》中，对"六字气诀"功法的季节性要求已有论述："春，肝气盛者，调'嘘'气以利之。夏，心气盛者，调'呵'气以疏之。秋，肺气盛者，调'呬'气以泄之。冬，肾气盛者，调'吹'气以平之。"完素进一步阐明六字功法四季不宜用的四个字："春不呼，夏不呬，秋不嘘，冬不呵。"人体五脏的气机，四时各有衰旺之时，例如春属木，木克土，因此脾土之气衰于春，故不宜在春季采用木化之气"呼"字，以避免泻其不足，导致更虚其虚。夏、秋、冬之理亦如此。并提出了四季可常用的"唏"字和不可用的"吹"字，因为四时"三焦无不足"，故常用"唏"字，可去其火热；而四时"肾状难得实"，所以不可用"吹"字去其寒水。刘完素在阐述脏腑的生理功能时，结合阴阳五行学说完善了"六字气诀"功法与季节的关联性，实为创新之举。

【原文】

人之生也，负阴而抱阳，冲气以为和。一昼夜之间，有阳中之阳，阳中之阴，阴中之阴，阴中之阳。天地四时之阴阳，人之十二脏应之。善摄生者，调停顺适。使二气和静，内外交养。无过不及，则病安从来。

——《医学发明·卷一》

摄　养

忌浴当风，汗当风。须以手摩汗孔合，方许见风，必无中风中寒之疾。通卒风暴寒，衣服不能御者，则宜争努周身之气以当之，气弱不能御者病。如衣薄而气短，则添衣，于无风处居止。气尚短，则以沸汤一碗熏其口鼻，即不短也。如衣厚，于不通风处居止而气短，则宜减衣，摩汗孔合，于漫风处居止。如久居高屋，或天寒阴湿所遇，令气短者，亦如前法熏之。如居周密小室，或大热而处寒凉，气短，则出就风日。凡气短，皆宜食滋味汤饮，令胃调和。或大热，能食而渴，喜寒饮，当从权以饮之，然不可耽嗜。如冬寒喜热物，亦依时暂食。

夜不安寝，裘厚热壅故也，当急去之，仍拭汗。或薄而不安，即加之，睡自稳也。饥而睡不安，则室少食；饱而睡不安，则少行坐。

遇天气变更，风寒阴晦，宜预避之。大抵宜温暖，避风寒，省语，少劳役为上。

省　言　箴

气乃神之祖，精乃气之子，气者，精神之根蒂也。大矣哉！积气以成精，积精以全神，必清必静，御之以道，可以为天人矣。有道者能之，予何人哉，切宜省言而已。

——《脾胃论》

【旁征】

阴静阳躁，阳生阴长，阳杀阴藏。阳化气，阴成形。寒极生热，热极生寒。寒气生浊，热气生清。清气在下，则生飧泄；浊气在上，则生䐜胀。此阴阳反作，病之逆从也。

——《素问·阴阳应象大论》

阳明者胃脉也，胃者六腑之海，其气亦下行，阳明逆不得从其道，故不得卧也。《下经》曰：胃不和则卧不安。此之谓也。

——《素问·逆调论》

李杲的预防保健思想是以充实和保养元气为重点着眼于饮食起居。李杲关于脾胃—元气—诸病的发病观，是以《黄帝内经》的理论为基础的。《素问·阴阳应象大论》："谷气通于脾，六经为川，肠胃为海，九窍为水注之气。"《素问·通评虚实论》："头痛耳鸣，九窍不利，肠胃之所生也。"《素问·平人气象论》："人以水谷为本，故人绝水谷而死，脉无胃气亦死。"在引用上述《内经》的论点后，李杲则谓："历观诸篇而参考之，则元气之充足，皆由脾胃之气无所伤，而后能滋养元气。若胃气之本弱，饮食自倍，则脾胃之气既伤，而元气亦不能充，而诸病之所生也。《内经》之旨，皎如日星，犹恐后人有所未达，故《灵枢经》中复申其说。"李杲认为"真气又名元气，乃先身生之精气也，非胃气不能滋之"，但在实际运用中，李杲所谓之元气，范围颇广，常以《内经》有关宗气、卫气、营气等条文作为元气来论述。因此他认为："夫元气、谷气、营气、卫气、生发诸阳之气，此数者，皆由饮食入胃上行，胃气之异名，其实一也"（《内外伤辨惑论·辨阴证阳证》）。所以他引用《素问·四气调神大论篇》"天气清净光明者也，藏德不止，故不下也。天明则日月不明，邪害空窍，阳气闭塞……从之，故身无苛病，万物不失、生气不竭"，这一段话后，得出的结论是："此人说之不避大寒伤形，大热伤气，四时节候变更之异气，及饮食失节，妄作劳役，心生好恶，皆令元气不行，气化为火，乃生夭折之由耳。"可见，李杲"病从脾胃所生及养生当实元气"的观点是以《内经》之言为理论依据的。当然，我们也不难看出，李杲引用《内经》诸语，重在发挥经旨，主要是从脾胃在生理上的重要性推出病理上的重要性，扩大元气的内涵，从而自成体系，独树一帜。

王三虎. 试论李杲"养生当实元气"的预防保健思想. 中国临床与保健，1990，2（1）：57～58.

【述评】

金元名医李杲，字明之，号东垣老人。其医学思想注重培补脾胃元气，世称"补土派"。李杲的养生思想首先继承了《黄帝内经》的养生观点，在《医学发明》中强调人应顺应自然规律，认为"善摄生者，调停顺适"。养生本身就是人与人，人与自然的协调，又体现于日常的生活起居之中。李杲对沐浴、衣着、睡眠等日常生活中的养生观点，实质上是以保养充实元气为重点。李杲认为人身三大宝：精、气、神，以气为本。而固护脾胃可以减少元气的消耗。因此提出要应四时之变；少劳役，强调人不可过于劳累；还要调理情志，少私寡欲及少言语等观点。他认为少言寡语对于积精全神是至关重要的。因多言语可耗气伤精，而"气着，精神之根蒂也，大矣哉，积气以成精，积精以全神，必清必净"。

【原文】

阳有余阴不足

人受天地之气以生，天之阳气为气，地之阴气为血，故气常有余，血常不足。何以言之？天地为万物父母。天大也为阳，而运于地之外；地居天之中为阴，天之大气举之。日实也，亦属阳，而运于月之外；月缺也，属阴，禀日之光以为明者也。人身之阴气，其消长视月之盈缺。故人之生也，男子十六岁而精通，女子十四岁而经行，是有形之后，犹有待于乳哺水谷以养，阴气始成而可与阳气为配，以能成人，而为人之父母。古人必近三十、二十后嫁娶，可见阴气之难于成，而古人之善于摄养也。男子六十四岁而精绝，女子四十九岁而经断。夫以阴气之成，止供给得三十年之视听言动，已先亏矣。

饮食箴

人身之贵，父母遗体，为口伤身，滔滔皆是。人有此身，饥渴洊兴，乃作饮食，以遂其生。睠彼昧者，因纵口味，五味之过，疾病蜂起。病之生也，其机甚微，馋涎所牵，忽而不思。病之成也，饮食俱废，忧贻父母，医祷百计。山野贫贱，淡薄是谙，动作不衰，此身亦安。

色欲箴

瞻彼昧者，徇情纵欲，惟恐不及，济以燥毒。气阳血阴，人身之神，阴平阳秘，我体长春。血气几何？而不自惜！我之所生，翻为我贼。女之耽兮，其欲实多，闺房之肃，门庭之和。士之耽兮，其家自废，既丧厥德，此身亦瘁。远彼帷薄，放心乃收，伙食甘美，身安病瘳。

养老论

人生至六十、七十以后，精血俱耗，平居无事，已有热证，何者？头昏、目眵、肌痒、溺数、鼻涕、牙落、涎多、寐少、足弱、耳聩、健忘、眩晕、肠燥、面垢、发脱、眼花、久坐兀睡、未风先寒、食则易饥、笑则有泪，但是老境，无不有此……强壮恣饕，比及五十，疾已蜂起。气耗血竭，筋柔骨痿，肠胃壅阏，涎沫充溢，而况人身之阴难成易亏。六、七十后阴不足以配阳，孤阳几欲飞越，因天生胃气尚尔留连，又藉水谷之阴，故羁縻而定耳！所陈前证，皆是血少。

慈幼论

人生十六岁以前，血气俱盛，如日方升，如月将圆，惟阴长不足，肠胃尚脆而窄，养之之道，不可不谨。童子不衣裘帛，前哲格言，具在人耳。裳，下体之服。帛，温软甚于布也，裘皮衣，温暖甚于帛也。盖下体主阴，得寒凉则阴易长，得温暖则阴暗消，是以下体不与帛绢夹厚温暖之服，恐妨阴气，实为确论。血气俱盛，食物易消，故食无时……妇人无知，惟务姑息，畏其啼哭，无所不与，积成痼疾，虽悔何及！所以富贵骄养，有子多病，迨至成人，筋骨柔弱，有疾则不能忌口以自养，居丧则不能食素以尽礼。小节不谨，大义亦亏，可不慎欤！

至于乳子之母，尤宜谨节，伙食下咽，乳汁便通。情欲动中，乳脉便应；病气到乳，汁必凝滞，儿得此乳，疾病立至，不吐则泻，不疮则热。或为口糜，或为惊搐，或为夜啼，或为腹痛。病之初来，其溺必甚少，便须询问，随证调治，母安亦安，可消患于未形也。夫饮食之择，犹是小可。乳母禀受之厚薄，情性之缓急，骨相之坚脆，德行之善恶，儿能速肖，尤为关系。或曰：可以已矣！曰：未也。古之胎教，具在方册，愚不必赘。若夫胎孕致病，事起茫昧，人多玩忽，医所不知。儿之在胎，与母同体，得热则俱热，得寒则俱寒，病则俱病，安则俱安。母之伙食起居，尤当慎密。

——《格致余论》

【旁征】

故养神者，必知形之肥瘦，荣卫血气之盛衰。血气者，人之神，不可不谨养。

——《素问·八正神明论》

朱丹溪的养生指导思想，与他对人体阴阳状况的基本看法密切相关，他认为人体即使在正常生理状态下，也存在着"阳常有余，阴常不足"的情况，只是这种不平衡是轻微的，尚未超出生理范畴而已。这一观点是他在宋代理学宇宙观的启发下，根据"天人相应"之理，通过分析自然界天地、日月的阴阳变化中所存在的"阳常盈，阴常亏"的规律，进而引申于人，结合人的生理实际所得出的结论，他认为"人受天地之气以生"，自然界的阴阳变化既然存在着阳多阴少的状况，人身的阴阳运动也不会例外。他在分析人的生长壮老的生命过程中，从"男子十六岁而精通，女子十四岁而经行"这一生理现象悟出，人在初生之后"犹有待于乳哺水谷以养，阴气始成而可与阳气为配，以能成人而为人之父母"，这说明人体之阴气难于形成；又从"男子六十四岁而精绝，女子四十九岁而经断"的现象悟出"阴气之成，止供得三十年之视听言动、已先亏矣"，这说明阴气之早衰；人生这种阴精迟成早衰的生理现象，说明人在成年之前和中年之后，生理上存在着阴不足，阳易亢的倾向，青壮年时期，虽为一生中阴阳相对平衡之时，但由于"人的情欲无涯"，又易资生内火，引动相火，进一步耗伤阴精。据此，他认定人体即使在正常生理状态下也存在着阳常有余，阴常不足的倾向，尽管这种不平衡还处于生理允许的范围内，但却是人体健康之隐患，如不注意摄养，就易加剧这种不平衡，危害健康。于是提出了"阳常有余，阴常不足"的警世名言，旨在提醒世人，要保持人体高水平的阴阳平衡，不可不注意抑制易亢之阳，保护人体阴精，这种思想成为他制定人生各期养生措施的核心指导思想。

既然人在正常情况下，就存在着阴精难于形成，又容易亏损，相火容易妄动的情况，因而为了不使这种生理上的不平衡进一步发展，维持

◎ 第三卷 宋元篇

301

机体阴阳的高度平衡，注意抑制易亢之阳，保护不足之阴，自然成为养生的基本原则。然而如何才能使阳不亢，阴不伤？丹溪基于正常相火潜藏于下焦肝肾，禀命于心，以精血为物质基础的特点，认为人生阴精的难于形成虽无法改变，但防止阴精的亏损却是可以办到的。而防止阴伤的最基本措施，关键在于"静心"、"节欲"、"节食"，防止内火产生以免进一步耗伤阴精。具体措施则是结合人生各期生理特点，将其抑火保阴思想贯穿于其中。

1. 幼年期　幼年期指出生至成年以前的这段时期。丹溪认为，该期生理特点主要表现为脏腑娇嫩，阴气未充，阳常有余，故表现为多动少静，阴阳不平衡的倾向在该期较为突出，因而，这一时期的养生之要在于防止内火产生，以保护阴气之长，具体措施有二：

适寒温，勿过暖。他认为，小儿脏腑娇嫩，发育未全，免疫力差，不耐寒热，故在衣着方面，应注意随气候寒温变化及时调适。但根据小儿阴气未充，阳常有余的生理倾向，主张"童子不衣裘帛"，即衣服不可过暖，以免滋生内热，耗伤阴气。

节饮食，莫娇惯。他认为，小儿"肠胃尚脆而窄"，饮食应以清淡易消化之品为宜，指出"但是发热难化之物，皆宜禁绝"。因热性难化之物易生内热，助其阳亢，更伤阴精。同时饮食应有所节制，反对娇生惯养，饮食无度。如此既伤脾胃，影响阴气长成，又易郁积化火，损伤阴精。

2. 成年期　成年期指青壮年时期。该期虽是人一生中发育成熟、阴阳充盛平衡之时，但由于外界刺激的存在，人们情欲无涯，阴精易伤，故也不可不注意保养，养生之要在于静心节欲，抑火保阴。具体措施是：

提倡晚婚。基于人体阴气难成易亏的情况，他认为古人必近三十、二十而后嫁娶是深得养生之要。故主张青年人宜晚婚，以待阴气之充实。

节制房事。婚后，他主张谨节房事，谆谆告诫要"远彼帷薄，放心乃收"，以护阴精。并主张房事应顺时调摄"接之以时"。认为一年中，夏季四、五月为火旺金衰之时，六月为土旺水衰之时，为使火不过旺，水不受克，应于夏月独宿；冬月正火气潜伏、闭藏之时，也不可恣情纵欲，以免损伤阴精，扰动阳气。

正心静心。正心静心指除去心中各种妄念与杂念，保持心理平静。他说："心，君火也，为物所感则易动，心动则相火亦动。动则精自走，相火翕然而起，虽不交会，亦暗流而疏泄矣。"因而劝戒世人要注意正心收心，不要被外界色情所诱惑，以免引动相火，损耗阴精。

3. 老年期　指壮年之后的生命活动衰退期。对该期的生理特点，他指出："人生至六十、七十以后，精血俱耗，平居无事，已有热证。"说明这一时期是以阴血亏少，阴不足以配阳为特点，故对老年养生，主张从护扶脾胃着手。具体方法有：

乌附丹药勿滥用。他对世人以为老人年老气弱，滥用乌附类燥药及金石类丹药施补的现象极力反对，认为乌附丹剂为温燥之品，既易助热，又伤阴精，对老年人阴亏阳亢之体，不惟无益，反而有害。故强调老人进补，"乌附丹药不可妄用"，即使用补药，也认为"补肾不若补脾"，尤其推崇食补，认为能使脾健饮食得进，甘化有源，阴精自然得以充养。

甘美之食宜谨节。对老年人的饮食，强调茹淡节食为要。他认为好酒好肉、辛辣厚味之品，味虽甘美，但老人内虚脾弱，阴亏性急，脾虚难化，易致痰浊内生，因此，主张"物性之热者，气之辛辣者，味之甘腻者"，皆不可食；而谷、菽、菜、果等清淡之品，属"自然冲和之味，有食入补阴之功"，故宜常食。

由上可见，朱丹溪的养生思想，实则是他"阳有余阴不足论"思想在养生方面的具体应用，他所制定的各期养生措施，无不围绕抑制相火，保护阴精进行，这和他在临床治疗上反对滥用温燥，擅长滋阴降火的滋阴保阴思想是完全一致的。这种重视保阴的养生思想，从一个侧面阐明了保阴在养生学中的重要意义，无疑是对中医养生学的重要补充与发展，对今日养生不无启迪。

熊选璞．朱丹溪养生思想初探．湖北中医杂志，1993，15（2）：28～29.

【述评】

朱丹溪，字彦修，金元之际著名的医学家，对养生学亦颇有所得，其奉养父母之论，为后人推崇。他又作为理学传人，吸纳了宋代理学家的自然观、人生观，倡导"阳有余阴不足"和"相火论"，后世称之为"滋阴"派。丹溪老人论养生注重保养人体阴气、精血，使之贯穿于人生由少小到壮老的各阶段。

陈直专论老年养生

【原文】

饮食调治

主身者神，养气者精，益精者气，资气者食。食者，生民之天，活人之本也。故饮食进则谷气充，谷气充则气血盛，气血盛则筋力强。故脾胃者，五脏之宗也。四脏之气，皆禀于脾。故四时皆以胃气为本。《生气通天论》云："气味辛甘发散为阳，酸苦涌泄为阴。"是以一身之中，阴阳运用，五行相生，莫不由于饮食也。若少年之人，真元气壮，或失于饥饱，食于生冷，以根本强盛，未易为患。其高年之人，真气耗竭，五脏衰弱，全仰饮食以资气血，若生冷无节，饥饱失宜，调停无度，动成疾患。凡人疾病，未有不因入邪而感。

宴处起居

凡人衰晚之年，心力倦怠，精神耗短，百事懒于施为，盖气血筋力之使然也。全藉子孙孝养，竭力将护，以免非横之虞。凡行住卧坐，宴处起居，皆须巧立制度，以助娱乐。栖息之室，必常洁雅。夏则虚敞，冬则温密。其寝寐床榻，不须高广，比常之制三分减一。低则易于升降，狭则不容漫风。裀褥厚藉，务在软平。三面设屏，以防风冷。其枕宜用夹熟色帛为之，实以菊花；制在低长，低则寝无罅风，长则转不落枕。其所坐椅，宜作矮禅床样，坐可垂足履地，易于兴居，左右置栏，面前设几。缘老人多困，坐则成眠，有所栏围，免闪侧之伤。其衣服制度，不须宽长。长则多有蹴绊，宽则衣服不着身。缘老人骨肉疏冷，风寒易中。若窄衣贴身，暖气著体，自然血气流利，四肢和畅。虽遇盛夏，亦不可令袒露，其颈连项常用紫软夹帛自颈后巾帻，中垂下著肉，入衣领中，至背甲间，以护腠理。尊年人肌肉瘦怯，腠理开疏。若风伤腠中，便成大患，深宜慎之。

四时养老总序

《四气调神论》曰："阴阳四时者，万物终始，死生之本也。逆之则灾害生，从之则苛疾不起，是谓得道。"春温以生之，夏热以长之，秋凉以收之，冬寒以藏之，若气反于时，则皆为疾疠，此天之常道也。顺之则生，逆之则病。

春时摄养

春属木，主发生，宜戒杀，茂于恩惠以顺生气。春，肝气王，肝属木，其味酸。木能胜土，土属脾，主甜。当春之时，其饮食之味，宜减酸益甘，以养脾气。肝气盛者，调嘘气以利之，顺之则安，逆之则少阳不生，肝气内变。春时阳气初升，万物萌发。正、二月间，乍寒乍热。高年之人，多有宿疾。春气所攻，则精神昏倦，宿患发动。又复经冬已来，拥炉熏衾，唉炙饮热，至春成积，多所发泄，致体热头昏，膈壅涎嗽，四肢劳倦，腰脚不任，皆冬所发之疾也。常宜体候。若稍利，恐伤脏腑，别主和气凉膈化痰之药消解；或只选食治方中性稍凉利饮食，调停与进，自然通畅。若别无疾状，不须服药。常择和暖日，引侍尊亲于园亭楼阁虚敞之处，使放意登眺，用摅滞怀，以畅生气。时寻花木游赏，以快其意。不令孤坐独眠，自生郁闷。春时，若亲朋请召，老人意欲从欢，任自遨游。常令嫡亲侍从。惟酒不可过饮。春时人家多造冷馔、米食等，不令下与。如水团兼粽黏冷肥僻之物，多伤脾胃，难得消化，大不益老人，切益看承。春时遇天气燠暖，不可顿减绵衣，缘老人气弱骨疏，怯风冷，易伤肌体。但多穿夹衣，遇暖之时，一重渐减一重，即不致暴伤也。

夏时摄养

夏属火，主于长养。夏，心气王，心主火，味属苦。火能克金，金属肺，肺主辛。其饮食之味，当夏之时，宜减苦增辛，以养肺气。心气盛者，调呵气以疏之，顺之则安，逆之则太阳不长，心气内洞。盛夏之月，最难治摄，阴气内伏，暑毒外蒸，纵意当风，任性食冷，故人多暴泄之患。惟是老人，尤宜保护。若檐下过道，穿隙破窗，皆不可纳凉，此为贼风，中人暴毒。宜居虚堂净室，水次木阴洁净之处，自有清凉。每日凌晨，进温平顺气汤散一服。饮食温软，不令太饱。畏日长永，但时复进之。渴宜饮粟米温饮，豆蔻熟水，生冷肥腻尤宜减之。缘老人气弱，当夏之时，纳阴在内，以阴弱之腹，当冷肥之物，则多成滑泄。一伤正气，卒难补复，切宜慎之。若须要食瓜果之类，量虚实少为进之。缘老人思食之物，若有违阻，意便不乐。但随意与之，才食之际，以方便之言解之，往往知味便休。不逆其意，自无所损。若是气弱老人，夏至以后，宜服不燥热、平补肾气暖药三二十服，以助元气，若苁蓉丸、八味丸之类。宜往洁雅寺院中，择虚敞处，以其所好之物悦之。若要寝息，但任其意。不可令久眠，但时时令歇，久则神昏。直召年高相协之人，日陪闲话，论往昔之事，自然喜悦，忘其暑毒。细汤名茶，时为进之，晚凉方归。

秋时摄养

秋属金，主于肃杀，秋，肺气王。肺属金，味属辛，金能克木，木属肝，主酸。当秋之时，其饮食之味，宜减辛增酸，以养肝气。肺气盛者，调咽气以泄之，顺之则安，逆之则太阴不收，肺气焦满。秋时，凄风惨雨，草木黄落。高年之人，身虽老弱，心亦如壮。秋时思念往昔亲朋，动多伤感。季秋之后，水冷草枯，多发宿患，此时，人子最宜承奉晨昏，体悉举止看详。若颜色不乐，便须多方诱说，使役其心神，则忘其秋思。其新登五谷，不宜与食，动人宿疾。若素知宿患，秋终多发，或痰涎喘嗽，或风眩痹癖，或秘泄劳倦，或寒热进退，计其所发之疾，预于未发以前，择其中和应病之药，预与服食，止其欲发。

冬时摄养

冬属水，主于敛藏，冬，肾气王，肾属水，味属咸。水克火，火属心，心主苦。当冬之时，其饮食之味，宜减咸而增苦，以养心气。肾气盛者，调吹气以平之，顺之则安，逆之则少阴不藏，肾之水独沉。三冬之月，最宜居处密室，温暖衾服，调其饮食，适其寒温，大寒之日，山药酒、肉酒，时进一杯，以扶衰弱，以御寒气。不可轻出，触冒风寒。缘老人血气虚怯，真阳气少，若感寒邪，便成疾患。多为嗽、吐逆、麻痹、昏眩之疾。炙煿煎炒之物，尤宜少食。冬月阳气在内，阴气在外，池沼之中，冰坚如石，地裂横璺，寒从下起。人亦如是。故盛冬月，人多患膈气满急之疾。老人多有上热下冷之患。如冬月阳气在内，虚阳上攻，若食炙煿燥热之物，故多有壅噎、痰嗽、眼目之疾。亦不宜澡沐，阳气内蕴之时，若加汤火所逼，须出大汗。高年人阳气发泄，骨肉疏薄，易于伤动，多感外疾。惟早眠晚起，以避霜威。晨朝宜饮少醇酒，然后进粥。临卧宜服微凉膈化痰药一服。

保　养

安乐之道，惟善保养者得之。孟子曰："我善养吾浩然之气。"太乙真人曰："一者少言语，养内气；二者戒色欲，养精气；三者薄滋味，养血气；四者咽精液，养脏气；五者莫嗔怒，养肝气；六者美饮食，养胃气；七者少思虑，养心气。人由气生，气由神住，养气全神，可得真道。"凡在万形之中，所保者莫先于元气。摄养之道，莫若守中实内以陶和，将护之方，须在闲日，安不忘危，圣人预戒，老人尤不可不慎也。春秋冬夏，四时阴阳，生病起于过用，五脏受气，盖有常分，不适其性而强云为，用之过耗，是以病生。善养生者，保守真元，外邪客气，不得而干之。至于药饵，往往招徕真气之药少，攻伐和气之药多。故善服药者，不如善保养。康节先生诗云："爽口物多终作疾，快心事过必为殃。知君病后能服药，不若病前能自防。"郭康伯遇神人授一保身卫生之术云："但有四句偈，须是在处受持。偈云：'自身有病自心知，身病还将心自医。心境静时身亦静，心生还是病生时。'"郭信用其言，知自护爱，康强倍常，年几百岁。

——《寿亲养老新书》

【述评】

《寿亲养老新书》为宋代养生学家陈直所撰，元代"敬直老人"（邹铉）增补，在清代被收入《四库全书》，是我国医学史上出现的第一部老年病学、养生学专著，后世医家、养生家多争相引用。此书还先后传至朝鲜、日本等国，可见其影响之深远。现代人对本书中所载的养生思想、内容和方法也非常重视。书中针对老年人的情志、生理、病理等特点，提出了许多宝贵的养生方法。内容详尽，对今人不无借鉴。尤其书中体现了孝敬老人，子女应该尽最大努力保证老年人晚年安康的观点，这既是中华民族的传统美德，也是作为子女应尽的义务。

重视饮食调治。饮食于人朝夕不离。老年人因真气耗竭，五脏衰弱，更须仰仗饮食以资血气。药王著书有《食治》专论，倡导"食之不愈，然后命药"，意在不伤老人之脏腑。注重医药扶持，防患于未病，既免病痛之苦，又省医药之资，保养对于老年人确属重要。在阐述不废医药的同时还注重摄养之道。主张依据四时阴阳消长、气候、温度等外部环境的变化而顺应自然，积极养生。自然界"五行有序，四时有分，相顺则治，相逆则乱"，所以情志活动、日常起居等都应遵循季节的变化、阴阳的消长，达到与自然的和谐一致。四时摄养理论源起于《黄帝内经》，金代高道丘处机著有《摄生消息论》，本书关注老年人在各季节常患的疾病，据四时气候之变化，调整起居、饮食、衣着，"依四时摄养之方，顺五行休王之气"，达到养生保健、积极预防之目的。

宋元养生现代研究论文选录

论苏轼的养生之道

苏轼，字子瞻，号东坡居士，北宋著名的文学家，他在诗、词、散文等方面都颇有造诣。苏轼一生的政治生涯坎坷，两次遭遇重大的人生变故，多次被贬谪，最远曾被贬官至琼州（海南岛），饱尝艰险困厄。然而，他直至晚年仍保持着旺盛的创作精力，佳作层出，寿近古稀，其中的奥秘，就在于苏轼注重养生养性。苏轼在多次的贬谪生涯中，始终保持着豁达乐观的处世心态，并研究养生之术，力行养生之法。本文试从以下几个方面探讨苏轼的养生之道。

一、旷达健康、乐观积极的心理状态

苏轼身处逆境时，总能从艰苦孤寂的生活中寻求乐趣，调节情绪，保持通达乐观的心态。

苏轼为官四十多年，生活多有窘困。被贬黄州时，生活条件艰苦，但他对青菜萝卜也食之如甘饴，甚至以粗粮野菜度日，时常"煮蔓菁芦菔苦荠而食之"，并自称为"东坡羹"，在困苦生活中也能怡然自乐。被贬至海南，食不裹腹，病无医药，却能常与乡邻喝酒笑谈，可见他胜固欣然，贬亦可喜的旷达心态和宽广胸怀。

宋代是儒、道、释三教相融整合的时代，禅学对苏轼的心理调节起了相当大的作用。苏轼吸取庄禅之学"超然物外""清静无为""顺任自然"等思想，以此来修身养性，慰藉心灵，从而在失意中也能随缘安适。苏轼广交禅师，常与他们交游，说禅论道，也使自己尽可能化解不良情绪，心胸开阔，乐天健朗。

苏轼被贬荒蛮之地的岭南时，年已六十二，却依旧乐观。"此间有什么歇不得处？由是如挂钩之鱼，忽得解脱，若人悟此……当甚么时也不妨熟歇"（《记游松风亭》），他除依旧写诗作赋外，还学习当地的酿酒技术，自制佳肴，上山采药，生活充满了情趣。

苏轼主张养心，力求"心平气和""虚一而静""任性逍遥""随缘放旷"。他在《问养生》一文中提出"和"与"安"的养心方法："安则物之感我者轻，和则我之应物者顺，外轻内顺，而生理备矣。"尽管身处颠沛流离之境，苏轼也是让自己心境平和，洒脱自如，保持着"安和"的健康心理状态。

二、良好的生活方式，科学的饮食习惯

苏轼有四条生活准则："无事以当贵，早寝以当富，安步以当车，晚食以当肉"。他非常注意生活规律和饮食调养，生活节制有序。

苏轼谪居黄州，坚持生活有"三养"：安分以养福，宽胃以养气，省费以养财。所以，饮食主张多吃菜少吃肉，认为"终年饱菜，虽肉不能及也。"苏轼虽然对美食很感兴趣，但对饮食讲究营养均衡，荤素搭配。他有着科学的饮食习惯，《东坡志林》记载"东坡居士自今以往，不过一爵一肉。有尊客，盛馔则三之，可损不可增"，"已饥方食，未饱先止。散步逍遥，务令腹空。每腹空时，即便入定，不拘昼夜，坐卧自便，惟在摄身，使如木偶"。苏东坡的"已饥方食，未饱先止"，"宽胃以养全"的做法，与现代人提倡的"吃七八分饱利于健康"的说法是一致的，和现代养生理念相符。

另外，苏轼对食物的药用价值非常重视。在苏轼的《安州老人食蜜歌》《桂酒颂》《漱茶说》《服生姜法》《苍术录》《石菖蒲赞》《服茯苓法》等诸多文中都详尽地介绍了他自己服用蜂蜜、桂枝、生姜、茶和石菖蒲、苍术、茯苓等中草药的方法和效用。可见，时常进补、养生药物的服用对他身体的调理和长寿也是有帮助的。

贬谪生涯中，苏轼非常注意饮食调养，也好制作佳肴。在黄州他曾用竹笋烹制玉兰素鸡，以理气止咳；熬制麦冬饮，暖肺祛咳。在惠州，喜食当地的卢橘、杨梅、荔枝等水果。在海南他曾学当地土人食野苏山蔬。至于他自制的"东坡肉""东坡羹"等也都是其讲究营养丰富与均衡的佐证。

三、静坐练气功，清心又养气

喜与禅僧、道士结交的苏轼，受他们的影响，也内炼养气，外炼丹砂。他向禅僧请教"禅定"（静坐）之法，闲暇之余，常静坐养性。苏轼曾在海南儋县建了一座"息轩"，静坐养生，意守丹田，安神静志。他结合中医气血之道，自创整套气功保健法，其中包括步息功、卧息功、爬行功和桥功等等。《苏沈良方》就记载了他的一些中医气功思想。

他曾向道士学习气功，天刚亮便起床，先叩齿36次，随后呼吸吐纳，待满腹气极，则气徐徐而出。再用手摩擦脚心和脐下腰脊间，抚摩眼面耳颈，直至发热为止；最后按捏鼻左右五六次，梳发百余次。他在《上张安道养生诀论》中对此功评道："此法甚效，初不甚觉，但积累百余日，功用不可量，比之服药，其效百倍。"苏轼的练气养生对其延年益寿也起到了很大作用。

四、能逸能劳，游赏山水

"善养生者使之能逸而能劳"，这是苏轼的养生理论，也是他身体力行之道。在黄州时，苏轼曾自建茅屋，在山坡上开荒种田种菜，经常进行田间劳动。

勤于劳作的苏轼，即使六十多岁，在天涯海角的琼州，还亲自开荒种地，并留有"门前流水尚能西，休将白发唱黄鸡"的佳句。长年的劳动锻炼也让他有旺盛的精力，延年益寿。

游历名山大川，也是苏轼锻炼身体的重要途径。苏轼足迹几乎遍布宋朝主要州县，奇山妙水，无一不经物色游览。他爬山涉水，观海赏月，寻奇探幽，那些名山胜景给了他丰富的创作灵感，身体也大为受益，正如其文中所道："俯仰山林之下，予以养生冶性"（《灵壁张氏园亭记》）。

江琼，吴娟．论苏轼的养生之道，时珍国医国药，2008，19（6）：1494.

李杲"饮食劳倦伤论"学术思想探析

《内外伤辨惑论》始提"论饮食劳倦"后，李杲每著方书，必载申其论述，且载必阐发其理，步步得以发挥，组成了李杲脾胃病的重要辨证思想体系，系内伤脾胃学说核心内容。他在《内外伤辨惑论·中卷》载"论饮食劳倦"，下卷列"论内伤饮食"的辨治，初步形成饮食劳倦伤证治体系；于《脾胃论·中卷》重点阐明"饮食劳倦所伤论"的系统理论，下卷载有"饮食伤脾论"、"脾胃损，在调饮食适寒温"、"脾胃将理法"等专篇，围绕脾胃学说探讨饮食劳倦伤之所宜，进一步阐述辨治理论；又在《兰室秘藏·上卷》"饮食劳倦门"下，分列有"饮食所伤论"、"劳倦所伤论"，对饮食伤辨证尤细，并附载有大量的益气消导方剂，将饮食劳倦之理论，结合临床各科加以具体运用，大大完善了以饮食劳倦伤为中心的脾胃学说理论体系。因此，从李杲不惜篇幅，不厌其烦地在各著作中反复探讨饮食劳倦伤，足知其在内伤脾胃学说中占有很重要的地位，对研究内伤脾胃病有极重要的参考价值。现就该学术思想探讨如下。

一、以饮食劳倦伤为病因

李杲根据《内经》"夫邪之生也，或生于阴，或生于阳。其生于阳者，得之风雨寒暑；其生于阴者，得之饮食居处，阴阳喜怒"的理论，通过长期对该类疾病的观察及联系临床实践，提出了以饮食劳倦伤为中心的病因学说，突出了李杲的审因论治思想特色。如曰："遍观《内经》中所说，变化百病，其源皆由喜怒过度，饮食失节，寒温不适，劳役所伤而然。"进一步云："推其百病之源，皆因饮食劳倦，而胃气元气解散，不能滋荣百脉，灌溉脏腑，卫护周身之所致也。"不仅肯定了内伤脾胃的病因主要是饮食不节、劳役过度两大端，还指出导致"营卫失守，诸病生"是由于损及胃气所致，为脾胃病治疗提供了理论依据。

在具体的论述上，一方面是"饮食自倍，肠胃乃伤"，超过胃的受纳与消化负荷，引起胃腑纳化能力下降损伤为患，即所谓"饮食伤胃"之病理。所以，在疾病发生发展变化中，饮食失常是重要的致病因素之一，另一方面是劳役过度或精神损伤，致脾胃元气受损，元气一伤，运化无力，则产生内伤脾胃而病作，即李杲所说的"劳倦伤脾"的病机。李杲在特定的历史环境下，所悟出的饮食与劳倦之病因，对现行脾胃病的治疗仍不失指导作用。

二、辨饮食劳倦伤重胃气

李杲认为元气是决定人体健康与否的关键，而胃气又是决定元气虚实之根本，脾胃伤则元气衰，元气衰则产生各种疾病。所以，胃气是对脾胃机能的高度概括及其有关方面的综合反映。诸如脏腑功能状况、气血的盈亏盛衰、食欲的好坏等等，无不与胃气有关，故他指出清气、荣气、卫气等，"皆胃气之别称"。人以胃气为本，有胃气则生，无胃气则死。其曰："真气又名元气，乃先身生之精气也，非胃气不能滋。"又谓："元气之充足，皆由脾胃之气无所伤，而后能滋养元气。若胃气之本弱，饮食自倍，则脾胃之气既伤，而元气亦不能充，而诸病之所由生也。"在正常情况下"胃中元气盛，则能食而不伤，过时而不饥。"反之胃虚则五脏六腑，十二经、十五络，四肢皆不得营运之气，而百病生焉。"故李杲提出了"人以脾胃元气为本"和"内伤脾胃，百病由生"的脾胃学名言。究于饮食劳倦伤发病之根源是脾胃之元气衰，治疗上李杲针对饮食劳倦伤之脾胃气虚、中气不足、饮食不运的病机，提出以补中益气和消积导滞的两大治疗措施。对饮食劳倦伤之脾胃不足损及肺、肾等脏者，也特别注重扶助胃气为治则，并提出各种加减变通的具体辨治方法，组成了完整的饮食劳倦诊治体系。

三、治饮食劳倦伤分标本

李杲治疗内伤脾胃疾病，主要是根据"饮食伤胃"、"劳倦伤脾"之病机，分别提出补益脾胃与消积导滞的原则，并时时固护胃气为要，突出标本缓急分治。列举以补中益气汤和枳术丸为各典型代表方剂，加减辨用。

（一）补脾胃贵在扶胃气治本

治病求本是辨证论治的一个基本原则。李杲认为治病之本，脾胃是唯一之本。指出凡脾胃不足后又饮食劳倦所伤，或先由饮食劳倦伤后损及脾胃气虚，其治疗均以补益脾胃、扶助胃气为之根本。如曰："饮食失节，劳倦所伤，中气不足，当补之证。"又"病从脾胃所生，乃养生当实元气者。"由于饮食的消化吸收，是以胃为主，以脾为辅来完成的（杨玄操云"脾，俾也，俾助胃气，主化水谷"）。李杲认为"胃既病，则脾无所禀受。脾为死阴，不主时也，故亦从而病焉"。所以其补脾胃重点突出补胃气的思想是有一定道理的。又提出："夫内伤用药之大法，所贵服之强人胃气，令胃气益厚，虽猛食、多食、重食而不伤，此能用食药者也。此药久久益胃气，令人不复致伤也。"胃强则饮食能进，饮食进则气血生。这种补胃以实脾，培元气之基，扶正以祛邪，充分反映出李杲补脾胃明主次的辨治思想。

（二）伤饮食重在消导治标

水谷是人体生命活动的物质基础，《内经》云："人受气于谷，谷入于胃"，又曰："五脏皆禀气于胃，胃者，五脏之本也。"水谷消化吸收过程，是由胃气来完成的，因此，通过对饮食的了解，便能得知胃气盛衰。李杲凭借胃气与水谷的相互关系，明辨饮食伤所致脾胃疾患。曰："胃中元气盛，则能食而不伤，脾胃俱旺。"又谓："人之真气衰旺，皆在饮食入胃，胃和则谷气上升。"倘若胃虚则精微乏源，正不能胜邪，疾病生。伤饮食为胃腑疾患主要病因。临床表现有两种：一则是饮食自倍，肠胃乃伤。证见纳而难化，致食滞停积，气机窒塞，为胀为痛；胃气上逆，为噫为呕。另一则是脾胃本弱，胃不采纳，脾不运化，致传化失司，清浊不分，杂而下泄。前者则需亟用消导之品，为治伤饮食当务之急，直接相助胃腑消化功能，减轻胃腑负担。但消导之中又不要忘护胃气。后者则要区别于一般伤食之证，强调不能过用峻利之药，贵在强人胃气为主，开胃助纳化，补胃气之中兼顾消导，才能相得益彰。在具体治法上，李杲曰："食者，有形之物，伤之则直损其谷，其次莫若消导，丁香烂饭丸、枳术丸之类主之。"特别值得一提的是，李杲十分欣赏枳实、白术两药，并以此做为治疗伤食证的基本方，相伍使用。曰："枳实味苦寒，泄心下痞闷，消化胃中所伤。""白术者，本意不取其食速化，但令人胃气强实，不复伤也。"两药成对，融消食、强胃为一体，助消化并能鼓舞胃气，成为治饮食所伤之要药。如以枳术丸为主加减的橘皮枳术丸、木香枳术丸、半夏枳术丸、木香干姜枳术丸等，为治疗"饮食伤胃"的主要方剂。

综上所述，李杲的"饮食劳倦伤论"是内伤脾胃学说的重要组成部分。它始于《内外伤辨惑论》，发展于《脾胃论》，完备于《兰室秘藏》，在中医学基础理论中占有重要位置。其针对"劳倦伤脾，饮食伤胃"所提倡的消导、补中两法，为李杲治疗内伤脾胃疾病的独特之处，值得进一步研究探讨。

来雅庭. 李杲"饮食劳倦伤论"学术思想探析. 安徽中医学院学报，1991（04）：17～19.

浅谈朱丹溪补脾养阴法的老年养生思想

朱丹溪（公元 1281—1385 年），字彦修，浙江义乌人，乃金元四大家之一，其创立的丹溪学派对中医理论发展影响深远，是中医学滋阴派创始人，学术上以养阴、相火论述而著称于世，他主张人身之气，首推脾胃之气，倡导"补肾不如补脾，脾得温则易化而食味进，下虽暂虚，亦可少回"。人之阴气依赖胃气为养，是人之所赖生者的根本。笔者在仔细阅读朱丹溪著作《格致余论》后发现，朱氏非常重视中焦脾胃的护养对老年养生的作用。现从补脾养阴入手，浅谈其在老年养生方面的意义。

一、"阴虚"、"脾弱"是老年人之基本生理特征

脾胃为后天之本，气血阴精生化之源。饮食入胃，必须靠胃之腐熟，脾之运化，才能将外来饮食转化为阴精以奉养周身之用。朱丹溪尤为重视补脾养阴在养生方面的作用，尝谓"人身之阴，难成而易亏，六七十后，阴不足以配阳，孤阳几欲飞跃，因天生胃气尚而流连，又藉水谷之阴，故羁縻而定耳"，在这里朱丹溪首先强调了胃气与阴精为一身之宝，是人体一切功能活动的物质基础。一旦人体六十岁后脾气生化不足，阴精匮乏，阴不足以配阳，则虚阳妄动，即朱氏所谓失去中节之相火，阴阳失和，人体很快就衰老了。这与《灵枢·天年》认为人体"七十岁，脾气虚"不谋而合。其次，从人身阴气之来迟去早、难成易亏来看，男子十六岁精通，女子十四岁经行，阴气之成也晚，男子六十四岁精绝，女子四十九岁经断，阴气之绝也早。所以他在《格致余论·阳有余阴不足论》中说："《内经》曰：年至四十，阴气自半，而起居衰矣，夫以阴气之处，只供给得三十年之视听言动，已先亏矣。"精与经皆为五谷之精华转化而成，必须依赖后天脾胃化生之水谷精气濡养阴气，方能延续生命。朱氏十分重视脾胃和心、肺、肝、肾诸脏之密切关系。心气依赖胃

气供养、心血由脾胃以化生；肺主一身之气，肺气之健旺全赖脾胃之气强盛；肝藏血主疏泄，只有脾胃气旺滋血荣肝，才能使肝体得以柔和而气血得平，肾主骨藏精，生髓充脑，为元气之根，亦不能离开脾胃后天之本的培植。确实，人之衰老阴精先枯，全仗脾胃运化吸收精微，使五脏滋荣，元气得继，才能却病延年，健补脾胃养阴实为抗衰延年，保持阴阳平衡的关键。人体阴阳平衡是动态平衡的，朱氏认识到人体在阴平阳秘的条件下，存在着阳有余阴不足，这样一个寓平衡之中的不平衡现象，辩证唯物主义认为运动是绝对的，静止是相对的。人体的阴阳平衡也是符合这一基本观点，即阴阳平衡是相对的，不平衡是绝对的，人体在适应自然的过程中，自身的补脾养阴调节来抑制阳气过度亢奋，使阴阳得到动态平衡。当阴阳处于相对平衡时，人体按照正常的生理过程生长而不衰老；当阴阳平衡被打破，人体则出现各种异常现象，即产生早衰。朱氏认为老年人的生理特性是内虚脾弱，阴亏性急，内虚脾弱则易饥而思食，脾弱难化则食已再饱，则易出现阴虚难降而气郁成痰之变证，足见其重视脾胃，这里不仅指出脾胃功能衰退有易饥思食，食已再饱的特征，而且指出得胃气阴精即生，阴得以配阳，才能化为生生之气，生化无穷，使五脏得养，气血充盛，长寿可待矣。

二、饮食有节，为健脾养阴之本

朱氏以为"胃为水谷之海，多气多血，清和则能受，脾为消化之气，清和则能运"，他认识到"胃气者，清纯冲和之气，惟与谷肉果菜相宜。"因胃气"清纯"，人之饮食"谷肉果菜"搭配要合理，主张饮食要"茹淡"，反对偏食膏粱厚味。饮食对人体健康有很大的影响，饮食得当，脾胃健运、阴精充足有益养生，否则就足以致病减寿。其节饮食有两个内容，一是日节饮食，二是茹淡饮食，反对饕餮厚味。

日节饮食："为口伤身，滔滔皆是。人有此身，饥渴洊兴，乃作饮食，以遂其生。眷彼味者，因纵口味，五味之过，诸病蜂起，病之生也。其机甚微，馋涎所牵，忽而不思，病之成也。"《饮食箴》指出每日饮食要有节制，以免伤脾胃之阴而损寿。

茹淡饮食：朱氏在《格致余论》中列专章"茹淡论"，朱氏以为茹淡饮食有养阴之功。他说："山野贫贱，淡薄是谙，动作不衰，此生亦安。"何谓茹淡饮食？朱氏曰："子以为淡乎？安于冲和之味，心之收，火之降也。"他以为食物有"出于天赋者，有成于人为者"两类，天之所赋者，若谷菽菜果自然冲和之味，有补脾养阴之功，此《内经》所谓味也；人之所为者，皆烹饪调和偏厚之味，有致疾伐命之毒。可见朱氏所谓茹淡，是主张食物的天然素净、清淡而避免烹饪。又因胃气"冲和"，强调饮食要节制，暴饮暴食，必伤"冲和"之气，耗伤脾阴。指出"强壮恣食，比及五十，疾已蜂起，气耗血竭，筋柔骨萎，肠胃壅闭，涎沫充溢。"同时他指出，"纵口固快一时，积久必为灾害"，尤忌燥热之乌附类丹剂，故"好酒腻肉、湿面油汁、辛辣甜滑，法在所戒"。老人阴亏，往往"百不如意，怒火易炽"，朱丹溪主张为人子孙须克尽孝道，晓之以饮食养生之理，以颐养天年。充分体现了他以清淡自然之食养阴护胃，反对辛热厚味以伤阴碍胃的食养思想。更为可贵的是朱氏根据老年人之"脾弱"和"阴亏"生理特点，提出了老年人的饮食禁忌，"所以物性之热者，炭火制作者，气之香辣者，味之甘腻者，其不可食也明矣"的精辟论断。

朱氏重视老年人要"节养"、"忠养"，反对世俗"甘旨养老"的观点，特别强调了茹淡饮食，认为茹淡饮食是天赋之自然之味，最有补脾养阴之功，而助人长寿。

三、强调情志调和则脾健，脾胃健运则升清降浊

人生一世，往往受到外界环境的影响，从而导致人们对物质、金钱欲望无限膨胀，如果贪得无厌、斤斤计较、忧思等长期的情志刺激，日久则思虑伤脾，饮食不振而阴精生化无源。现代医学研究认为人若能保持良好的平和心境及乐观的心理，则机体的代谢、内分泌就会处于平衡状态，即机体的"有序稳态"，对脾胃运化、阴精生成十分有利。朱氏说："心肺阳也，居上；肝肾阴也，居下；脾居中，亦阴也（《臌胀论》）。"心肺之阳降，肝肾之阴升，脾升胃降，则清浊攸分，天地交泰。他认为人身之阴阳、气血、脏腑之斡旋升降，全赖脾胃之滋养运化，并强调"是脾具坤静之德，而有乾健之运，故能使心肺之阳降，肾肝之阴升，而成天地交之泰，是为无病之人"，反复强调人身之胃气强盛，阴气无伤的重要意义，若"谋略神劳，动作形苦，思想不遂，皆能伤胃气"，使脾土之阴受伤，转输之官失职，胃虽受水谷不能运化，不但可以造成气血两亏，抗病力下降，邪袭生病；而且可使体内清浊相混，隧道壅塞，气化浊血，

痰邪客于中焦，湿热相生，疾病蜂起，妨碍升降，以致十二官各失其职，视听言动皆有虚妄，稳态失衡，从而促使人体很快衰老。

四、朱丹溪补脾养阴法抗衰老验方特点

朱丹溪承东垣之法，然而不拘泥其对脾胃之治，不尽采用东垣方，其治法方药自有特色，临床极为重视"胃气"，无论用药寒热温凉，论治轻重缓急，处处突出脾胃。朱氏认为脾胃为多气多血之脏腑，故用药宜清和，惟有清和之气，方能健脾养阴，助脾胃运化水谷。在临床用药上，其用药平和，健脾多用白术，如用温燥之苍术也常配伍甘平之甘草润泽胃阴，他以为平胃散之苍术厚朴性温燥，"亦是决裂耗散之剂，实无补土之和"，故在临证中常常加入甘草甘润以调护胃气，朱丹溪补脾养阴多用人参、黄芪、白术、茯苓等甘温之品，清气不升浊气不降则加升麻、柴胡之类升清降浊。他创制的补脾丸中，白术半斤，苍术、茯苓、陈皮各三两，可知其意在于健运中州以实脾土。朱氏在方药的运用上，注意养阴配阳，以大补阴丸合用人参白术汤治疗，朱氏以为"时进参、术等补胃、补血之药，随天令加减，遂得大便不燥，面色莹洁。虽觉瘦弱，终是无病。老境得安，职此之由也"。为后世对虚劳等老年病的诊治以及抗衰老的研究做出了贡献。

朱氏根据老年人脾虚阴亏而致衰老的生理特征，从其丰富的实践经验深谙阴升阳降、脾胃健运是身体健康长寿之道，常用参、术、柴胡、升麻、牛膝等健脾滋阴、升清降浊之品，治疗老年人体虚之病，在《养老论》中制定抗衰方一首：参、术健脾养阴为君，牛膝、芍药补肝肾养阴为臣，陈皮、茯苓健脾利湿化痰为佐药，春加活血祛风之川芎以顺春气为使药，夏加滋阴清热之五味子、黄芩、麦冬适应夏气为使药，冬加补益阴血、散寒之当归身、生姜为使药。本方药性平和，补脾养阴，适宜脾胃气机之升清降浊，病在上者加引上药，病在下加引下药，随天令四时而灵活加减，而无燥烈伤阴之弊，寓补虚中祛邪，足见其运用"阳有余阴不足论"这一学术思想之娴熟，临证经验之丰富，体现了朱氏的天人合一、补土气固阴气的养生思想。老年人长期服用此方调补，则可以脾气健旺，阴精充沛，气机升降有常，达到"气阳血阴，人身之神，阴平阳秘，我体长春"的延年益寿目的，其旨可谓深矣。

综上所述，对朱丹溪之"脾弱阴虚是衰老的主要原因"论的基本生

理特征、食养规律、情志与阴阳和谐、组方用药特点有了一定的认识。笔者以为研究其学术思想当理解其精髓和各个组成部分的细节特征相关性，从而得其精华，否则只能是只见树木，不见森林了。

梁华，李巨峰．浅谈朱丹溪补脾养阴法的老年养生思想．光明中医，2009，24（12）：2257～2258．

第四卷 明清篇

出入佛老，由养生而至高明

【原文】

闻以多病之故，将从事于养生，区区往年盖尝弊力于此矣。后乃知其不必如是，始复一意于圣贤之学。大抵养德养身，只是一事，原静所云"真我"者，果能戒谨不睹，恐惧不闻，而专心于是，则神住气住精住，而仙家所谓长生久视之说，亦在其中矣。神仙之学与圣人异，然其造端托始，亦惟欲引人于道，《悟真篇后序》中所谓："黄老悲其贪着，乃以神仙之术渐次导之"者。原静试取而观之，其微旨亦可识。自尧、舜、禹、汤、文、武，至于周公、孔子，其仁民爱物之心，盖无所不至，苟有可以长生不死者，亦何惜以示人？如老子、彭篯之徒，乃其禀赋有若此者，非可以学而至。后世如白玉蟾、丘长春之属，皆是彼学中所称述以为祖师者，其得寿皆不过五六十，则所谓长生之说，当必有所指矣。

——《王阳明全集·与陆原静》

筑室阳明洞中，行导引术。久之，遂先知，一日坐洞中，友人王思舆等四人来访，方出五云门，先生即命仆迎之，且历语其来迹。会遇诸途，与语，良合。众惊异，以为得道。久之，悟曰："此簸弄精神，非道也。"又屏去。已而静久，思离世远去，惟祖母岑与龙山公在念，因循未决。久之，又忽悟曰："此念生于孩提。此念可去，是断灭种性矣。"明年，遂移疾钱塘西湖，复思用世。

——《王阳明全集·年谱》

【旁征】

起所有余，知所不足，度事上下，脉事因格。是以形弱气虚死；形气有余，脉气不足死；脉气有余，形气不足生。是以诊有大方，坐起有常，出入有行，以转神明，必清必净，上观下观，司八正邪，别五中部，按脉动静，循尺滑涩，寒温之意，视其大小，合之病能，逆从以得，复知病名，诊可十全，不失人情，故诊之或视息视意，故不失条理，道甚明察，故能长久。不知此道，失经绝理，亡言妄期，此谓失道。

——《素问·方盛衰论》

　　《年谱》记有阳明洞修道的具体经过。阳明洞修道确有相当成就，前知和内照光景即其修道所得。这两个成就经友人传播，给阳明一生披上了一层神秘色彩。对内照光景这一修炼成果，阳明在晚年仍津津乐道，他"自谓尝于静中内照形躯如水晶宫，忘己忘物，忘天忘地，与空虚同体，光耀神奇，恍惚变幻，似欲言而忘其所以言，乃真境象也"。内照光景是中国气功和养生修炼中常有的境象，还不是修炼的最高成就，但仅是这种神妙的内在体验已使阳明认为"圣人之学在此"，"儒者为不足学"了。不过，使阳明得出这种结论的原因并非由于内照光景本身，而是由于内照光景的体验所达到的胸中洒洒、不挂一尘、与空虚同体的精神境界。精神上的超然境界是比内照光景的心理体验更高层次的精神状态，既可由神秘的心理体验也可由其他非心理途径所达到。对境界的追求和体验构成了中国哲学的生存境界论，在此，精神境界也是王阳明在阳明洞修道的真正收获。

　　高明境界之体验使阳明产生"离世远去"的想法，但又割舍不下对祖母、父亲的眷恋之情，他一时处在内心矛盾之中，犹豫不决，难以断然选择出世生活。不久，他又悟到"此念生于孩提，此念可去，是断火种性矣"，认识到思亲之念生于人的天然感情，而感情是人的存在本性。自此，感情的地位在他的思想中建立起来，在其心学体系内，感情下彻本体，上达境界，体现出一种强烈的感情主义特征。王阳明对感情的认定实质上是对儒家伦理层面的认定，是他在追问"圣人之道"的道路上继发现了人的生命存在的高明境界层面后又发现了人的伦理层面，这个层面在境界追求与感情的天然存在的内在冲突中展示出来。因此，他认识到佛老的局限性，《年谱》以"悟二氏之非"判之。二氏的局限性在于违人情、逆物理，"与孔子之教间相出入，而措之日用，往往阙漏无归"，只养成个枯寂的性、成就个自了的汉，不能用以治国平天下，且其动机出于一己之私，不是大正至公之道。总而言之，二氏之非主要是二氏摒弃了人的感情和伦理生活。

悟二氏之非后，王阳明"移疾钱塘西湖，复思用世"，结束了在阳明洞的修炼生活。但是，他并没有因此而放弃对放情于二氏所体验到的高明境界的追求，在对儒学有了新的认识后，他希望在儒学内部找到一条达到高明境界的道路，也就是说，在感情和伦理生活中实现超越的精神境界。这一理论取向突出了感情在伦理生活中的重要地位，体现出一种与程朱理学性体情用、性情对峙，以道德理性主导、控制甚至压抑人的感性存在的本质主义伦理学大相径庭的存在主义伦理学走向，即试图将人的伦理生活建立在感性生命存在的基础上，也只有这样的伦理学才具有在道德实践中实现人生追求的终极目的，即自由境界的可能性。

陈清春．王阳明早年"出入佛老"研究．山西大学学报（哲学社会科学版），2001，24（4）：62～66．

【述评】

王守仁，字伯安。《年谱》记载，弘治十五年，阳明告病归越，筑室于会稽山阳明洞，开始了养生修炼活动，故亦称阳明先生。阳明先生发展了陆九渊理学，倡言"夫万事万物之理不外于吾心"，"心明便是天理"，形成与程朱理学对抗之学。

明清两代的儒者学士，远承宋儒"半日读书，半日静坐"的遗风，注重静坐养生，阳明先生就是这一时期中最杰出的静坐大师。他一面讲学，一面教人静坐，把静坐视为治学的门径和涵养道德的手段。静坐的功效是"收放心"和"致良知"，阳明先生试图通过这种反求于心的修养，达到"万物一体"的境界。同时还指出静坐功夫不一定非要入山林、绝世故。他说："君子养心之学，如良医治病，随其虚实寒热而斟酌补泄之。要在去病而已。初无一定之方，必使人人服之也。若专欲入坐穷山，绝世故，屏思虑，则恐既已养成空寂之性，虽欲勿流垃于空寂，不可得也。"

王阳明弟子王龙溪，著有《调息法》一篇，援引佛家呼吸四相之说，指出调息与数息不同，以及静坐在治学和养生中的意义。"欲习静坐，以调息为入门。使心有所寄，神气相守，亦权法也。调息与数息不同，数为有意，调为无意，委心虚无，不沉不乱。息调则心定，心定则息愈调。真息往来，呼吸之机，自能夺天地之造化。心息相依，是谓息息归根，命之蒂也。一念微明，常惺常寂，范围三教之宗，吾儒谓之燕息，佛氏谓之反息，老氏谓之踵息，造化阖辟之元机也。以此征学，亦以此卫生，了此便是彻上彻下之道"。

明儒吕坤的修身养生之道

【原文】

谈　道

中道者，圣人之权衡度量也。

中者，太过不及之君也。

"喜怒哀乐之未发谓之中"。自有《中庸》来，无人看破此一语。此吾道与佛、老异处，最不可忽。

中之一字，是无天于上，无地于下，无东南西北于四方。

此是南面独尊道中的天子，仁、义、礼、智、信都是东西侍立，百行万善都是北面受成者也。

中之一字，不但道理当然，虽气数离了中亦成不得寒暑，灾祥失中则万物殃，饮食起居失中则一身病。故四时各顺其序，五脏各得其职，此之谓中。差分毫便有分毫验应，是以圣人执中以立天地万物之极。

修　身

四十以前养得定，则老而愈坚；养不定，则老而愈坏。百年实难，是以君子进德修业贵及时也。

进道入德，莫要于有恒。有恒则不必欲速，不必助长，优优渐渐自到神圣地位。

心要常操，身要常劳。心愈操愈精明，身愈劳愈强健，但自不可过耳。

未适可，必止可；既适可，不过可，务求适可而止。此吾人日用持循，须臾粗心不得。

伦　理

饮食起居，动静语默，择其中正者守而勿失，是曰身常。得其常则治，失去常则乱。未有苟且冥行而不取败者也。

养　生

今之养生者，饵药、服气、避险、辞难、慎时、寡欲，诚要法也。嵇康善养生，而其死也却在所虑之外。乃知养德尤养生第一要也……五闭，养德养生之道也。或问之曰："视、听、言、动、思将不启与？"曰："常闭而时启之，不驰于事可矣。"

气有为而无知，神有知而无为，精者，无知无为，而有知有为之母也。精，天一也，属水，水生气；气，纯阳也，属火，火生神；神太虚也，属无，而丽于有。精盛则气盛，精衰则气衰。故甑涸而不蒸。气存则神存，气亡则神亡，故烛尽而火灭。

"以寡欲为四物，以食淡为二陈，以清心省事为四君子。无价之药，无名之医，取诸身而已。"

性　命

性分不可使亏欠，故其取数也常多，曰穷理，曰尽性，曰达天，曰入神，曰致广大，极高明。情欲不可使赢馀，故其取数也常少，曰谨言，曰慎行，曰约己，曰清心，曰节饮食、寡嗜欲。

——《呻吟语》

【旁征】

"执中"是我国古代的重要哲学思想与方法论，它是尧舜善政的至理菁华，语出《尚书·大禹谟》，其曰："人阙心惟危，道心惟微，惟精惟一，允执阙中。"嗣后，先秦儒家奉此为之玉律而倡立中庸，治国、齐家、修身莫不宗之为其法则。吕氏乃明代儒家，不但承袭了先儒的基本思想并于载述中还不同程度地引伸与发挥其说。他曾对"执中"要意阐释曰"中道者，圣人之权衡度量也"，"太过不及之君也"（《谈道》）。且着重指出"执中"是儒与佛、老之道的区别点，他说"喜怒哀乐之未发，谓之中。自《中庸》来，无人看破此一语，此吾道与佛、老异处，最不可忽"。在执中之体现和应用上，吕氏认为宇宙万事万物皆当顺应中道、执中而行方能有条不紊的生存与发展。否则，若于此违悖，其结果迥然大别。其曰："中之一字，不但道理当然，虽气数离了中亦成不得寒暑，灾祥失中则万物殃，饮食起居失中则一身病。故四时各顺其序，五脏各得其职，此之谓中。差分毫便有分毫验应，是以圣人执中以立天地万物之极"（《谈道》）。又曰："饮食起居、动静语默，择其中正者守而易失，是曰身常。得其常则治，失去常则乱。未有苟且冥行而不取败者也"（《伦理》）。因之提出养生固然涉及诸多方面，而于摄养过程中其关键是谨守节度，以中正、和谐为要着，避忌其不过与不及的"纵"和"绝"之两端。正如其论："五闭，养德养生之道也。或问之曰'视、听、言、动、思将不启与？'曰'常闭而时启之，不驰于事可也'"（《养生》）。那么，何以谓达"中"呢？吕氏对此明言道："或曰中之道，尧舜传心，必有至玄至妙之理。余叹曰'只就我两人眼前说，这饮酒不限量，不至过醉，这就是饮酒之中……一事得中就是一事的尧舜，推之万事皆然"（《谈道》）。观其所言"情欲不可使赢馀，故取其数常少，曰谨言，曰慎行，曰约己，曰清心，曰节饮食，寡嗜欲"的养生保健措施之论述，"执中"之意便蕴含其中了。以上已见吕氏对执中思想的充分继承、发挥及在养生中的注重程度。

吕坤在继承儒家修身养性思想、融汇医学相关理论并参以己见而作的养生延年方面的观点及方法是深具哲理且饱含合理内核的。他的养生观点和方法同中医养生学的有关论述及现代抗老防衰延龄的相关研究是颇相吻合的，所以发掘其精义并借鉴于日常生活中有其一定重要意义。从中说明儒、医理论在其产生、发展、臻备过程中的彼此渗透作用以及儒医相通的基本道理；更说明在我国古代汗牛充栋的经、史、文、哲等典籍里尚蕴藏着极为丰富而对人类大有裨益的理论精华，期待后人予以发掘、整理并合理汲取，使之闪现其应有的灿烂的思想光辉。

邓占明. 吕坤养生思想浅探. 中医药学报，1992（1）：12～15.

【述评】

吕坤，字叔简，自号抱独居士，著名哲学家，万历年进士，曾官至山西巡抚及刑部左、右侍郎。时正值明王朝由盛转衰、日渐没落，吕坤饱经身世忧患，集毕生心血撰成富含人生哲理的佳作，自序云"生而昏弱善病，病时呻吟……一病数经，竟不能惩"，故名《呻吟语》。《养生》《修身》《伦理》《谈道》等篇对修身养性、益寿延年的阐述理论精辟，方法可行，可借鉴于今人。

万全的"养生四要"

【原文】

养生之法有四，曰寡欲，曰慎动，曰法时，曰却疾。夫寡欲者，谓坚忍其性也；慎动者，谓保定其气也；法时者，谓和于阴阳也；却疾者，谓慎于医药也。坚忍其性，则不坏其根矣；保定其气，则不疲其枝矣；和于阴阳，则不犯其邪矣；慎于医药，则不遇其毒矣。养生之要，何以加于此哉！

寡 欲

夫食、色，性也。故饮食、男女，人之大欲存焉。口腹之养，躯命所关；不孝有三，无后为大。此屋庐子之无解于任人之难也。设如方士之说，必绝谷，必休妻，而后可以长生，则枵腹之瘠，救死不赡，使天下之人坠厥宗者，非不近人情之惑与。

人能知七损八益，则形与神俱，而尽终其天年，不知此者，早衰之道也。何谓七损八益？盖七指女子之数也，其血宜泄而不宜满；八者男子之数也，其精宜满而不宜泄。故治女子者，当耗其气以调其血，不损之则经闭而成病矣；治男子者，当补其气以固其精，不益之则精涸而成病矣。古人立法，一损之，一益之，致之于中，使气血和平也。

慎 动

《易》曰：吉凶悔吝生乎动。动以礼则吉，动不以礼则凶。君子修之吉，小人悖之凶。悔者吉之萌，吝者凶之兆。君子修之，吉也；小人悖之，凶也。

周子曰：君子慎动。养生者正要在此体认，未动前是什么气象，到动时气象比未动时何如？若只一样子，便是天理；若比前气象少有差讹，便是人欲。须从此处慎将去却，把那好生恶死的念头，莫要一时放空才好。

慎动者，吾儒谓之至敬，老氏谓之抱一，佛氏谓之观自在，总是慎独工夫。独者，人所不知，而已所独知之处也。方其静也，即喜怒哀乐未发时，所谓中也，与天地合其德，与日月合其明，与四时合其序，与鬼神合其吉凶。君子于此，戒慎乎其所不睹，恐惧乎其所不闻，不可离于须臾之顷，而违天地、日月、四时、鬼神也。及其动也，正是莫见莫显之时，如喜怒哀乐发闻中节，这便是和。和者，与中无所乖戾之谓也。略有不和，便是不中，其违于天地、日月、四时、鬼神远矣。到此地位，工夫尤难，君子所以尤加戒谨于独也。故曰君子而时中。

广成子曰：必清必静，毋劳尔形，毋摇尔精，乃可长生。庄子曰：夫失性有五：一曰五色乱目，使目不明；二曰五声乱耳，使耳不聪；三曰五臭熏鼻，困惉中颡；四曰五味浊口，使口厉爽；五曰趣心滑心，使心飞扬。此五者皆性之害也。

人之性常静，动处是情。人之性未有不善，乃若其情，则有不善矣。心纯性情，吾儒存心养性，老氏修心炼性，佛氏明心见性，正养此心，使之常清常静，常为性情之主。

法 时

凡天地之气，顺则和，竞则逆，故能致灾咎也。所以古先哲王，立四时调神之道，春则夜卧早起，广步于庭，披发缓形，以顺其发生之气，逆则伤脾矣。夏则夜卧早起，无厌于日，使气得泄，以顺其蕃秀之气，逆则伤心矣。秋则早起，与鸡俱兴，收敛神气，以顺其容平之气，逆则伤肺矣。冬则早卧晏起，必待日光，无泄皮肤，以顺其闭藏之气，逆则伤肾矣。

阴阳和则气平，偏胜则乖，乖便不和。故春夏养阳也，济之以阴，使阳气不至于偏胜也；秋冬养阴也，济之以阳，使阴气不至于偏胜也。尝观孔子，当暑，袗絺绤，必表而出之，冬则狐貉之厚以居。公都子曰：冬日则饮汤，夏日则饮水。其法天时可见矣。

《月令》：春食麦与羊，夏食菽与鸡，秋食麻与犬，冬食黍与牛者，以四时之食，各有所宜也。又春木旺，以膳膏香助胃；夏火旺，以膳膏腥助肺；秋金旺，以膳膏臊助肝；冬水旺，以膳膏膻助心。此所谓因其不胜而助之也。

自上古神圣，继天立极，裁成辅相，以赞天地之化育，以左右民者，其见于经，在《易》之复，先王以至日闭关，商旅不行，安静以养其阳，使之深潜周密而无所泄也。在《诗》之七月，二之日凿冰冲冲，三之日纳于凌阴，四之日其蚤献羔祭韭，谓藏冰发冰以节阳气之盛，使厉气不降，民不夭折也。在《礼·月令》，冬至则君子斋戒，处必掩身，其身欲宁，去声色，禁嗜欲，安形性，事欲静，以待阴阳之所定。在夏至，君子斋戒，处必掩身，毋扰躁，止声色，毋或进，薄滋味，毋致和，节其嗜欲，定心气，圣人之忧民如此。故逆天违时者不祥，纵欲败度者有殃。

却　疾

吾闻上工治未病，中工治将病，下工治已病。治未病者十全八九，治将病者十全二三，治已病者十不救一也。

善治者治皮毛，不善治者治骨髓。盖病在皮毛，其邪浅，正气未伤，可攻可刺；病至骨髓，则邪已入深，正气将惫，针药无所施其巧矣。噫！勾萌不折，至用斧柯，涓涓不绝，流为江河，是谁之咎欤？

邵子曰：与其病后方服药，孰若病前能自防。即圣人不治已病而治未病之谓也。夫病已成而后药之，乱已成而后治之，譬犹渴而穿井，斗而铸兵，不亦晚乎？

今人有病，不即求医，隐忍冀瘥，至于病深，犹且自讳，不以告人，诚所谓安其危利其疢也。一旦病亟，然后求医，使医者亦难以施其治。诗云：既输尔载，将伯助予，其斯之谓乎？

善养生者，当知五失：不知保身，一失也；病不早治，二失也；治不择医，三失也；喜用峻药，四失也；信巫不信医，五失也。

——《养生四要》

【旁征】

所谓法时养生，即指顺应天时，保护正气，预防疾病。中医学认为，人体与自然环境有密切关系，人类生活在自然界中，自然界的变化可以直接或间接地影响人体，机体则会随着自然界的变化相应地产生反应。万全强调人与天地相应，不应是消极的、被动的，而应积极主动地去适应自然，以维持机体的正常生命活动，提高健康水平，减少疾病。万全甚为推崇《素问·四气调神大论》，在深入研究的同时，大加阐发和补充，从而形成了他法时养生的系统理论，为中医传统的养生学充实了新的内容。

一、顺应四时，调摄阴阳

《素问·四气调神大论》以养生必须顺四时而适寒暑为主导思想，提出了"春夏养阳、秋冬养阴"的四时养生的重要原则，后世注家对此诸多阐释，万全则兼采众长，从起居、饮食等方面提出了许多具体的保养措施。

起居方面，万全认为四时阴阳之气，生长收藏，化育万物，为万物之根本，人如果能顺从四时阴阳变化，就能同自然界其他生物一样，生化不息，反之则会产生疾病。他提出："凡天地之气，顺则和，竞则逆，故能致灾咎也。"他主张人的起居规律应随季节的不同而有所变更，以与自然界阴阳之气的消长保持协调统一。具体地说：春三月，天地生长之气已发动，万物因之欣欣向荣，人宜"夜卧早起，广步于庭，披发缓形，以顺其发陈之气"，此乃春养生气之法。夏三月，万物茂盛，生机盎然，人宜"夜卧早起，无厌于日，使气得泄，以顺其蕃秀之气"，此为夏养长气之法。秋三月，阴气已上，阳气收敛，万物开始萧条，人宜"早卧早起，与鸡俱兴，收敛神气，以顺其容平之气"，此为秋养收气之法。冬三月，阳气已伏，万物潜藏，人宜"早卧晚起，必待日光，无泄皮肤，以顺其闭藏之气"，此为冬养藏气之法。

春温夏热、秋凉冬寒虽属四时正常之气，但如起居不慎，皆能伤人致病，所以万全嘱咐人们在季节交替之时尤宜及时加减衣物。他说："春虽温多风，棉衣不可太薄，秋虽凉而寒将至，衣褐宜早渐加也。"同时人类适应自然环境的能力是有限度的，如遇气候剧变或反常时，超过了人体调节机能的一定限度，就会致病，对此类贼风苛毒，万全强调应避之有时，不可掉以轻心。他提出"如春应温而反寒，夏应热而反凉，秋应凉而反热，冬应寒而反温，此天地杀气，非正令也。尤宜慎之，以免温疫之病"，"凡大寒大热，大风大雾，皆宜避之，不可恃其强健而不畏也"。

在饮食调养方面，万全始终贯穿阴阳相济相制的对立统一观点，提出"春食凉，夏食寒，春夏养阳，济之以阴，使阳气不至于偏胜。秋食温，冬食热，秋冬养阴，济之以阳，使阴气不至于偏胜"的原则，并根据食物作用于人体的升降特性，例举了四时所宜的膳食，如"春食麦与羊，夏食菽与鸡，秋食麻与犬，冬食黍与彘"。此外，他尤重视饮食有节，认为无论寒热之品，都不宜多，应以不伤脾胃为准则，夏月宜食寒，冬月宜食热，殊不知太热则伤胃，太寒则伤脾。夏月伏阴在内，如瓜、桃、冰之类，不可多食，冬月伏阳在内，如辛燥炙煿之物，不可多食"。总之以"热无灼灼，寒无沧沧"为度。

综上所述，万全对"春夏养阳，秋冬养阴"的理解，包括"养"与"制"两个方而，其目的都是为了顺应天时，调摄阴阳，使人体"阴阳和则气平"保持人体阴平阳秘，精神乃治的健康状况。

二、保精宁神，因时而异

根据四时阴阳之气生长化收藏的不同特点，采用各种娱乐方式陶冶情志，调和阴阳这是万全独具匠心的养生方法。他提出："春夏教以礼乐，秋冬教以诗书，亦春夏养阳，秋冬养阴之法也。"因春生夏长乃阳气发泄之时，教以欢快跳跃，鼓舞阳气的礼乐，用歌咏以养其性情，舞蹈以养其血脉，顺应春夏阳气升发之势，故也是养阳之道。而秋收冬藏乃阳气收敛之时，教以安神宁志的诗书，优游以求之，涵咏以体之，使阳气内敛而勿外泄，顺应秋冬阳气敛藏之势，故为养阴之道。万全以这些方式告诫人们保精宁神，强壮正气，抵御外邪。

濮正琪. 万全论"法时"养生. 江西中医药，1997，28（6）：3.

【述评】

万全，明代著名的医家和养生学家，三代业医，医名卓著。万全继承家学，精研《素问》《灵枢》之术，融各家之法，撰成《养生四要》，理论上颇有建树。万氏以寡欲、慎动、法时、却疾为纲，系统论述了养生之道。"寡欲"，节制欲望，绝非不近人之情与惑；"慎动"，意指人体各器官的运动要和谐中节，务使过极，而绝非静止不动之意；"法时"，发挥先贤四时摄养之论，倡导顺应天时，因人而异采取适合自己的陶冶情志的娱乐活动；"却疾"强调养生重在调养，药物不可滥用，既不废医药，又重视未病先防，是对《黄帝内经》"治未病"的思想的发挥与补充。另外，万全对调息亦有精辟的论述，从理论上阐明了呼吸之于生命、

◎ 第四卷 明清篇

养生的意义，对于气功练习颇有裨益。

修己正心，养正如待小人

【原文】

正乃谓之真气，良由国之鲠臣，驱邪如逐寇盗，必殛攻而尽剿。养正如待小人，在修己而正心。

——《古今医鉴》

【旁征】

人生以气为本，以息为元，以心为根，以肾为蒂。天地相去八万四千里，人心肾相去八寸四分。此肾是内肾，脐下一寸三分是也。中有一脉，以通元息之浮沉。息总百脉，一呼则百脉皆开，一吸则百脉皆合。天地化工流行，亦不出呼吸二字。人呼吸常在心肾之间，则血气自顺，元气自固，七情不炽，百骸之病自消矣。

每日子、午、卯、酉时，于静室中，厚褥铺于榻上，盘脚跌坐，瞑目不视，以绵塞耳，心绝念虑，以意随呼吸一往一来，上下于心肾之间，勿急勿徐，任其自然，坐一炷香后，觉得口鼻之气不粗，渐渐和柔；又一炷香后，觉得口鼻之气，似无出入；然后缓缓伸足开目，去耳塞，下榻行数步；偃卧塌上，少睡片时；起来，啜粥半碗，不可作劳恼怒，以损静功。每日依法行之，两月之后，自见功效。

——《寿世保元·补益》

【述评】

龚信、龚廷贤父子二人曾任职于太医院，对养生均有研究。龚信指出"养正如待小人，在修己而正心"，显然与"静坐收心"法是一脉相承的。龚廷贤撰有《寿世保元》10卷。该书《补益门》设"呼吸静功妙诀"，包括静功理论和方法。龚氏所述静功之理堪称精辟，所论丹田呼吸法的练功程序和要领简明易行，并配合了食疗护理，是其创建。年老体弱及病后恢复期患者均可参考应用。

胎息养生论

【原文】

胎息养生

胎从伏气中结，气从有胎中息。

太虚氤氲，一气孔神，伏始结胎，胎结乃息。胎初如花，脐如蒂，蒂带连胞。母呼亦呼，母吸亦吸。呼吸为息。静极纯阳，日长弥月，形全诞生。此原始以示人，欲专气致柔如婴儿也。

气入身来为之生，神去离形为之死。

形，身也。神气之灵觉，形之主也。气成形，形神不离，即气入身来。神往形固，长生也；神去则气散，形败，乃死。故曰生之根，死者生之根。

知神气可以长生，固守虚无以养神气。

神气一也。从虚无中来，浑润而无增减，故曰谷神不死。人能无视无听，不识不知，即固守以养；若认实有而迷，自促其生也。

神行则气行，神住则气住。

神即志也。气体之充也；志，气之帅也。气随神，神帅气，气行住由神，神气宜交养也。

若欲长生，神气相注。

谷神不死，是谓元牝，乃先天祖气中虚也。元牝又名气冗，闭目反观，凝神入之，则神气相注，守中也，可以长生。

心不动念，无去无来，不出不入，自然常住。心，神之舍也。动念则去来出入，不能常住矣。胎中婴儿，神住气住，无念，亦无去来出入，今能专气抱神，如婴儿然，则一团纯阳，返老还童，长生也。即固守虚无以养神气，故曰委志归虚无，无念以为常。

勤而行之，是真道路。

此总结勉常行也。老子曰："用之不勤，不助也。"此曰勤，不忘也。即绵绵若存也。曰真非假，是正路，非旁门也。

三十六咽，一咽为先。吐唯细细，纳唯绵绵。坐卧亦尔，行立坦然。戒于喧杂，忌以腥膻。假名胎息，实曰内丹。非只治病，决定延年。久久行之，名列上仙。

此胎息铭也。调气咽津，以补中宫元气。每时三咽，子时咽之尤养生。

——《胎息经疏》

任息定息

息者，魂魄之交也。息属而魂魄合，息绝而魂魄解。老子所谓谷神是已。众人任息，真人定息。任息者，听其绝续为生死；定息者，能养其出入而操绝续之权，使魂强而魄弱，心胜而气微也。故老子曰："绵绵若存，用之不勤。"绵绵若存者，出入至微，有息无息之间也。可以延年，可以脱生。若众人呼吸，齁齁有声，所谓勤用之也。勤则精神易耗，不能延生；绝续方密，亦不能脱生。此定与不定之分也。

凡人寿终者，气尽而息自绝也。缢死者，气未尽而息强绝也。病死者，气虽未尽，而气之灌输传注者坏，故其息不属而绝也。譬之烛然，膏尽者火灭，风扑者火亦灭。膏不尽、风不扑，而为物侵啮，中断不属，则火亦因而灭矣。故息者，人身之机也，以此而生，以此而死。故曰万物皆出乎机而入乎机。

息深精充

人之生，气之聚耳。而气之出入在嘘吸。少壮之时，吸长嘘短，故气日旺而形充；衰老之时，嘘长吸短，故气日耗而形敝。

人之精气藏于肾，犹井水之下伏于九泉也。井水之下而能上者恃绠，精气之下而能上者恃息。息者，人身之绠也。绠长则瓶能至水而功上行，绠短则汲不及罋而功败。息深者彻涌泉而贯泥垣，精常周于一体；息浅者半道而止，精不充于形而疾病生焉。庄子曰："真人者，其息深深。"又曰："真人之息以踵，众人之息以喉。"以踵者，息气下达于踵也；以喉者，出入至喉而止矣。

——《叔苴子·内篇》

有物浑成，先天地生，强名曰道；无迹象之可泥，岂形质之能儿。白玉蟾所以有"四大一身皆属阴，不知何物是阳精"之说也。返本还元，湛然常寂，名之曰道。积精全神，益寿强命，名之曰术。《文始经》云："忘精神而超生，见精神而久生"是也。亡精神者，虚极静笃，精自然化气，气自然化神，神自然还虚也。见精神者，虚静以为本，火符以为用，炼精成气，炼气成神，炼神还虚也。嗟吾人处不停之运，操必化之躯，生寄死归，谁其获免？贪求者忘殆，自弃者失时，即有一二盲修瞎炼，皆以身内为工夫。独不闻《胎息经》云：胎从伏气中结，气从有胎中息，气入身来谓之生，神去离形谓之死。知神气者，可以长生。气有先天后天之别：后天者，呼吸往来之气也；先天者，无形无象，生天生地，生人生物者也。康节云："乾遇巽时观月窟，地逢雷处见天根，天根月窟闲来往，三十六宫都是春。"真即醉于先天之说也。惜乎下手无诀。讹传错教，妄以两目为月窟，阳事为天根，令人捧腹。若得诀行持，不过一时辰许，先天祖气，忽然来归，鼻管如迎风之状，不假呼吸施为，不事闭气数息。特须一言抉破，可以万古长存。若非福分深长，鲜不闻而起谤，甚有俗医笑甚迂妄，不知医道通仙，自古记之。亦在乎人而已矣。

——《内经知要·卷二》

【述评】

胎息指炼气时不以鼻口呼吸，如胎儿在胞胎之中，故此而名胎息。它是行气的较高境界，当身心寂静，气定神闲，达到所谓的"炼精化气"境界。先民对自然界中的某些长寿动物留意观察其在断食蛰眠状态下的呼吸运动，认为这是其长寿的根本原因，从而模仿长寿动物的呼吸运动形成了仿生吐纳术。对于长寿类动物的这些探索，今天看来虽然较为粗略，然而它无论对于当时行气、食气法的确立，还是对于后世仿生气功的发展，都提供了重要的理论依据。《道德经》第6章说："谷神不死，是谓玄牝。玄牝之门，是谓天地根。绵绵若存，用之不勤。"近人蒋锡昌指出此言胎息导引之法。《庄子·大宗师》亦记载真人行"踵息"之术，后人一般认为"踵息"是一种细密绵长的呼吸状态，类似于后世的"胎息"之术。《难经》则从医学角度详尽地阐述了人体呼吸的生理机制，如《难

◎ 第四卷 明清篇

经·四难》："呼出心与肺，吸入肾与肝，呼吸之间，脾受谷味也。"认为呼吸的主宰在于"肾间动气"，实际上是后来"丹田"以至"胎息"的理论奠基。

上古时代已经出现的呼吸吐纳之术，包括呼吸精气、食气等，以天地万物一体同根，人秉天命而生，人之生机依赖于天地气机的升降辟阖为其理论依据，这是有关呼吸吐纳之术对于人之生命意义的最早体察。晋代葛洪在阐述吐纳服气之术时，独重胎息之法："其大要者，胎息而已。得胎息者，能不以鼻口嘘吸，如在胞胎之中，则道成矣。"隋代巢元方所撰的《诸病源候论》记载的导引治病法，多半兼行此种闭气胎息之术。后世"六字气诀"盛行，即为胎息术之延伸。明清之际中医学命门理论逐步形成，从而胎息之论又引起医家、养生者的关注，理论逐步丰富完善，形成较为成熟的胎息学说。胎息之术作为呼吸吐纳气功的一种，其所蕴含的科学内容应进一步挖掘，发挥其健身强体的社会功用。

袁了凡"摄生"论

【原文】

聚　精

元精在体，犹木之有脂，神依之如鱼得水，气依之如雾覆渊。方为婴孩也，未知牝牡[1]之合而峻作，精之至也。纯纯全全，合于大方；溟溟清清，合于无沦。十六而真精满，五脏充实，始能生子。然自此精既泄之后，则真体已亏，元形已凿，惟借饮食滋生精血，不知持满，不能保啬，所生有限，所耗无穷，未至中年，五衰尽见，百脉俱枯矣。是以养生者务实其精。

养　气

人在气中，如鱼在水中，气以养人之形而人不知，水以养鱼之形而鱼不觉。气欲柔不欲强，欲顺不欲逆，欲定不欲乱，欲聚不欲散。故道家最忌嗔[2]。嗔心一发，则气强而不柔，逆而不顾，乱而不定，散而不聚矣。若强闭之，则令人发咳，故道者须如光风霁月，景星庆云，无一毫乘戾之气，而后可行功。又食生菜肥鲜之物，亦令人气强难斗；食非时动气之物，亦令人气逆。又多思多乱，多言气散。皆当深戒。

养气者，行欲徐而稳，立欲定而恭，坐欲端而直，声欲低而和，种种施为，须端祥闲泰。当于动中习存，应中习定，使此身常在太和元气中。

存　神

聚精在于养气，养气在于存神，神之于气，犹母之于子也。故神凝则气聚，神散则气消。若宝惜精气而不知存神，是茹其华而忘其根矣。然神岂有形象之可求哉？

——《摄生三要》

【注释】

[1] 牝牡：阴阳。泛指与阴阳有关之事物，如男女、雌雄。

[2] 嗔：怒生气。

【述评】

袁黄，字坤仪，号了凡，万历年进士，博涉各科，以养生为最，著作有《摄生三要》《静坐要诀》等。其中《摄生三要》3卷，以聚精、养气、存神为摄生的三大纲要，并以此分卷论述，较为系统地总结了精、气、神三方面的理论及其功法。指出聚精的要点有五，即寡欲、节劳、息怒、戒酒、慎味。养气起自调息，息调而胎息成，则可延年长寿。而聚精在于养气，养气在于存神。"检尽万卷丹经，总不出此玄机，摄生之要，尽在此矣"已成为道家经典之论。《静坐要诀》以天台遗旨为核心，全面继承和总结了天台宗禅定的修习方法。《静坐要诀》是一部静坐专著，它对近代静坐法的兴盛起了重要作用，其关于调息、身、心的认识值得当代气功学借鉴。

陈眉公论清修

【原文】

学道之士，须识吾之一身，从太虚中而来。既从太虚中而来，则此身初亦无有，岂应执著之以为己物。故此身之灵明，主人必使不著于有，不著于无，一如太虚之无物以扰之。然后本体之心方得清静合虚，灵觉常圆，而一切繁华，一切系累，不能夺矣。繁华系累不能夺，则俗心日退，真心日进。退得一分俗心，自能进得一分真心，《孟子》所谓养心莫善于寡欲者是也。心自太虚，则身还太虚。所谓仙，所谓佛，何俟多谈！

过佘山，遇顾豫斋与语。豫斋好静修，筑馆佘山，弥岁不归。谈内养一诀，止是专气致柔如婴儿，作不生计，则长生可冀。若分别尔汝高下，有敬慢有爱憎，皆是有生后事，非未生前工夫也。此言真得修养之奥。

——《养生肤语》

【述评】

陈继儒，明文学家、书画家。居于小昆山，以隐士自居，而又常周旋于高官达贵，遭人诟病。擅于养生，有《养生肤语》传于后世。陈氏以语录形式记述了许多养生理论、心得等。对于内视、闭气、坐功等内养类气功的练习，陈氏认为须得真传才能修习，切不可知之未确，便盲修瞎练。

李渔闲论颐养

【原文】

行 乐

伤哉！造物生人一场，为时不满百岁。彼夭折之辈无论矣，姑就永年者道之，即使三万六千日尽是追欢取乐时，亦非无限光阴，终有报罢之日。况此百年以内，有无数忧愁困苦、疾病颠连、名缰利锁、惊风骇浪，阻人燕游，使徒有百岁之虚名，并无一岁二岁享生人应有之福之实际乎！又况此百年以内，日日死亡相告，谓先我而生者死矣，后我而生者亦死矣，与我同庚比算、互称弟兄者又死矣。噫，死是何物，而可知凶不讳，日令不能无死者惊见于目，而怛[1]闻于耳乎！是千古不仁，未有甚于造物者矣。虽然，殆有说焉。不仁者，仁之至也。知我不能无死，而日以死亡相告，是恐我也。恐我者，欲使及时为乐，当视此辈为前车也。康对山构一园亭，其地在北邙山麓，所见无非丘陇。客讯之曰："日对此景，令人何以为乐？"对山曰："日对此景，乃令人不敢不乐。"达[2]哉斯言！予尝以铭座右。兹论养生之法，而以行乐先之；劝人行乐，而以死亡怵之，即祖是意。欲体天地至仁之心，不能不蹈造物不仁之迹。

止　忧

忧可忘乎？不可忘乎？曰：可忘者非忧，忧实不可忘也。然则忧之未忘，其何能乐？曰：忧不可忘而可止，止即所以忘之也。如人忧贫而劝之使忘，彼非不欲忘也，啼饥号寒者迫于内，课赋索逋[3]者攻于外，忧能忘乎？欲使贫者忘忧，必先使饥者忘啼，寒者忘号，征且索者忘其逋赋而后可，此必不得之数也。若是，则"忘忧"二字，徒虚语耳。犹慰下第[4]者以来科必发，慰老而无嗣者以日后必生，迨其不发不生，亦止听之而已，能归咎慰我者而责之使偿乎？语云："临渊羡鱼，不如退而结网。"慰人忧贫者，必当授以生财之法；慰人下第者，必先予以必售之方；慰人老而无嗣者，当令蓄姬买妾，止妒息争，以为多男从出之地。若是，则为有裨之言，不负一番劝谕。止忧之法，亦若是也。忧之途径虽繁，总不出可备、难防之二种，姑为汗竹，以代树萱。

调饮啜

《食物本草》一书，养生家必需之物。然翻阅一过，即当置之。若留匕箸之旁，日备考核，宜食之物则食之，否则相戒勿用，吾恐所好非所食，所食非所好，曾皙睹羊枣而不得咽，曹刿鄙肉食而偏与谋，则饮食之事亦太苦矣。尝有性不宜食而口偏嗜之，因惑《本草》之言，遂以疑虑致疾者。弓蛇之为祟，岂仅在形似之间哉！食色，性也，欲借饮食养

337

生，则以不离乎性者近是。

节 色 欲

行乐之地，首数房中。而世人不善处之，往往启妒酿争，翻为祸人之具。即有善御者，又未免溺之过度，因以伤身，精耗血枯，命随之绝。是善处不善处，其为无益于人者一也。至于养生之家，又有近姹远色之二种，各持一见，水火其词。噫，天既生男，何复生女，使人远之不得，近之不得，功罪难予，竟作千古不决之疑案哉！予请为息争止谤，立一公评，则谓阴阳之不可相无，忧天地之不可使半也。天苟去地，非止无地，亦并无天。江河湖海之不存，则日月奚自而藏？雨露凭何而泄？人但知藏日月者地也，不知生日月者亦地也；人但知泄雨露者地也，不知生雨露者亦地也。地能藏天之精，泄天之液，而不为天之害，反为天之助者，其故何居？则以天能用地，而不为地所用耳。天使地晦，则地不敢不晦；迫欲其明，则又不敢不明。水藏于地，而不假天之风，则波涛无据而起；土附于地，而不逢天之候，则草木何自而生？是天也者，用地之物也；犹男为一家之主，司出纳吐茹之权者也。地也者，听天之物也；犹女备一人之用，执饮食寝处之劳者也。果若是，则房中之乐，何可一日无之？但顾其人之能用与否。我能用彼，则利莫大焉。参苓芪术皆死药也，以死药疗生人，犹以枯木接活树，求其气脉之贯，未易得也。黄婆姹女皆活药也，以活药治活人，犹以雌鸡抱雄卵，冀其血脉之通，不更易乎？凡借女色养身而反受其害者，皆是男为女用，反地为天者耳。倒持干戈，授人以柄，是被戮之人之过，与杀人者何尤？

人问：执子之见，则老氏"不见可欲，使心不乱"之说，不几谬乎？予曰：正从此说参来，但为下一转语：不见可欲，使心不乱；常见可欲，亦能使心不乱。何也？人能摒绝嗜欲，使声色货利不至于前，则诱我者不至，我自不为人诱。苟非入山逃俗，能若是乎？使终日不见可欲而遇之一旦，其心之乱也，十倍于常见可欲之人。不如日在可欲之中，与若辈习处，则是"司空见惯浑闲事"矣。心之不乱，不大异于不见可欲而忽见可欲之人哉？老子之学，避世无为之学也；笠翁之学，家居有事之学也。二说并存，则游于方之内外，无适不可。

却　病

病之起也有因，病之伏也有在，绝其因而破其在，只在一字之和。俗云："家不和，被邻欺。"病有病魔，魔非善物，犹之穿窬之盗[5]，起讼构难之人也。我之家室有备，怨谤不生，则彼无所施其狡猾。一有可乘之隙，则环肆奸欺而祟我矣。然物必先朽而后虫生之，苟能固其根本，荣其枝叶，虫虽多，其奈树何？人身所当和者，有气血、脏腑、脾胃、筋骨之种种，使必逐节调和，则头绪纷然，顾此失彼，穷终日之力，不能防一隙之疏。防病而病生，反为病魔窃笑耳。有务本之法，止在善和其心，心和则百体皆和。即有不和，心能居重驭轻，运筹帷幄，而治之以法矣。否则内之不宁，外将奚恃？然而和心之法，则难言之。哀不至伤，乐不至淫，怒不至于欲触，忧不至于欲绝。"略带三分拙，兼存一线痴；微聋与暂哑，均是寿身资。"此和心诀也。三复斯言，病其可却。

疗　病

"病不服药，如得中医"。此八字金丹，救出世间几许危命！进此说于初得病时，未有不怪其迂者；必俟刀圭药石无所不投，人力既穷，而沉疴如故，不得已而从事斯语，是可谓天人交迫，而使就"中医"者也。乃不攻不疗，反致霍然，始信八字金丹，信乎非谬。以予论之，天地之间，只有贪生怕死之人，并无起死回生之药。"药医不死病，佛度有缘人"。旨哉斯言！不得以谚语目之矣。然病之不能废医，犹旱之不能废祷。明知雨泽在天，匪求能致，然岂有晏然坐视，听禾苗稼穑之焦枯者乎？自尽其心而已矣。予善病一生，老而勿药。百草尽经尝试，几作神农后身，然于大黄解结之外，未见有呼应极灵，若此物之随试随验者也。

生平著书立言，无一不由杜撰，其于疗病之法亦然。每患一症，辄自考其致此之由，得其所由，然后治之以方，疗之以药。所谓方者，非方书所载之方，乃触景生情，就事论事之方也；所谓药者，非《本草》必载之药，乃随心所喜，信手拈来之药也。明知无本之言不可训世，然不妨姑妄言之，以备世人之妄听。凡阅是编者，理有可信则存之，事有可疑则阙之。不以文害辞，不以辞害志，是所望于读笠翁之书者。药笼应有之物，备载方书；凡天地间一切所有，如草木金石，昆虫鱼鸟，以及

◎ 第四卷　明清篇

人身之便溺，牛马之溲渤，无一或遗。是可谓两者至备之书，百代不刊之典。今试以《本草》一书高悬国门，谓有能增一疗病之物，及正一药性之讹者，予以千金。吾知轩、岐复出，卢、扁再生，亦惟有屏息而退，莫能觊觎[6]者矣。然使不幸而遇笠翁，则千金必为所攫。何也？药不执方，医无定格。同一病也，同一药也，尽有治彼不效，治此忽效者；彼是则此非，彼非则此是，必居一于此矣。又有病是此病，药非此药，万无可用之理，或被庸医误投，或为臧获谬取，食之不死，反以回生者。迹是而观，则《本草》所载诸药性，不几大谬不然乎？

更有奇于此者，常见有人病入膏肓，危在旦夕，药饵攻之不效，刀圭试之不灵，忽于无心中瞥遇一事，猛见一物，其物并非药饵，其事绝异刀圭，或为喜乐而病消，或为惊慌而疾退。"救得命活，即是良医；医得病痊，便称良药"。由是观之，则此一物与此一事者，即为《本草》所遗，岂得谓之全备乎？虽然，彼所载者，物性之常；我所言者，事理之变。彼之所师者人，人言如是，彼言亦如是，求其不谬则幸矣；我之所师者心，心觉其然，口亦信其然，依傍于世何为乎？究竟予言似创，实非创也，原本于方书之一言："医者，意也。"以意为医，十验八九，但非其人不行。吾愿以拆字[7]射覆[8]者改卜为医，庶几此法可行，而不为一定不移之方书所误耳。

睡

有专言法术之人，遍授养生之诀，欲予北面事之。予讯益寿之功，何物称最？颐生之地，谁处居多？如其不谋而合，则奉为师，不则友之可耳。其人曰："益寿之方，全凭导引；安生之计，惟赖坐功。"予曰："若是，则汝法最苦，惟修苦行者能之。予懒而好动，且事事求乐，未可以语此也。"其人曰："然则汝意云何？试言之，不妨互为印证。"予曰："天地生人以时，动之者半，息之者半，动则旦，而息则暮也。苟劳之以日，而不息之以夜，则旦旦而伐之，其死也，可立而待矣。吾人养生亦以时，扰之以半，静之以半。扰则行起坐立，而静则睡也。如其劳我以经营，而不逸我以寝处，则岌岌[9]乎殆哉！其年也，不堪指屈矣。若是，则养生之诀，当以善睡居先。睡能还精，睡能养气，睡能健脾益胃，睡能坚骨强筋。如其不信，试以无疾之人与有疾之人，合而验之。人本无疾，而劳之以夜，使累夕不得安眠，则眼眶渐落而精气日颓，虽未即病，而病之情形出矣。患疾之人，久而不寐，则病势日增；偶一沉酣，则其醒也，必有油然[10]勃然[11]之势。是睡，非睡也，药也；非疗一疾之药，乃治百病，救万民，无试不验之神药也。兹欲从事导引，并力坐功，势必先遣睡魔，使无倦态而后可。予忍弃生平最效之药，而试未必果验之方哉？"其人艴然[12]而去，以予不足教也。

太饱勿饥，太饥勿饱

饥饱之度，不得过于七分是已。然又岂无饕餮[13]太甚，其腹果然之时？是则失之太饱。其调饥之法，亦复如前，宁丰勿啬。若谓逾时不久，积食难消，以养鹰之法[14]处之，故使饥肠欲绝，则似大熟之后，忽遇奇荒。贫民之饥可耐也，富民之饥不可耐也。疾病之生，多由于此。从来善养生者，必不以身为戏。

欲调饮食，先匀饥饱。大约饥至七分而得食，斯为酌中之度，先时则早，过候则迟。然七分之饥，亦当予以七分之饱，如田畴[15]之水，务与禾苗相称，所需几何，则灌注几何，太多反能伤稼，此平时养生之火候也。有时迫于繁冗，饥过七分而不得食，遂至九分十分者，是谓太饥。其为食也，宁失之少，勿犯于多。多则饥饱相搏而脾气受伤，数月之调和，不敌一朝之紊乱矣。

爱食者多食，怕食者少食

生平爱食之物，即可养生，不必再查《本草》。春秋之时，并无《本草》，孔子性嗜姜，即不撤姜食，性食酱，即不得其酱不食，皆随性之所好，非有考据而然。孔子于姜、酱二物，每食不离，未闻以多致疾。可见性好之物，多食不为祟也。但亦有调剂君臣之法，不可不知。"肉虽多，不使胜食气"。此即调剂君臣之法。肉与食较，则食为君而肉为臣；姜、酱与肉较，则又肉为君而姜、酱为臣矣。虽有好不好之分，然君臣之位不可乱也。他物类是。

凡食一物而凝滞胸膛，不能克化者，即是病根，急宜消导。世间只有瞑眩[16]之药，岂有瞑眩之食乎？喜食之物，必无是患，强半皆所恶也。故性恶之物，即当少食，不食更宜。

——《闲情偶寄》

【注释】

[1] 怛（dá 达）：惊恐。

[2] 达：豁达。此处指心胸宽阔。

[3] 课赋索逋（pū 扑）：指官府摊派的苛捐杂税。逋，欠交、拖欠。

[4] 下第：科举考试落榜。

[5] 穿窬（yú）之盗：钻洞逾墙的盗贼，语出《论语·阳货》。穿，穿壁；窬，通"逾"。

[6] 觊（jì 记）觎（yú 予）：非分的希望或企图。

[7] 拆字：又称"测字"、"破字"、"相字"等，是中国古代一种推测吉凶的方式。

[8] 射覆：一种酒令游戏，类似猜谜。

[9] 岌岌（jí 及）：危险。

[10] 油然：自然而然地。

[11] 勃然：兴奋，兴起的样子。

[12] 艴（bó 勃）：发怒。

[13] 饕（tāo 涛）餮（tiè 贴）：传说中一种贪食的野兽，此处指贪吃过度。

[14] 养鹰之法：鱼鹰吃饱后下水则不捕鱼，渔人故使蒗圈锁其颈，使其空腹下水。意为节食过度。

[15] 田畴：已耕作之田地。

[16] 瞑眩：头晕目眩。孔颖达语"瞑眩者，令人愤闷之意也"。

【述评】

李渔，清代著名文学家，于戏剧、诗词、书法、小说、养生、园林设计等都颇有造诣。《闲情偶寄》是李渔的重要代表作之一，所论包含了戏曲理论、饮食、园艺、养生等内容，在中国传统文化中享有较高声誉。其文字隽永优美，立意清新，叙事平易，言简意赅又回味无穷。李渔论养生，重在颐养。园艺设计、戏剧欣赏、饮食安排、睡眠休息、医药疗疾等皆围绕日常生活的颐养展开，内容丰富，贴近生活，具有较强的可读性。然论睡为治疾良药，有失偏颇。又论饮食，常语爱吃亦不可多吃，怕食亦当少食，而笠翁言饮食随性，喜食之物必是无患，可谓翻饮食新论。须记笠翁之言意在"适合"，饮食亦因人而异。孔子喜姜、酱且认为多食无患，岂人人皆如此？

晚清学者俞曲园论养气

枕上三字诀

养生家之说，余未有闻焉。然尝服膺孟子之言，夫人之所以生者气也。孟子曰：吾善养我浩然之气。此即养生之大旨矣。然所谓养气者，岂必偃仰诎信若彭祖，煦嘘呼吸如乔松哉？孟子言之矣，曰：夫志，气之帅也。故欲养其气，先持其志。何谓志子夏曰：在心为志。然则养气仍在养心而已。孟子曰：养心莫善于寡欲。余早谢荣利，于世味一无所好，似于养心之旨为近。然年来从事铅椠，亦不能无耗心神，臧谷亡羊，其归一也。程子《视箴》曰：心兮本虚，应物无迹。又曰：制之于外，以安其内。夫在内者无形之物，虽欲致养，用力无由；而在外者则耳目鼻口及乎四体，皆有形之物，吾得而制之者也。制其外斯可以养其内，此殆养生之捷径乎？余尝有三字诀，虽不足言养生，然当长宵不寐，行此三字，自入黑甜。是则延年却病固未易言，以为安神闺房之一助庶乎可矣。因名之曰"枕上三字诀"。

一曰塑：

塑者何？使吾身耳目口鼻、四体百骸凝然不动，若泥塑然，斯谓之塑。其法无论或坐或卧，先使通体安适，血气和调，然后严自约束，虽一毫发不许稍动，制外养中无先于此。

二曰锁：

锁者何？锁其口也。凡人之气多从口出，气从口出斯败矣。故必严杜其口，若以锁锁之者然，勿使有杪忽之气从口而出，则其从鼻出者，不待禁绝而自微乎其微矣。

三曰梳：

梳者何？所以通发之具也。一塑二锁皆是制外之法，此则由外而内矣。凡人之气未得所养，猖狂妄行或至阻滞而不通。既塑既锁，乃理吾气，务使顺而弗通；徐徐焉而下至于丹田，又徐徐焉而下至于涌泉穴；自上而下，若以梳梳发者然，故曰梳也。

塑字赞

神明内驰，闲之匪易，官骸外物，吾得而制，
制吾手足，耳目口鼻，勿动勿移，如死如睡。
如彼孙武，为吾立誓：曰尔之身，小小易置，
则有大刑，随之而至，以此制外，倘亦其次。

锁字赞

气从口出，其气必粗，
不扃不镝，丧其元珠，
吾严杜之，若防逃逋，
欸者谁子，来窥吾窬，
窬不可穿，垣不可逾，
欲出不得，归循其途，
金人缄口，意在兹乎，
守气为主，慎言其奴。

梳字赞

养生家言，龙虎铅汞，
厥理难知，吾实懜懜，
闻古真人，其息在踵，
吾惟顺之，勿遏勿壅，
解其羁结，抑其腾踊，
谓一豪粗，谓一羽重，
优而游之，悉就理董，
阳焰下熠，灵液上涌。

——《俞楼杂纂》

【述评】

学者俞曲园，潜心学术，精于经、子、小学，能诗词，海内及日本、

朝鲜等国向其求学者甚众，尊为"朴学大师"。其所撰各书总称《春在堂全书》，近500卷。曲园先生晚年研究养生气功颇有所得，撰"枕上三字诀"，详述功法，并分作《说》《考》《赞》以助练习。"枕上三字诀"实为儒家学者内养之心得，亦堪为今人养生借鉴。

春岩子论养生

孙真人卫生歌

天地之间人为贵，头象天兮足象地。
父母遗体宜宝之，箕裘五福寿为最。
卫生切要知三戒，大怒大欲并大醉，
三者若还有一焉，须防损失真元气。

欲求长生先戒性，火不出兮神自定。
木还去火不成灰，人能戒性还延命。
贪欲无穷忘却精，用心不已失元神。
劳形散尽中和气，更仗何能保此身。

心若大费费则竭，形若大劳劳则怯。
神若大伤伤则虚，气若大损损则绝。
世人欲识卫生道，喜乐有常嗔怒少。
心诚意正思虑除，顺理修身去烦恼。

春嘘明目夏呵心，秋呬冬吹肺肾宁。
四季长呼脾化食，三焦嘻却热难停。
发宜多梳气宜炼，齿宜数叩津宜咽。
子欲不死修昆仑，双手揩磨常在面。

春月少酸宜食甘，冬月宜苦不宜咸。

345

夏要增辛宜减苦，秋辛可省但教酸。
季月少咸甘略戒，自然五脏保平安。
若能全减身康健，滋味偏多无病难。

春寒莫放绵衣薄，夏月汗多宜换着。
秋冬衣冷渐加添，莫待病生才服药。
惟有夏月难调理，伏阴在内忌冰水。
瓜桃生冷宜少餐，免至秋来成疟痢。

心旺肾衰宜切记，君子之人能节制。
常令充实勿空虚，日食须当去油腻。
大饱伤神饥伤胃，大渴伤血多伤气。
饥餐渴饮莫太过，免致膨脝损心肺。

醉后强饮饱强食，未有此身不生疾。
人资饮食以养生，去其甚者将安适。
食后徐行百步多，手搓脐腹食消磨。
夜半灵根灌清水，丹田浊气切须呵。

饮酒可以陶情性，大饮过多防有病。
肺为华盖倘受伤，咳嗽劳神能损命。
慎勿将盐去点茶，分明引贼入肾家。
下焦虚冷令人瘦，伤肾伤脾防病加。

坐卧防风来脑后，脑内入风人不寿。
更兼醉饱卧风中，风才着体成灾咎。

雁有序兮犬有义，黑鲤朝北知臣礼。
人无礼义反食之，天地神明终不喜。

养体须当节五辛，五辛不节反伤身。
莫教引动虚阳发，精竭荣枯病渐侵。

不问在家并在外，若遇迅雷风雨大，
急须端肃畏天威，静室收心宜谨戒。

恩爱牵缠不自由，利名索绊几时休。
放宽些子自家福，免致终年早白头。

顶天立地非容易，饱食暖衣宁不愧。
思量无以报洪恩，晨夕焚香频忏悔。

身安寿永福如何，胸次平夷积善多。
惜命惜身兼惜气，请君熟玩卫生歌。

饮 食 论

人知饮食所以养生，不知饮食失调，亦能害生。故能消息，使适其宜，是贤哲防于未病。凡以饮食，无论四时，常欲温暖。夏月伏阴在内，暖食尤宜。不欲苦饱。饱则筋脉横解，肠澼为痔。因而大饮，则气乃大逆。养生之道，不宜食后便卧，及终日稳坐，皆能凝结气血，久则损寿。食后常以手摩腹数百遍，仰面呵气数百口，趑趄缓行数百步，谓之消食。食后便卧，令人患肺气、头风、中痞之疾。盖荣卫不通，气血凝滞故尔。是以食讫当行步踌躇，有作修为乃佳，语曰：流水不腐，户枢不蠹，以其动也。食饱不得速步、走马、登高、涉险，恐气满而激，致伤脏腑。不宜夜食，盖脾好音声，闻声即动而磨食。日入之后，万响都绝，脾乃不磨食，食即不易消，不消即损胃，损胃即不受谷气，谷气不受即多吐，多吐即为翻胃之疾矣。食欲少而数，不欲顿而多，常欲饱中饥，饥中饱为善尔。食热物后不宜再食冷物，食冷物后不宜再食热物，冷热相激，必患牙疼。瓜果不时，禽兽自死，及生、鲊、煎、爆之物，及夫油腻难消、粉粥冷淘之类，皆能生痰动火，疮疡癥癖，并不宜食。五味入口，不欲偏多，多则随其脏腑各有所损。故咸多伤心，甘多伤肾，辛多伤肝，苦多伤肺，酸多伤脾。《内经》曰：多食酸则脉凝涩而变色；多食苦则皮槁毛拔；多食辛则筋急而爪枯；多食酸则肉胝皱而唇揭；多食甘则骨肉痛而发落。偏之为害如此。故上士淡泊，其次中和，此饮食之大节也。

酒饮少则益，过多则损，惟气畅而止可也。饮少则能引滞气，导药力，调肌肤，益颜色，通荣卫，辟秽恶。过多而醉，则肝浮胆横，诸脉冲激，由之败肾、毁筋、腐骨、伤胃，久之神散魄溟，不能饮食，独与酒宜，去死无日矣。饱食之后，尤宜忌之。饮觉过多，吐之为妙。饮酒后不可饮冷水、冷茶，被酒引入肾中，停为冷毒，多久必然腰膝沉重，膀胱冷痛，水肿、消渴、挛躄之疾作矣。酒后不得风中坐卧，袒肉操扇，此时毛孔尽开，风邪易入，感之令人四肢不遂。不欲极饥而食，饥食不可过饱；不欲极渴而饮，渴饮不欲过多。食过多则结积，饮过多则成痰癖。故曰：大渴勿大饮，大饥勿大食，恐血气失常，卒然不救也。嗟乎！善养生者，养内，不善养生者，养外。养内者，恬淡脏腑，调顺血气，使一身之气流行冲和，百病不作。养外者，恣口腹之欲，极滋味之美，穷饮食之乐，虽肌体充腴，容色悦泽，而酷烈之气内蚀脏腑，形神虚矣。安能保合太和，以臻遐龄？庄子曰：人之可畏者，衽席、饮食之间。而不知为之节，诚过也。其此之谓乎？

男 女 论

天地氤氲，万物化醇；男女媾精，万物化生。此造化之本源，性命之根本也。故人之大欲，亦莫切于此。嗜而不知禁，则侵克年龄，蚕食精魄，暗然不觉，而元神、真气去矣，岂不可哀？惟知道之士，禁其太甚，不至杜绝。虽美色在前，不过悦目畅志而已，决不肯恣其情欲，以伐性命。或问抱朴子曰：伤生者，岂非色欲之间乎？抱朴子曰：然。长生之要，其在房中。上士知之，可以延年祛病，其次不以自伐。下愚纵欲，损寿而已。是以古人如此，恒有节度：二十以前，二日复；二十以后，三日复；三十以后，十日复；四十以后，一月复；五十以后，三月复；六十以后，七月复。又曰：六十闭户。盖时加尊节，保惜真元，以为身之主命。不然，虽勤于吐纳、导引、药饵之术，而根本不固，亦终无益。《内经》曰：能知七损八益（七者，女子之血；八者，男子之精也）则血气、精气二者可调；不知用此，则早衰之渐也。故年四十而阴气自半，起居衰矣；年五十，体重，耳目不聪明矣；年六十，阴痿，气血大衰，九窍不利，下虚上喷，涕泣俱出。故曰：知之则强，不知则老。智者有余，自性而先行，故有余。愚者不足，察行而后学，故不足。有余则耳目聪明，身体轻强，老者益壮，壮者益治。盖谓男精女血，若能使之有余，则形气不衰，而寿命可保矣。不然，窍漏无度，中间以死，非精离人，人自离精也。可不戒哉！养生之士，忌其人者有九：或年高大，或唇薄鼻大，或齿疏发黄，或瘤疾，或情性不和，沙苗强硬，或声雄，或肉涩，肢体不膏，性悍妒忌，皆能损人，并不宜犯之。忌其时者十有一：醉酒饱食，远行疲乏，喜怒未定，女人月潮，冲冒寒暑，疾患未平，小便讫，新沐浴后，犯毕出行，无情强为，皆能使人神气昏聩，心力不足，四肢虚羸，肾经怯弱，七情不均，万病皆作。持宜慎之。至于天地晦冥，日月薄蚀，疾风暴雨，雷电震怒，此阴阳大变，六气失常之时，犯之不惟致疾，且亵污神明，生子形必不周，生亦不育，育亦不寿。嗟乎！帏箔之情，易绾而难断，不可不以智慧决也。佛书曰：诸苦所困，贪欲为本。贪欲不灭，苦亦不灭。苦不灭则生灭，养生者，乌可不以智慧决哉？

——《养生类要》

【述评】

《养生类要》为明代医家吴正伦著。吴正伦，字子叙，号春岩子，安徽歙县澄塘人，是明代中期著名医家。《养生类要》一书分两大部分，养生、方药为其主要内容。作者意欲"补人日用之所需"，故本书实用性强。《序》云"此书作，四方之病者，可以不医而愈"，其社会影响由此可见一斑。

书中《孙真人卫生歌》以歌诀形式记述了诸多养生之法，举凡导引气功、情志、生活起居、环境等等与养生相关之内容无一遗漏，可见真人之用心良苦也。另，歌诀中所载养生之术，需读者细心品味，根据自己的情况进行选择。

"饮食、男女，人之大欲存焉"，古往今来，由饮食失当，男女性事失节给人们带来了诸多病患。饮食恰当，既可强身又可防病；饮食失当，则有害健康。民以食为天，病以药为治，饮食之于人体确属第一要务。放纵情欲和强行禁欲都不利于人体健康，养生家对此多有论述，持中观点为适当节制。男女之论警醒世人在男女性事方面所需注意的事项，强调了节制性欲的重要性。春岩子论饮食男女，我辈岂可不知？

尤乘五脏养生说

中国健康养生论通考

【原文】

疗心法言

《素问·天真论》曰："恬淡虚无，真气从之；精神内守，病安从来？"

老子曰："人生以百年为限，节护乃至千岁。如膏之小炷与大炷耳。人大言，我小语；人多烦，我少记。人悸怖，我不怒，淡然无为，神气自满，此长生之药。"

刘河间曰："形者生之舍也，气者生之元也，神者生之制也。形以气充，气耗形病，神依气立，气合神存。修真之士，法于阴阳，和于术数，持满御神，专气抱一，以神为车，以气为马，神气相合，可以长生。"又曰："全生之术，形、气贵乎安，安则有伦不乱；精、神贵乎保，保则有要而不耗。故保养之道，初不离乎形、气、精、神。"

达摩曰："心不缘境，住在本源；意不流散，守于内息。神不外役，免于劳伤。人知心即气之主，气即形之根，形者气之宅。神形之具，令人相因而立。若一事有失，即不合于至理，安能久立焉！"

老子曰："不见可欲，使心不乱。"

《直指》曰："清谓清其心源，静谓静其气海。心源清则外事不能扰，性定而神明；气海静则邪欲不能作，精全而体实。"

《指归》曰："游心于虚静，结志于微妙，委虑于无欲，指归于无为，故能达生延命，与道为久。"

《妙真经》曰："人常失道，非道失人。人常去生，非生去人。故养生者，慎勿失道。为道者，慎勿失生。使道与生相守，生与道相保。"

《元道真经》曰："生可冀也，死可畏也。草木根生，去土则死；鱼鳖沉生，去水则死；人以形生，去气则死。故圣人知气之所在，以为身宝。"

《仙经》曰："精、气、神为内三宝，耳、目、口为外三宝，常令内三宝不逐物而外流，外三宝不诱中而内扰。"

又曰："毋劳尔形，毋摇尔精，归心静默，可以长生。"

《定观经》曰："惟令定心之上，豁然无覆；定心之下，旷然无塞。旧孽日销，新孽不造，无所挂碍，迥脱尘病。"

又曰："惟灭动心，不灭照心；但凝空心，不凝住心。"

纯阳祖师曰："老人于十二时中，行、住、坐、卧，一切动中，要把心似泰山，不摇不动，谨守四门，眼、耳、鼻、口，不令内入外出，此名养寿，紧要。"

《真人大计》曰："奢懒者寿，悭勤者夭，放散、勾功之异也。田夫寿，膏粱夭，嗜欲多少之验也。处士少疾，游手多患，事务简繁之殊也。故俗人竞利，道士罕营。"

《唐书》曰："多记损心，多言耗气，心气内损，形神外散，初虽不觉，久则为弊。"

《元始真经》曰："喜、怒损性，哀、乐伤神，性损则害生，故养生以全气，保神以安身，气全体平，身安神逸。此全生之诀也。"

《洞神经》曰："养生以不损为延年之术。不损以有补为卫生之经。"

《天真论》曰："外不劳形于事，内无思想之患，以恬愉为务，以自得为功，形体不敝，精神不散。"

《庄子》曰："能遵生者，虽富贵，不以养伤身；虽贫贱，不以利累形。"又曰："吾生也有涯，而智也无涯。以有涯逐无涯，殆矣已而。为智者，殆而已矣。"

《秋声赋》云："奈何思其力之所不及，忧其智之所不能。宜其渥然丹者为槁木，黟然黑者为星星。"此士大夫通患也。又曰："百忧感其心，万事劳其形。有动于中，必摇其精。"人常有多思多忧之患，方壮遽老，方老遽衰，反此亦长生之法。

孙思邈曰："多思则神殆，多念则智散，多欲则智昏，多事则劳形，多言则气乏，多笑则伤脏，多愁则心慑，多乐则语溢，多喜则妄错混乱，多怒则百节不定。"

《小有经》曰："才所不胜，而强思之，伤也；力所不任，而强举之，伤也；深忧而不解，重喜而不释，皆伤也。"

《淮南子》曰："太喜坠阳，太怒破阴，是以君子有节焉。"

《玄珠》曰："起居不节，用力过度，则脉络伤，伤阳则衄血，伤阴则下血。"

《书》曰："行走勿语，伤气；语多，则住而再语；笑多，则肾转腰疼。"

《神仙传》曰："养寿之道，莫伤之而已。"

《素问》曰："食饮有节，起居有常，不妄作劳，故能形与神具，而尽终其天年。"

《真训》曰："眼者身之镜，耳者体之牖，视多则镜昏，听众则牖闭。面者神之庭，发者脑之华，心悲则面焦，脑减则发素。精者体之神，明者身之宝，劳多则精散，营竟则明消。"

《妙真经》曰："视过其目者明不居，听过其耳者精不守，爱过其心者神不居，牵过于利者动则惧。"

《真诰》曰："镜以照面，智以照心，镜明则尘垢不染，智明则邪恶不生。"

《阴符经》曰："淫声美色，破骨之斧锯也。世之人不能秉灵烛以照迷情，持慧剑以割爱欲，流浪生死之海，害生于恩也。"

《河图帝视萌》曰："侮天地者凶，顺天时者吉，春夏乐山高处，秋冬居卑深藏，吉利多福，寿考无穷。"

《西山记》曰："一体之盈虚消息，皆通乎天地，应乎万类，和之于始，和之于终，静神灭想，生之道也。"

《卫生诀》曰："凡人一日一夜，一万三千五百息，未尝休息，减之一息则寒，加之一息则热，脏腑不和，诸疾生焉。故元气在保养，谷神在守护。"

吕洞宾曰："寡言语以养气，寡思虑以养神，寡嗜欲以养精。精生气，气生神，神自灵也。是故精绝则气绝，气绝则命绝也。是故精、气、神，人身之内三宝也。"

《齐丘子》曰："乔松所以能凌霜雪者，藏正气也。美玉所以能犯烈火者，蓄至精也。是以大人昼运灵旗，夜录神芝，觉所不觉，思所不思，可以冬御风而不寒，夏御火而不热。故君子藏正气，可以远鬼神，伏奸佞，蓄至精者，可以保生灵，跻福寿，是故贵乎养气也。"

《素问》曰："谨和五味，骨正筋柔，气血以流，腠理以密，长有天命。"

又曰："食风者，灵而延寿算；食谷者，多智而劳形神；食草者，痴愚而力足；食肉者，勇鄙而多嗔；服气者，常存而得道。"

《传》曰："杂食者，百病妖邪所钟。所食愈少，心愈开，年愈益；所食愈多，心愈塞，年愈损焉。所以服气者千年不死，故身飞于天；食谷者千百皆死，故形归于地。"

《白玉蟾》曰："薄滋味以养气，去嗔怒以养性，处卑下以养德，守清静以养道。"

学山曰："食饮有节，脾土不泄。调息寡言，肺金自全。动静以敬，心火自定。宠辱不惊，肝木自宁。恬然无欲，肾水自足。"

益州老人曰："凡欲身之无病，必须先正其心，使其心不乱求，心不狂思，不贪嗜欲，不著迷惑，则心君泰然矣。心君泰然，则百骸四体，虽有病不难治疗。独此心一动，百患为招，即扁鹊、华佗在旁，亦无所措手乎。"

养心说

夫心者，万法之宗，一身之主，生死之本，善恶之源，与天地而可通，为神明之主宰，而病否之所由系也。

老子曰："夫人神好清而心扰之，人心好静而欲牵之，常能遣其欲而心自静，澄其心而神自清，自然六欲不生，三毒消灭。"

孟子曰："养心莫善于寡欲。"所以妄想一病，神仙莫医。正心之人，鬼神亦惮，养与不养故也。目无妄视，耳无妄听，口无妄言，心无妄动。贪嗔痴爱，是非人我，一切放下。未事不可先迎，遇事不可过扰，既事不可留住。听其自来，应以自然，任其自去。忿愤恐惧，好乐忧患，皆得其正，此养之法也。

养肝说

夫肝者，魂之处。其窍在目，其位在震，通于春风，主春升发动之令也。然木能动风，故《经》曰："诸风掉眩，皆属于肝。"又曰："阳气者，烦劳则张，精绝，辟积于夏，使人煎厥。"设气方升，而烦劳太过，则气张于外，精绝于内。春令邪辟之气，积久不散，至夏未痊，则火旺而真阴如煎，火炎而虚气逆上，故曰煎厥。

按《脉解论》曰："肝气失治，善怒者，名曰煎厥。戒怒养阳，使生生之气，相生于无穷。"又曰："大怒则形气绝，而血菀于上，使人薄厥。"菀，结也。怒气伤肝，肝为血海，怒则气上，气逆则绝，所以血菀上焦。相迫曰薄，气逆曰厥。气血俱乱，故为薄厥。积于上者，势必厥而吐也。薄厥者，气血之多而盛者也。

所以肝藏血，血和则体泽，血衰则枯槁。故养肝之要，在乎戒忿，是摄生之第一法也。

养脾说

脾者后天之本，人身之仓廪也。脾应中宫之土，土为万物之母。如婴儿初生，一日不再食则饥，七日不食则肠胃涸绝而死。《经》曰："安谷则昌，绝谷则亡。"盖谷气入胃，洒陈六腑而气至和，调五脏而血生，而人资以为生者也。

然土恶湿而喜燥，饮不可过，过则湿而不健；食不可过，过则壅滞而难化，病由是生矣。

故饮食所以养生，而贪嚼无厌，亦能害生。《物理论》曰："谷气胜元气，其人肥而不寿。养性之术，常令谷气少则病不生。"

谷气且然，矧五味餍饫为五内害乎？甚而广搜珍错，争尚新奇，恐其性味良毒，与人脏腑宜忌，尤未可晓。故西方圣人，使我戒杀茹素，本无异道。人能戒杀则性慈而善念举，茹素则心清而肠胃厚。无嗔无贪，罔不由此。外考禽兽肉食，谷者宜人，不可不慎。

养肺说

肺者，脏之长也，心之华盖也。其藏魄，其主气，统领一身之气者也。《经》曰："有所失亡，所求不得，则发肺鸣，鸣则肺热叶焦。充之则耐寒暑，伤之则百邪易侵，随事痿矣。"

故怒则气上，喜则气缓，悲则气消，恐则气下，惊则气乱，劳则气耗，思则气结。七情之害，皆气主之也。

直养无害，而后得其所以浩然者，天地可塞，人之气与天地之气可一也。道气可配，人之气与天地之气可通也。先王以至日闭关，养其微也；慎言语，节饮食，防其耗也。

养肾说

肾者，先天之本脏，精与志之宅也。《仙经》曰："借问如何是玄牝，婴儿初生先两肾。"又曰："玄牝之门，是为天地根。"是故，人未有此身，先生两肾。

盖婴儿未成，先结胞胎，其象中空，一茎透起，形如莲蕊。一茎即脐带，连蕊即两肾也，五脏六腑之本，十二脉之根，呼吸之主，三焦之原，人资以为始，岂非天地之根乎！而命寓焉者，故又曰命门。天一生水，故曰坎水。

夫人欲念一起，炽若炎火，水火相克，则水热火寒，而灵台之焰，藉此以灭矣。使水先枯涸，而木无所养，则肝病。火炎则土燥而脾败，脾败则肺金无资，咳嗽之症成矣。所谓五行受伤，大本已去，欲求长生，岂可得乎！

《庄子》曰："人之大可畏者，衽席之间，不知戒者故也。"养生之要，首先寡欲。嗟乎！元气有限，情欲无穷。《内经》曰："以酒为浆，以妄为常，醉以入房，以竭其精，此当戒也。"

然人之有欲，如树之有蠹。蠹甚则木折，欲炽则身亡。《仙经》曰："无劳尔形，无摇尔精，无使尔思虑营营，可以长生。智者鉴之。"

斋　说

《玉华子》曰："斋者，齐也。齐其心而洁其体也，岂仅茹素而已。"所谓齐其心者，淡志寡营，轻得失，勤内省，远荤酒；洁其体者，不履邪径，不视恶色，不听淫声，不为物诱，入室闭户，烧香静坐，方可谓之斋也。诚能如是，则身中之神明自安，升降不碍，可以却病，可以迪福弭罪。

食饮以宜

饮食之宜，当候已饥而进食，食不厌细嚼。仍候焦渴而引饮，饮不厌细呷。毋待饥甚而食，食勿过饱，时觉渴甚而饮，饮勿过多。

食不厌精细，食不厌温热，五味毋令胜谷味，肉味毋令胜食气。食必先食热，后食冷。

——《寿世青编》

【述评】

《寿世青编》为清代医家尤乘撰著。尤乘，字生洲，号无求学者，曾出任太医院御前侍直三年。辞官返乡后，复与同窗蒋仲芳共设诊所，广施针药，救治甚众。尤氏不但医术高超，同时还编撰大量医著。曾增补过前人不少医药著作。如其整理的《士材三书》至今仍传世。尤氏对养生学的研究同样深远，撰有《食治秘方》与《寿世青编》等名著，深受世人重视。《寿世青编》初载《士材三书》，清康熙六年刊刻问世，后独立成书，颇受养生之士追捧。《寿世青编》又名《寿世编》，寓意为世人增寿，与明清之际著名的养生学专著《遵生八笺》（高濂著）《修龄要旨》（托名冷谦著）并称"养生三编"。尤氏糅医、儒、释、道各家养生理论于一炉，既在理论上彻悟生命的本源，又能从起居住行点滴处入手，于养生之道，立论既高，阐述且详，在养生学领域有着较高的研究价值。

尤氏旁征博引历代医、道、儒、佛养性修身之论，尤重道德心性之修养，不乏真言妙语，于志在修身养性者多有启示。特别是五脏为核心，结合其生理、病理关系，分述调养方法及注意事项。并提出了"贪吃无厌，有害健康"，"谷气胜元气，其人肥而不寿"等观点，既与现代营养学理论相符，又具有现实指导意义。尤氏论斋戒并非单指素食，更关注进食的心境。摒除外界的诱惑，则可以保持内心的安静。然其饮食之论，多继承先贤之说，并无发明。

慈山居士论养生贵自然

【原文】

安 寝

少寐乃老年大患。《内经》谓卫气不得入于阴，常留于阳，则阴气虚，故目不瞑。载有方药，罕闻奏效。《邵子》曰：寤则神栖于目，寐则神栖于心。又曰：神统于心，大抵以清心为切要。然心实最难把捉，必先平居静养，入寝时，将一切营为计虑，举念即除，渐除渐少，渐少渐无，自然可得安眠。若终日扰扰，七情火动，辗转牵怀，欲其一时消释，得乎？

晨 兴

老年人往往天未明而枕上已醒，凡脏腑有不安处，骨节有酸痛处，必于此生气时觉之。先以卧功，次第行数遍，反侧至再。俟日色到窗，方可徐徐而起，乍起慎勿即出户外，即开窗牖。

春宜夜卧早起，逆之则伤肝；夏同于春，逆之则伤心；秋宜早卧早起，逆之则伤肺；冬宜早卧晏起，逆之则伤肾。说见《内经》，养生家每引以为据。愚谓倦欲卧而勿卧，醒欲起而勿起，勉强转多不适。况乎日出而作，日入而息，昼动夜静，乃阴阳一定之理，似不得以四时分别。

饮 食

《记·内则》曰：凡和，春多酸，夏多苦，秋多辛，冬多咸，调以滑甘。注：酸苦辛咸，木火金水之所属，多其时味，所以养气也。四时皆调以滑甘，象土之寄也。孙思邈曰：春少酸增甘，夏少苦增辛，秋少辛增酸，冬少咸增苦，四季少甘增咸。《内则》意在乘旺，孙氏意在扶衰，要之无论四时，五味不可偏多。《抱朴子》曰：酸多伤脾，苦多伤肺，辛多伤肝，咸多伤心，甘多伤肾。此五味克五藏，乃五行自然之理也。凡言伤者，当时特未遽觉耳。

散 步

坐久则络脉滞。居常无所事，即于室内，时时缓步。盘旋数十匝，使筋骸活动，络脉乃得流通。习之既久，步可渐至千百，兼增足力。步主筋，步则筋舒而四肢健，懒步则筋挛，筋挛日益加懒，偶展数武，便苦气乏，难免久坐伤肉之弊。

昼 卧

午后坐久微倦，不可便榻即眠，必就卧室安枕移时，或醒或寐，任其自然，欲起即起，不须留恋。《左传》医和之言曰：晦淫惑疾。注：寝过节则惑乱。既起，以热水洗面，则眼光倍爽，加薄绵衣暖其背，则肢体俱觉轻健，乐天诗所谓"一觉闲眠百病消"也。三伏时或眠便榻，另设帐，窗户俱必密闭。

夜　坐

日未出而既醒，夜方阑而不寐，老年恒有之。黄昏时如辄就寝，则愈不能寐，必坐有顷。坐时先调息以定气，塞聪掩明，屏除杂想；或行坐功运动一番。《亢仓子》曰：体合于心，心合于气，气合于神，神合于无。夜坐如此，即安睡之妙诀。

予尝有《秋夜诗》云：薄醉倦来禁不得，月光窥牖引人看。凡值月明时，推窗看月，事所恒有，然呼吸间易感风露，为从暖室中顿受凉气耳。《内经》曰：因于风露，乃生寒热。秋月弥佳，尤宜戒看。

夏夜时刻甚短，即早卧仅及冬夜之半，陈傅良诗所谓"短夜得眠常不足"。纵未就枕，只宜寝室中坐少顷。至若风檐露院，凉爽宜人，非不快意。但夜气暗侵，每为病根所伏。大凡快意处，即是受病处。老年人随事预防，当于快意处发猛省，又不独此夜坐纳凉之一节也。

夜坐乃凝神于静，所以为寐计耳，按《紫岩隐书》曰：每夜欲睡时，绕室行千步，始就枕。其说却与坐相反。盖行则身劳，劳则思息，动极而返于静，亦有其理。首篇论安寝，愚谓有操纵二法。此夜坐是以静求静，行千步是以动求静，与操纵意相参，可以体验得之。

燕　居

养静为摄生首务。五官之司，俱属阳火；精髓血脉，则阴精也。阴足乃克济阳。《内经》曰：阴精所奉其人寿，阳精所降其人夭。降者降服之降，阴不足而受阳制，立见枯竭矣。养静所以养阴，正为动时挥运之用。

《显道经》曰：骨涌面白，血涌面赤，髓涌面黄，肌涌面黑，精涌面光，气涌面泽。光泽必根乎精气，所谓晬然见于面也。按"精气"二字俱从米，是精气又必资乎米。调停粥饭，饥饱适时，生精益气之功孰大焉？

《记·王制》云：九十饮食不离寝。寝谓寝处之所，乃起居卧室之意。如年未九十，精力衰颓者，起居卧室，似亦无不可。少视听，寡言笑，俱足宁心养神，即却病良方也。《广成子》曰：无视无听，抱神以静，形将自正。

心者神之舍，目者神之牖。目之所至，心亦至焉。《阴符经》曰：机在目。《道德经》曰：不见可欲，使心不乱。平居无事时，一室默坐，常以目视鼻，以鼻对脐，调匀呼吸，毋间断，毋矜持，降心火入于气海，自觉遍体和畅。

《定观经》曰：勿以涉事无厌，故求多事；勿以处喧无恶，强来就喧。盖无厌、无恶，事不累心也。若多事就喧，心即为事累矣。《冲虚经》曰：务外游，不如务内观。心不可无所用，非必如槁木、如死灰，方为养生之道。静时固戒动，动而不妄动，亦静也。道家所谓"不怕念起，惟怕觉迟"。至于用时戒杂，杂则分，分则劳，惟专则虽用不劳，志定神凝故也。

人借气以充其身，故平日在乎善养，所忌最是怒，怒心一发，则气逆而不顺，窒而不舒，伤我气，即足以伤我身。老年人虽事值可怒，当思事与身孰重，一转念间，可以涣然冰释。

《济世仁术编》曰：手心通心窍。大热时，以扇急扇手心，能使遍体俱凉。愚谓不若谚语云：心定自然凉。"心定"二字可玩味。

省　心

六淫之邪，其来自外，务调摄所以却之也，至若七情内动，非调摄能却。其中喜怒二端，犹可解释，倘事值其变，忧思悲恐惊五者，情更发于难遏。要使心定则情乃定，定其心之道何如？曰安命。

凡人心有所欲，往往形诸梦寐，此妄想惑乱之确证。老年人多般涉猎过来，其为可娱可乐之事，滋味不过如斯，追忆间，亦同梦境矣。故妄想不可有，并不必有，心逸则日休也。

世情世态，阅历久，看应烂熟。心衰面改，老更奚求？谚曰：求人不如求己。呼牛呼马，亦可由人，毋少介意，少介意便生忿，忿便伤肝，于人何损？徒损乎己耳。

少年热闹之场，非其类则弗亲。苟不见几知退，取憎而已。至于二三老友，相对闲谈，偶闻世事，不必论是非，不必较长短，慎尔出话，亦所以定心气。

《语》云：及其老也，戒之在得。财利一关，势难打破，亦念去日已长，来日已短，虽堆金积玉，将安用之？然使恣意耗费，反致奉身匮乏，有待经营，此又最苦事，故节俭二字，始终不可忘。

衣食二端，乃养生切要事。然必购珍异之物，方谓于体有益，岂非转多烦扰？食但慊其心所欲，心欲淡泊，虽肥浓亦不悦口。衣但安其体所习，鲜衣华服，与体不相习，举动便觉乖宜。所以食取称意，衣取适体，即是养生之妙药。

凡事择人代劳，事后核其成可也。或有必亲办者，则毅然办之。亦有可姑置者，则决然置之。办之所以安心，置之亦所以安心，不办又不置，终日往来萦怀，其劳弥甚。老年肝血渐衰，未免性生急躁。旁人不及应，每至急躁益甚，究无济于事也。当以一"耐"字处之，百凡自然就理，血气既不妄动，神色亦觉和平，可养身兼养性。

年高则齿落目昏，耳重听，步蹇涩，亦理所必致，乃或因是怨嗟，徒生烦恼。须知人生特不易到此地位耳！到此地位，方且自幸不暇，何怨嗟之有？

寿为五福之首，既得称老，亦可云寿，更复食饱衣暖，优游杖履，其获福亦厚矣。人世间境遇何常，进一步想，终无尽时；退一步想，自有馀乐。《道德经》曰：知足不辱，知止不殆，可以长久。

身后之定论，与生前之物议，己所不及闻，不及知，同也。然一息尚存，必无愿人毁己者，身后亦犹是耳。故君子疾没世而名不称，非务名也，常把一名字着想，则举动自能检饬，不至毁来，否即年至期颐，得遂考终，亦与草木同腐。《道德经》曰：死而不亡者寿。谓寿不徒在乎年也。

慎 药

老年偶患微疾，加意调停饮食，就食物中之当病者食之。食亦宜少，使腹常空虚，则经络易于转运，元气渐复，微邪自退，乃第一要诀。

药不当病，服之每未见害；所以言医易，而医者日益多。殊不知既不当病，便隐然受其累。病家不觉，医者亦不自省。愚谓微疾自可勿药有喜，重病则寒凉攻补，又不敢轻试。谚云：不服药为中医。于老年尤当。

病有必欲服药者，和平之品甚多，尽可施治。俗见以为气血衰弱，攻与补皆用人参。愚谓人参不过药中一味耳，非得之则生，弗得则死者，且未必全利而无害，故可已即已。苟审病确切，必不可已，宁谓人参必戒用哉！

消 遣

笔墨挥洒，最是乐事，素善书画者，兴到时，不妨偶一为之。书必草书，画必兰竹，乃能纵横任意，发抒性灵，而无拘束之嫌。饱食后不可捉笔，俯首倚案，有碍胃气，如因应酬促逼，转成魔障。

——《老老恒言》

【述评】

《老老恒言》，又名《养生随笔》，为清代著名养生学家、文学家曹庭栋撰著。曹庭栋，字楷人，自号慈山居士。善养生，并旁征博引，引证书目300余，撰成《老老恒言》5卷，具有较高的学术水平和应用价值。该书主要阐述老年养生，理论上继承"道法自然"的思想，主张顺应四时阴阳以调摄日常生活，结合老年人特点，重视静养和顾护脾胃，并力推粥食。

老年人养静为摄养首务，作为本论点睛之笔，突出了养静的重要性。《黄帝内经》言"阴精所奉其人寿"，养静能防止七情内动以损伤阴精。老年人脏腑衰弱，易为七情所伤，尤忌伤怒。静心养神要避免喧哗，少议他人是非。兴趣爱好有助于修身养性，但过犹不及，随意处消遣即可，切不可成致病之因。老年人日常所用贵在舒适，从生活常用之品的选择从而提出养生保健，提高生活质量的方法。建议老年人应常做运动，散步、导引最为适合，既能起到血脉流通，祛病延年之目的，又不致于为运动所伤。注重食疗，慎用医药，主张"以方药治已病，不若以起居、饮食调摄于未病"。所选各篇分论老年人的生活起居，认为养生法则必须顺应自然。认为"食取称意，衣取适体"为老年人之良药。养生贵在坚持，又因人而异，不可有半点勉强。

明清文人养生说

【原文】

养 生 篇

坐　维坐容，背欲直，貌端庄，手拱臆，仰为骄，俯为戚，毋箕以踞，欹以侧，坚静若山乃恒德。

立　足之比也如植，手之恭也如翼；其中也敬，而外也直；不为物迁，进退可式，将有立乎圣贤之域。

行　步履欲重，容止欲舒，周旋迟速，与仁义俱。行不畔乎仁义，是为坦途。

寝　形倦于昼，夜以息之；宁心定气，勿妄有思；偃勿如伏，仰勿如尸；安养厥德，万化之基。

食　珍腴之惭，不若藜藿[1]之甘；万钟之尸居[2]，不若釜庾[3]之有为。苟无待于富贵，夫孰得而贫贱之。噫！

饮　酒之为患，俾谨者荒，俾庄者狂；俾贵者贱，而存者亡。有家有国，尚慎其防。

笑　中之喜，笑勿启齿；见之异，勿侮以戏。内既病乎德，外为祸阶阶，抵掌绝缨，匪优则俳。

喜　得乎道而喜，其喜曷已；得乎欲而喜，悲可立俟。惟道之务，惟欲之去，颜孟之乐，反身则具。

怒　世人于怒，伤暴与遽[4]，切齿攘袂[5]，不审厥虑。圣贤不然，以道为度，揆道酬物，已则无与。暴遽是惩，圣贤是师，颜之好学，自此而推。

忧　惰学与德，汝日戚戚；忧为有益，名位不光；惟日忧伤，汝志则荒；弃其所当忧，而忧其不必忧。世之人皆然，汝孰忧哉？勉于自修。

好　物有可好，汝勿好之；德有可好，汝则效之。贱物而贵德，孰为道远，将允蹈之。

恶　见人不善，莫不知恶，己有不善，安之不顾？人之恶恶，心与汝同，汝恶不改，人宁汝容？恶己所可恶，得乃日新，己无不善，斯能恶人。

——《逊志斋集》

【注释】

[1] 藜藿：粗茶淡饭。

[2] 万钟之尸居：指享有高官厚禄却无所作为。万钟，优厚的俸禄；尸居，安居而无为。

[3] 釜庾：比喻收入欠丰。釜，古代容量单位，六斗四升为一釜；庾，约为十六斗。

[4] 遽（jù）：急促。

【述评】

明末大儒将理学关于修养心性的内容和具体方法归纳于日常生活的一言一行、一举一动，阐述饮食、居处、情志于日常养生之意义。文笔简练，本立意于自修，然堪资鉴于今人。

【原文】

妄想成疾

邝子有疾，闻真空寺老僧善治。一日，叩之。僧曰："贵恙起于烦恼，生于妄想。夫妄想之来，其几有三：或追忆数十年前荣辱恩仇、悲欢离合及种种闲情，此是过去之妄想也；或事到眼前，可以顺应，却乃畏首畏尾，三番四复，犹豫不决，此是现在妄想也；或期望日后富贵荣华，皆如其愿，或期望功成名遂，告老归田，或期望子孙登庸[1]，以继书香，与夫一切不可必成、不可必得之事，此是未来妄想也。三者妄想，忽然而生，忽然而灭，禅家谓之幻心；能照见其望而斩断念头，禅家谓之觉心。故曰不患念起，惟患觉迟。此心若同太虚，烦恼何处安脚？至若思索文字，忘其寝食，禅家谓之理障[2]；经纶职业，不告劬勩[3]，禅家谓之事障。二者之障，虽非人欲，亦损性灵，若能遣之，则心火不至上炎，可以下交于肾。故曰尘不相缘，根无所偶，返流全一，六用不行。又曰苦海无边，回头是岸。子元如其言，乃独处一室，扫空万缘，静坐月余，心疾如失。

——《古今药石·卷下》

【注释】

[1] 登庸：任用。庸，用。
[2] 障：苦恼，佛教用语。
[3] 劬（qú渠）勩（yì益）：劳苦，劳累。

【述评】

尽管并非人人皆可获"静坐月余，心疾如失"之效，但忙碌之余不防静坐，以摒弃贪欲杂念，以收养性之效。

【原文】

五脏寝神明

五脏者，神明之宫寝也；五官者，神明之户牖[1]也；形骸者，神明之城郭也。神明休息于宫寝，游衍于户牖，环卫于城郭。城郭不严，则寇盗充斥；户牖不高，则出入无时；宫寝不静，则摄养不安。于是有侵凌之患，有奔逸之虞[2]，有惊扰之忧，而神明不安其宅矣。故善养神者，和调五脏，以洁其宫寝，闭守耳目，以严其户牖；护养形骸，以固其城郭。故神明宁处其宇，而年寿永也。

地无山，则水之下流者不上升矣；人无息，则血之下注者不上运矣。地之生为呼吸，山云之蒸蒸，天地之息之也。人以鼻为呼吸，鼻息之齁齁[3]，人身之云也。古人以鼻为面山，以此。

——《叔苴子·内篇》

【注释】

[1] 户牖：门和窗。

[2] 虞（yú 娱）：忧患。

[3] 齁齁（hōu 候）：鼻干息声也。

【述评】

固城郭、严户牖以洁宫寝，皆为护养神明。以宫寝喻五脏于养神之用，意趣跃然笔端，为养神之妙论。

【原文】

水火既济[1]

人受形于天，爱而用之，待其敝[2]而后还之，斯为寿矣。苍颜皓首，头童齿豁，皮干肉腊，筋竭力衰，形斯敝矣。今人能敝其形者几何？夫形不百年不足以敝，世人先敝其精神，不支其形，故形未敝而从之亡矣。夫一形未敝，复去之而就一形，造化仆仆[3]而造之，人仆仆而还之，为造化者不亦劳乎？老子曰：保此道者不欲盈。夫惟不盈，故能敝而不新成。所谓不盈者，节嗜欲，啬性情而已。

水下闭则上溢，故养精者津必润；水下泄则上枯，故多欲者喉必渴。水在火上为既济，既济者，物所由所生也。水在火下为未济[4]，未济者，物所由所坏也。通二卦之义，而生死之道思过半矣。

——《叔苴子·内篇》

【注释】

[1] 既济：卦名，水火相济。下离（火）上坎（水），水火相交，事主成。

[2] 敝（bì 毕）：破旧，败坏。

[3] 仆仆：劳累、劳顿。

[4] 未济：卦名，水火不交。下坎（水）上离（火），水火不相交，事主失败。

【述评】

以《周易》"既济"、"未济"卦义释医理，实为宝精养液之言。火曰炎上，水曰润下，水在火上，上通下达，精液通畅；水在火下，上阻下堵，精液受损。

【原文】

摄生要录

喜乐　《淮南子》曰：大喜坠阳。

唐柳公度年八十余，步履轻健。或求其术，曰：吾无术，但未尝以元气佐喜怒，气海常温耳。

忿怒　《淮南子》曰：大怒破阴。

《清凉书》云：大怒伤目，令人目暗；多怒百脉不定，鬓发憔焦，筋萎为劳，药力不及。当食暴嗔，令人神惊，夜梦飞扬。

悲哀　书云：悲哀太甚，则胞络绝而阳气内动，发则心下溃，溲数血也。

悲哀动中则伤魂，魂伤则狂妄不精，而阴缩，拘挛，两胁痛，不举。

思虑　彭祖曰：凡人不能无思，当渐渐除之。人身虚无，但有游气，气息得理，百病不生。道不在烦，但能不思衣食，不思声色，不思胜负，不思得失，不思荣辱。心不劳，神不极，但尔可得延年。谋为过当，饮食不节，养成大患也。

忧愁　书云：忧伤肺，气闭塞而不行。

◎ 第四卷　明清篇

遇事而忧不止，遂成肺劳。胸膈逆满，气从胸达背，隐隐不已。

女人忧思哭泣，令阴阳气结，月水时少时多，内热苦渴，色恶肌枯黑。

惊恐　《淮南子》曰：大怖生狂。

书云：惊则心无所倚，神无所归，虑无所定，气乃乱矣。大恐伤肾。恐不除则志伤，恍惚不乐，非长久之道。临危冒险则魂飞，戏狂禽异兽则神恐。

憎爱　《淮南子》曰：好憎者使人心劳，弗疾去，其志气日耗，所以不能终其寿。

憎爱损性伤神。心有所憎，不用深憎，常运心于物平等；心有所爱，不用深爱。如觉偏颇，寻即改正，不然损性伤神。

视听　孙真人曰：极目远视，夜读注疏，久居烟火，博弈不休，饮酒不已，热餐面食，抄写多年，雕镂细巧，房室不节，泣泪过多，刺头出血，迎风追兽，丧明之由。

书云：心之神发乎目，久视则伤心；肾之精发乎耳，久听则伤肾。

疑惑　《国史补》云：李蟠常疑遇毒，锁井而饮。心，灵府也，为外物所中，终身不痊。多疑惑，病之本也。昔有饮广客酒者，壁有雕弓，影落杯中，客疑蛇也，归而疾作。后饮其他，始知弓也。遂愈。

又僧人入暗室，踏破生茄，疑为物命，念念不释，夜有扣门索命者，僧约明日荐拔。天明视之，茄也。疑之为害如此。

谈笑　书云：谈笑以惜精气为本。多笑则肾转腰痛。多谈则神伤，神伤则悒悒不乐，恍惚不宁。多笑则脏伤，脏伤则脐腹痛，久为气损。行语令人失气，语多须住乃语。

津唾　书云：唾者，溢为醴泉聚，流为华池府，散为津液，降为甘露，溉脏润身，宣通百脉，化养万神，肢节毛发，坚固长春。

人骨节中有涎，所以转动滑利。中风则涎上潮，咽喉里响，以药压下，俾归骨节可也。若吐其涎，时间快意，枯人手足，纵活亦为废人。小儿惊风亦不可吐涎。

起居　书云：起居不节，用力过度，则络脉伤。伤阳则衄，伤阴则下，甚劳则喘息汗出，损血耗气。

行立　书云：久行伤筋，劳于肝；久立伤骨，损于肾。

《养生》云：行不疾步，立不至疲，立不背日。

真人云：夜行常啄齿，杀鬼邪。

书云：行汗勿跋床悬脚，久成血痹，足痛腰疼。大雾不宜远行。行宜饮少酒，能御瘴。

坐卧　书云：久坐伤肉，久卧伤气。坐勿背日，立勿当风，湿成劳。坐卧于冢墓之傍，精神自散。

寝不得言语，五脏如悬磬，不悬不可发声。

卧不可戏将笔墨画其面，魂不归体。

隐居云：卧处须当傍炉歇，烘焙衣衾常损人。

洗沐　书云：新沐发，勿令当风，勿湿萦髻，勿湿头卧，令人头风眩闷，及生白屑，发秃面黑，齿痛耳聋。

饮汤经宿，洗头成癣，洗面无光，作甄哇疮。

《闲览》云：目疾切忌浴，令人目盲。

栉发　真人曰：发多栉，去风明目，不死之道也。又曰：头发梳百度。

《安乐诗》云：发是血之余，一日一次梳，通百脉，散风湿。

大小便　书云：忍尿不便成五淋，膝冷成痹，忍大便成五痔。

努小便，足膝冷。呼气，努大便，腰疼目涩。

衣　书云：春冰未泮，衣欲下厚上薄，养阳收阴，继世长生。大汗偏脱衣，得偏风，半身不遂。酒醉汗出，脱衣靴鞋，当风取凉，成脚气。

《琐碎录》云：若要安乐，不脱不着，北方语也。若要安乐，频脱频着，南方语也。

食　书云：善养性者，先渴而饮，饮不过多，多则损气，渴则伤血；先饥而食，食不过饱，饱则伤神，饥则伤胃。又云：夜半之食宜戒，申酉前晚食为宜。

日暮　书云：早出含煨生姜少许，避瘴开胃。又旦起空腹，不用见尸，臭气入鼻，舌白起口臭，欲见宜饮少酒。

真人曰：平明欲起时，下床先左脚，一日无灾咎，去邪兼避恶，如能七星步，令人长寿乐。

旦无嗔恚，暮无大醉，勿远行。

书云：夜行用手掠发，则精邪不敢近；常啄齿，杀鬼邪。夜卧二足屈伸不并，无梦泄。有教人广者，朝不可虚，暮不可实。

——《摄生要录》

【述评】

沈仕，明代文学家，博学多才，于养生颇有造诣。沈氏恭辑前人养生之法，践行养生之术，终获遐龄。本篇理法兼备，多可借鉴。

【原文】

养　神

畜气养神　《宋苏颖滨集·再祭张宫保》文：畜气养神，以终其身中忘我以发照，外忘物而远尘。至于委化之日，泊然[1]天真。

保形以养神　《云笈七签》告曰：有者因无而生，形者须神而立。故有为无之宫[2]，形乃神之府，莫不全宅以安主，保形以养神。

真道养神　《老君实录》：老君谓尹喜曰：伪道养形，真道养神；神真道通，能亡能存。神能飞形，亦能移山；形为灰土，其可识焉。耳目声色，为子留愆[3]；鼻口所喜，香味是冤[4]。身为恼本，痛痒寒温；意为形累，愁毒忧烦。弗疾去，则志气日耗，寿命不延，其来久矣。子当先损诸欲，莫令意逸，闲居静处，精思斋室。丹书万卷，一如守一。常以虚为身，以无为心。无身之身，无心之心，可谓守神。守神玄通，是谓道同。其犹高山大泽，非欲虫鱼鸟兽，而虫鱼鸟兽归之。人能虚无无为，非欲于道，道自归之矣。

——《永乐大典·卷之二千九百四十九》

【注释】

[1] 泊（bó 勃）然：恬淡无欲貌。

[2] 宫：府，舍。

[3] 愆（qiān 千）：过失，过错。

[4] 冤：此处指由鼻口所喜香味过度而致疾生。

【述评】

养生形神并重，但往往又重静以养神。老子倡"专气致柔"；《黄帝内经》重"恬淡虚无"、"精神内守"；嵇中散又言"形神相亲"，"精神之于形骸，犹国之有君"。道家养生之论影响远矣。

【原文】

宝　精

宝精　《抱朴子内篇·微旨卷》：宝精爱气最其急也。并将服小药以延年命，学近术以辟邪恶，乃可渐阶精微矣。上阳子鲁川翁曰：精为生气，气能生神，营卫一身，莫大于此。养生之士，先宝其精，精满则气壮，气壮则神旺，神旺则身健而少病。

伤精　《山居备用》：多怒伤精。又诸热食咸物，竟不得饮冷水、醋浆水等，令人喜失声，减五味浓厚食，以免伤其精；省煎煿焦燥物，以免渗其血。

闭精　《三元延寿参赞书》：素女曰：人年六十者，当闭精勿泄。若气力尚壮盛者，亦不可强忍，久而不泄，致生痈疾。

——《永乐大典·卷之八千五百二十六》

【述评】

宝精为养生大义。《管子》"存精以养生"最为经典，又论存精之法为节欲、平正养心、调和饮食。反之则伤精、闭精，致百病生。反其道而行之者岂能不知此论？

【原文】

养生大旨

杂志曰：流水之声，可以养耳；青禾绿草，可以养目；观书绎理，可以养心；弹琴学字，可以养指；逍遥杖履，可以养足；静坐洞息，可以养筋骸。

以手扪胸，欲心清净；以手上下，欲气升降。大小便宜闭口勿言，夜寝不可语言。冬起欲迟，夏起欲早；春睡欲足，午睡欲少。

——《闲居杂录》

【述评】

四时摄养之论常有，而趋其利，去其害顺时养生者又有几人？

【原文】

养生之秘

物随息生，故数息可以致寿；物随气灭，故任气可以致夭。欲长生，只在呼吸求之；欲长乐，只在和平来之。

木以动折，金以动缺，火以动焚，水以动溺，惟土宜动。然而思虑伤脾，燔炙生冷，皆伤胃则动中仍须静耳。

琴医心，花医肝，香医脾，石医肾，泉医肺，剑医胆。

捷隐云：琴味甘平，花辛温，香辛平而燥，石苦寒，泉甘平微寒，剑辛烈有小毒。

——《幽梦续影》

【述评】

饮食、居处、兴趣爱好、所闻所听皆宜身心，可谓善养生者。

【原文】

《饮食须知》序

养生之道，莫先于饮食。易之"颐"[1]言：自求口实。而夫子以观其自养释之，自养则以节饮食释之。然饮食而不知其味，则亦何以能节？知味者何？知其正，复知其反。知其正则为养正之吉，否则为颠颐[2]而已矣。

凝阳朱君，有《饮食须知》一书，谆谆以味之相反者为言，其亦圣人欲人养正之旨也。君为人多才博物，于养生家言尤善，所称引老聃，一以孟子养气之说为归。夫养气之说何始乎？颐之初曰："舍尔灵龟，观我朵颐[3]。"盖龟以气为口实，以气自养，故正；虎以欲为口实，以欲自养，故颠。气为阳而欲为阴，养其阳则为太和之保合。太和者，浩然之谓也。嗟夫！吾人日用之间，以一饮一食之故伤其太和，使其气不能刚大以直而塞乎天地者，自古及今亦既比比而然。所以，易一书始终以饮食为言，始于需，曰需于酒食贞吉[4]；终于未济，曰饮酒濡首亦不知节也。盖惟贞所以为节，惟节所以为贞，贞与节相为始终，而后其所养乃正。然则，君饮食须知一篇，吾即以为易之外篇而"颐"卦之笺注也，亦何不可之有？

——《翁山文外》

【注释】

[1] 颐（yí 一）：卦名，震下离上。

[2] 颠颐：养正之害。颐，养。

[3] 朵颐：动腮帮进食，指快乐地享受口福之乐。

[4] 贞吉：养正则吉。

【述评】

圣人言"凡饮食滋味，以养于生，食之有妨，反能为害"，字字珠玑。屈氏言饮食养生，以《周易》之理论证"一饮一食"于养正之意，可谓新意别出。

【原文】

却老要诀

唐柳公度年八十余有强力，尝云："吾初无术，但未尝以气海暖冷物、熟生物，不以元气佐喜怒耳。"孟诜年虽晚暮，志力如壮，尝谓所亲曰："若能保身养性，尝须善言莫离口，良药莫离手。"明代海宁贾铭年百岁，太祖召见，问其平时颐养之法，对曰："要在慎饮食。"张本斯《五湖漫闻》云：余尝于都太仆坐上见张翁一百十三岁，普福寺见王瀛洲一百三十岁，毛间翁一百三岁，杨南峰八十九岁，沈石田八十四岁，吴白楼八十五岁，毛砺庵八十二岁。诸公至老精敏不衰，升降如仪，问之，皆不饮酒。若文衡翁、施东冈、叶如严，耄耋[1]动静与壮年不异，亦不饮酒。《松江府志》：李玉如大耋，犹健步行四十余里，或问以养生之术，曰："七情之中，惟怒难制，我能不怒而已。"吾邑皇甫凯承茂才烺，耄年矍铄[2]，能于灯下作细字，卒年九十六。余尝叩以何术摄生，曰："无他，五十岁后不御内，生平不使腹受饿，尝携佩囊置食物，饥即啖之而已。"此皆可为却老要诀。

——《冷庐杂识》

【注释】

[1] 耄（mào 貌）耋（dié 迭）：年纪很大的人。耄，八十岁；耋，九十岁。

[2] 矍（jué 厥）铄（shuò 朔）：精神健旺，老而强健。

【述评】

养生不废医药，节制饮食，至于饮酒一论则见仁见智。养生尝有"服水辟谷"者，孙思邈称"水德最灵"；葛洪记述"符水辟谷"者获延年之效，此"水"常指酒类。

【原文】

动　静

《吕氏春秋·尽数》云："流水不腐，户枢不蝼，动也。形气亦然。"《关尹子·四符》亦云："人勤于礼者，神不外驰，可以集神；人勤于智者，精不外移，可以摄精。"其义尤粹。而《庄子·在宥》引广成子语云："无劳汝形，无摇汝精，乃可以长生。"似与吕览之言相左。不知户枢之动也不移，流水之动也不杂，皆以专为功者。无劳无摇，正所谓其静也专，无异理也。若借户枢为他楔，入流水于汙潦[1]，鲜有不蠹不腐者矣。吕新吾言："在篋香韫[2]，在几香损，在炉香烬[3]。"则可与庄子之旨，互相发明矣。

治　心

宋李畋九河公语录载：畋苦疷[4]，即瘝[5]，请谒。公曰："子于病中曾会得移心法否？"畋曰："未也。"公曰："人能于病中移其心，如对君父，慎之静之，自愈。"《金史》：杨云翼常患风痹，得稍愈，哀宗问愈之之方，对曰："但治心耳，心和则邪气不干，治国亦然。"余谓此真刀圭[6]之最良者也。未病时得此可以不病，已病时得此可以愈病。余者在云间大病，四体如炙，此心颇觉忙乱，因而自问曰：如果此病不起，只索委顺，忙乱无益也，遂一念不动。至晚，汗下如雨，病竟痊。

喜乐过甚亦伤生

人但知过怒过哀足以害性，而不知过喜过乐，亦足以伤生。《淮南子·原道训》曰："大怒破阴，大喜坠阳。"《汉书·东方朔传》曰："乐太甚则阳溢，哀太甚则阴损。"阴阳变则心气动，心气动则精神散而邪气及。故论衡教人忍怒以全阴气，抑喜以养阳气。《颜氏家训》亦云："大喜荡心，微抑则定；甚怒烦性，稍忍即歇。"语尤切实可守也。

学道养生

黄陶庵曰：伊川先生[7]谓张绎曰："吾受气甚薄，三十而寖[8]盛，四十五十而后完。今生七十二年矣，较其筋骨，于盛年无损也。"又曰："人待老而后保生，是犹贫而后蓄积，虽勤亦无补矣。"绎曰："先生岂以受气之薄而后为保生耶？"先生默然，曰："吾以忘身徇欲，为深耻。"他日，归自涪州，气貌容色须发，皆胜平昔。门人问何以得此，先生曰："学之力也。大凡学着，学处患难贫贱，若富贵荣达，即以不须学也。"观先生语，则知学道养生，本是一串事。但学道者虽养生亦为学道，养生者虽学道亦为养生耳。余尝十日九疾，生产作业之事，既不能自力，而读书作文，亦皆苦不能精思，只坐气薄耳。自今于喜怒哀乐上理会，即病即药。不须外求也。

——《退庵随笔》

【注释】

[1] 汙潦（lǎo 老）：积水。汙，"污"的异体字
[2] 韫（yùn 运）：收藏。此处意指保存完好。
[3] 烬：熄灭。
[4] 畋（tián 田）苦痁（shān 山）：李畋患疟疾。痁，指患病多日的疟疾。
[5] 瘳（chōu 抽）：病愈。
[6] 刀圭：古时量取药物之用具。此处指药物。
[7] 伊川先生：理学开山，二程之程颐。
[8] 寖（jìn 尽）：渐渐地。

【述评】

动静共养，忌过与不及，尤忌过激行为。又有"动以养形"、"静以养神"之论。"道学"即理学，理学家养生注重养气，并推崇"半日静坐，半日读书"的养气之术。

明清养生现代研究论文选录

《养生类要》的饮食养生思想研究

合理饮食对于养生极为重要，吴正伦继承了《黄帝内经》食养食疗的学术思想，同时根据自己的实践提出"养人先以五味五谷，次以五药"，"人知饮食，所以养生，不知饮食失调亦能害生。故能消息使适其宜，是贤哲防于未病"，饮食是维持人体生命活动不可缺少的物质基础，是人体气血生化的源泉，合理的饮食能够养生，不当的饮食反而会害生。可见饮食养生的重要性。现将《养生类要》饮食养生思想做一简要探讨，为研究现代饮食养生提供借鉴。

一、饮食物的选择

1. 饮食需五味调和　吴正伦认为饮食五味需调和，不欲偏多，多则损害五脏健康。调节饮食，谨和五味，合理搭配等是目前饮食五味养生的重要途径，切忌"过"和"偏"。

2. 选择适宜食物，忌食不宜食物　根据当时身体状况选择食物，如产后饮食物的选择原则为"产后忌食一切生冷、肥腻、滞硬难化之物，唯藕不忌"；疾病时，选择有利病情恢复的食物，如"肝病宜食小豆、犬肉、李、韭"，忌食不利病情的食物，如"风病者，勿食胡桃"，"疟症勿食羊肉，恐发热至重"；吴正伦记载了十余种服药时的忌食食物，有些在现代依然适用，如"服人参忌萝卜"，"服茯苓忌醋"，"服鳖甲忌苋菜"。

3. 老年人养生提倡食粥　吴正伦在"养老类"篇中记载了益精强肾、聪耳明目的鸡头实粥，补脾胃，益心肾的莲肉粥，治疗脾胃虚弱，疏风湿、壮筋骨的薏苡仁粥等粥方。清代曹庭栋亦认为老年人养生应注重调摄脾胃，推崇食粥，其在老年人养生专著《老老恒言》中列粥谱达一百种。从现代的养生角度来说，老年人表现出味觉、咀嚼、消化及吸收功能减退，易患各种慢性病等身体特征，而粥类具有易于咀嚼、消化，营养丰富，补养身体，祛病延年等特点，对老年人尤宜，现代养生亦提倡老年人食粥。

4. 避免有害食物　包括非本时节的瓜果，自死的动物，异常的食物，如"一梨大如斗，食者皆死"，有毒的食物，一些食物不宜生食，宜熟食，如"鸡头子名芡实，生不宜食，熟能益肾补精，亦可疗饥"，异常的动物内脏，如"羊心有孔者，食之杀人"，存储不当的饮食物，如"铜器内盛水过夜不可饮"，搭配不合理的食物，吴正伦在"食物所忌所宜"篇列举了一些不合理的饮食搭配，如"糯米过熟则佳，忌与苍耳、马肉同时食用"，"生姜与蜜同食做胀，下痢腹痛"。

5. 饮食解毒方法　吴正伦在"解饮食诸毒"篇记载了十余种饮食中毒的解毒方法，有些方法现代仍在使用，如"诸瓜毒，煎本瓜皮汤解"，"中蟹毒，煎紫苏汤或者冬瓜汁、生藕汤皆可解"。另有一些如用猪骨、地浆水等解毒方法的科学性和有效性尚难定论，有待考证。

二、因时择食

关于食物的进食时间，吴正伦认为"不宜夜食"，否则会因"脾不磨食"而损胃，终致"翻胃之疾"。现代养生亦讲究不可过晚进餐，否则不仅影响消化，还影响睡眠质量。另外，吴正伦认为一些食物的选择需考虑时间因素，如"兔肉八月至十一月可食"，再如"生姜九月九日勿食，伤人损寿"，"白鸭补虚，六月忌食"，这些说法在现代来说缺乏一定的科学依据，是否如此，还有待考证。

三、提倡温食

吴正伦认为饮食"无论四时，常欲温暖。夏月伏阴在内，暖食尤宜"，这在现代依然适用，有研究表明"在消化道内，食物的消化过程在接近体温的温度下进行……热食则有利于人体对食物营养的吸收"。结合中国人体质和饮食习惯，长期食用暖食更适宜。夏季身体外热里寒，多食寒凉易导致脾阳受损，故夏季饮食应慎食寒凉，暖食为佳。另外，还有研究表明"劳动或运动后，人的咽喉部处于充血状态，若突然遇到冷的刺激……引起疼痛和声音嘶哑等局部症状"，所以，劳动或运动后的饮食也应以暖食为主。另外，吴正伦还认为"食热物后不宜再食冷物，食冷物后不宜再食热物，冷热相激，必患牙疼"。

四、饮食适量原则

吴正伦认为饮食"不欲苦饱，饱则筋脉横解，肠癖为痔"。现代养生学认为饱食不仅对胃肠道造成伤害，还会影响智力、缩短寿命。吴正伦还认为"食欲少而数，不欲顿而多"。同时，吴正伦认为一些对人体有益的食物，若多食、久食，也会影响健康，如"醋多食助肝损脾胃，损人骨，坏人颜色"，"白萝卜消痰下气，利膈宽中，久食耗肺气"。所以日常饮食应注意食物的摄入量，切不可多食、久食。吴正伦还提出"不欲极饥而食，饥食不可过饱；不欲极渴而饮，渴饮不欲过多"，大渴大饥时一定要控制喝水量和饮食量，否则会对身体造成伤害，严重者还会血气失常，无法挽救，应予以避免。

五、茶酒饮用方法

吴正伦认为茶"宜少，否则不饮尤佳，多饮则去人脂肪，令人下焦虚冷……唯饱食后一二茶盏无妨，最忌点盐及空心饮"。吴正伦认为少量饮酒"能引滞气、导药力、调肌肤、益颜色、通荣卫，辟秽恶"，其在"养老类"篇中记载了固本酒、菖蒲酒、菊花酒、冬青子酒、紫苏子酒等有益于老年人的药酒。李时珍亦称"酒，天之美禄也。面鞠之酒，少饮则和血行气，壮神御寒，消愁遣兴"，其在《本草纲目》中记载了许多有养生保健作用的药酒。酒多饮则会伤肝、伤胃、伤肾。若饮酒过多，吴正伦认为"吐之为妙"，同时他还认为"饱食之后"尤不可饮酒。吴正伦还指出酒后"不可饮冷水、冷茶，"否则会伤肾，导致"腰膝沉重，膀胱冷痛，水肿消渴"等病症；"酒后不得风中坐卧"，否则会"令人四肢不遂"。关于酒后饮茶，李时珍《本草纲目》亦有明确论述："酒后饮茶伤肾，腰腿坠重，膀胱冷痛，兼患痰饮水肿"。现代养生亦不提倡酒后饮茶解酒。

六、营造良好进食环境

吴正伦认为"脾好音声，闻声即动而磨食"，道家也有"脾脏闻乐则磨"的说法，可见音乐有助于消化，吃饭时和饭后听音乐对养生是大有裨益的。

七、饭后养生方法

吴正伦认为"不宜食后便卧，及终日稳坐，皆能凝结气血，久则损寿"，而且指出"食后便卧令人患肺气、头风、中痞之疾"。饭后可"以手摩腹数百遍，仰面呵气数百口，趑趄缓行数百步"来帮助消化。饱食后"不得速步、走马、登高、涉险，恐气满而激，致伤脏腑"。这些饭后养生方法及注意事项在现代依然适用。此外，古人常用的饭后养生方法还有食后慢步、食后赏音乐、食后漱口，现代养生认为饭后用浓茶漱口能预防与缓解多种口腔疾病。

八、结语

以上从《养生类要》关于饮食物的选择，因时择食，提倡温食，饮食适量原则，茶酒饮用方法，营造良好的饮食环境，饭后养生等方面的论述，探讨了《养生类要》的饮食养生思想，如饮食五味调和，合理搭配，老年人宜食粥，服药时忌食部分食物，饮食适量，不可过晚进餐，饮酒适量，饭后养生等很多养生思想在现代依然适用。但是《养生类要》成书于明代中晚期，距今已有400余年历史，由于受当时历史环境和时代特点的限制，书中一些饮食养生内容，如九月九日不可食姜，猪骨解毒方法等的有效性和科学性尚难定论，研究时应有所取舍，取其精华，去其糟粕，挖掘其有价值的饮食养生思想，为研究现代饮食养生提供借鉴。

孙晓生，米菲菲.《养生类要》的饮食养生思想研究. 新中医，2013，45（4）：218～219.

《本草纲目》的养生思想研究

明代李时珍遵循《黄帝内经》要旨，阐发岐黄养生之精微，兼收并蓄百家养生之奥诀，一一载入《本草纲目》之中，现举要研讨如下。

一、食疗养生思想

食疗在我国起源很早，有"药食同源"之说。早在《黄帝内经》中就提出"毒药攻邪，五谷为养，五果为助，五畜为益，五菜为充，气味合而服之，以补精益气"的膳食配制原则。《本草纲目》中不但食疗药物十分丰富，而且具有辨证施膳，药粥药酒并重的特点。

1. 药物众多，搜罗广博　《本草纲目》把食物纳入本草中。李氏指出："水为万物之源，土为万物之母。饮资于水，食资于土，饮食者，人之命脉也，而营卫赖之。"全书收载谷物 73 种，蔬菜 105 种，果品 127 种及一些可供食疗的药物，至今仍为临床和民间常用，所载 444 种动物药中，有许多可供食疗使用，且营养丰富。

2. 辨证施膳治病强身　辨证施治是中医认识疾病和治疗疾病的基本原则，是中医药学的基本理论特点之一。李氏的辨证施膳是以这一理论为指导实施的，综观《本草纲目》的食疗方，体现了李氏"同病异治"、"异病同治"的辨证施膳思想，如对肝虚目赤病症，李氏采用补肝的食物治疗，"青羊肝，薄切水浸，吞之极效"；又如对血热目赤病症，李氏采用清热凉血的生地浸泡粳米，以粳米粥治疗，如"睡起目赤肿起，良久如常者，血热也。卧则血归于肝，故热则目赤肿，良久血散，故如常也。用生地黄汁，浸粳米半升，晒干，三浸三晒。每夜以米煮粥食一盏，数日即愈。有人病此，用之得效"。对老人脚气、消渴引饮两种不同的病症，因为都表现有脾胃虚弱证，李氏均采用补虚弱、益中气的猪肚治疗，"老人脚气，猪肚一枚，洗净切作生，以水洗，布绞干，和蒜、椒、酱、醋五味，常食。亦治热劳"；消渴饮水，日夜饮水数斗者。心镜：用雄猪肚一枚，煮取汁，入少豉，渴即饮之，肚亦可食。煮粥亦可"。

食物和药物一样，有五味及寒、热、温、凉之性，李氏根据食物和药物的四性、五味辨证选择药物，以之来矫正脏腑机能之偏盛偏衰，使脏腑机能恢复平衡，增强机体的抵抗力和免疫能力。如《本草纲目》附方中的羊肉汤："张仲景治寒劳虚羸，及产后心腹疝痛。用肥羊一斤，水一斗，煮汁八升，入当归五两，黄芪八两，生姜六两，煮取二升，分四服。"

3. 药粥药酒并重，食养尽之　药粥是食疗的一个重要组成部分，《本草纲目》中记载着常用的药粥五六十种，这些药粥都是选用一定的中药和米谷之物共同煮制而成的，对于疾病初愈，身体衰弱者是很好的调养剂，有的能治疗或辅助治疗某些疾病。

药酒也是食疗的一个重要组成部分。药酒的制法是以酒为溶液，药为溶质，采用一定的方法制成的饮料。它主要是使药物之性，借酒的力量，遍布到全身各个部位。《本草纲目》中明确标明的药酒有 80 种之多，这些药酒中，有补虚作用的人参酒等 24 种，有治疗风湿痹病的薏苡仁酒等 16 种，有祛风作用的百灵藤酒等 16 种，有温中散寒，治疗心腹胃痛的蓼汁酒等 24 种。

为了使食疗药物的药性发挥并保持食物的风味，李氏在《本草纲目》中采用了盐、葱、姜、枣、蒜、薤等调味料，使用了煮、浸酒、粥食、煮成汁、捣成膏、捣作饼、上盐作羹食等多种烹制药膳的方法，体现了"药食同源"的思想，收到"食助药力，药助食威"的效果。该书还记载了"饮食禁忌"、"服药食忌"、"相反诸药"等内容，并记录了我国历代食疗的佚文。在这些佚文中，有孟诜著的《食疗本草》，陈士良著的《食性本草》，吴瑞著的《日用本草》等。

二、药物养生思想

药物养生古人称为服食，即通过吞食药物以求得养生保健、延年益寿。《神农本草经》《备急千金要方》《饮膳正要》等医学古籍中，都有服食专论。在《本草纲目》中载有大量长生、不老、延年、益寿、神仙、增年、却老、耐老、增寿等功用的药物和服食类的方剂，《本草纲目》的药物养生特点如下。

1. 补肝肾，延年益寿　肾藏精，主生长发育与生殖，精气是构成人体的基本物质，也是人体生长发育及各种功能活动的物质基础，故《素问·金匮真言论》曰："夫精者，身之本也。"《素问·上古天真论》又曰："肾者，主水，受五脏六腑之精而藏之，故五脏盛，乃能泻；今五脏皆衰，筋骨解堕，天癸尽矣，故发鬓白，身体重，行步不正，而无子耳。"这一论述，明确地指出了肾中精气盛衰决定着机体的生、长、壮、老、死。李时珍继承了《内经》的养生理论，认为肾为先天之本，对人体的生殖、发育、衰老起着巨大的作用，强调肾间命门的作用，指出"命门指所居之府而名，为藏精系胞之物……为生命之原，相火之主，精气之府。人物皆有之，生人生物，皆由此出"。肾藏精，肝藏血，精血之间相互滋生转化，有"肝肾同源"之说。综观《本草纲目》，在该书 1 万多首附方中，有 390 多条记载有轻身、抗衰老方药和一些服食的长寿案例，其中补肝肾方药约 90 多条。

2. 调脾胃，养生防病　《黄帝内经》认为："脾胃者，仓廪之官，五味出焉。"脾胃功能是否正常与饮食的消化吸收有密切关系，脾胃虚衰必然引起气血不足，出现毛发脱落变白，肌肤焦枯，目不明，睡不实以及易倦嗜卧等衰老征象。李氏认为"脾乃元气之母"，"土为元气之母"，力倡脾胃功能健运，元气充沛，则不易致病，如《本草纲目·卷十二·黄精》曰："土者万物之母，母得其养，则水火既济，木金交合，而诸邪自去，百病不生。"《本草纲目·卷三十三·莲藕》曰："母气既和，津液相成，神乃自生，久视耐老。"充分体现了李时珍调脾胃，养生防病思想。在《本草纲目》养生延寿药物中，调脾胃的方药有 70 余种，多为临床所用，如药物有人参、白术、甘草、灵芝等，方有参术膏、人参膏、白术膏等。

3. 脏腑虚衰，补通结合　脏腑经络虚衰，阴阳气血不足为衰老的根本。气虚不能行血可致血瘀；血虚脉道涩滞亦可以致瘀；阳虚生寒，寒凝血瘀以及气虚可以生痰等等。衰老的根本原因是"正虚夹瘀"，延缓衰老应以补肾为主，健脾益气、养血、行气、化瘀兼顾。综观《本草纲目》养生延寿方药，主要以温肾阳，补肾阴，益精填髓，健脾养肝为主，同时佐以通利活血药物，达到补虚不留邪，变呆补为活补的目的。如李氏在补药中加入行气药，可收事半功倍之效，"木香……与补药为佐则补，与泄药为君则泄也"，"用破固纸补肾，肉豆蔻补脾，二药虽兼补，但无幹旋，往往常加木香以顺其气，使之幹旋，空虚仓廪。仓廪空虚则受物矣，屡用见效，不可不知"。又如在补药中加入通利药，补而不腻，可长期服用。如仙茅丸中加入车前子和白茯苓，"壮筋骨，益精神，明目，黑髭须。仙茅二斤，糯米泔浸五日，去赤水，夏月浸三日，铜刀刮锉阴干，取一斤；苍术二斤，米泔浸五日，刮皮焙干，取一斤，枸杞子一斤，车前子十二两，白茯苓去皮，茴香炒，柏子仁去壳，各八两，生地黄焙，地黄焙，各四两，为末，酒煮糊丸如梧子大。每服五十丸，食前温酒下，日二服"。

《本草纲目》是我国本草学中一部承前启后的伟大著作，全书载药物 1892 种，附方一万多首，集明以前医药学之大成，书中养生理论和经验值得我们发掘、整理和借鉴。

邓小英.《本草纲目》的养生思想研究. 四川中医，2007，25（8）：32～33.

李渔养生思想与杨朱哲学

明清时期是中国医学养生学发展繁荣的又一重要时期，养生家们从各自的立场出发，提出过不同的养生理论。儒士、僧人、道家、医士等等纷纷著书立说，推介养生。明末清初的养生大家李渔，以孔子之徒自居，声称自己是儒家养生理论的崇拜者。他在《闲情偶寄·颐养部·行乐第一》中说："养生家授受之方，外借药石，内凭导引，其借口颐生而流为放辟邪侈者，则曰比家。三者无论邪正，皆术士之言也。予系儒生，并非术士，术士所言者术，儒家所凭者理。"他的养生理论在个别养生细则上确实遵从了儒家原则，但其养生的基本观念则背离了儒家养生道德，而与道家特别是道家化的杨朱学派养生哲学存在较多的一致性。下面就李渔养生学与杨朱学派养生哲学作一下对比，以期进一步梳理李渔养生思想的来龙去脉，为李渔思想的研究提供有益的帮助。

一、杨朱"贵生"哲学与李渔的"及时行乐"思想

杨朱学说在战国前期时曾为显学，产生过很大的影响。战国中期以后，杨学思想被道家和法家所吸收，并逐渐与各家合流，杨学遂一蹶不振，自此势微。杨朱之后，后世学者多将《吕氏春秋》中提到的子华子、詹何之流称之为杨朱学派，他们的观点散存在各家著作中，如《孟子》《庄子》《韩非子》《淮南子》《吕氏春秋》，以及晋人张湛作注的《列子》等。从这些著作中，我们大致了解了杨朱学派的主要思想及其发生发展。作为一个道家学派，一种养生学说的范本，它对后世的养生学说及人们的思想观念产生了极大的影响。

杨朱的养生哲学最早是在与墨子学说的论战中阐明的。杨朱认为，人生在世，得百年之寿者，千无一人。即使能得百寿之福，然痛疾哀苦，亡失忧惧，伴随终身，使人不能快乐。解决的办法只有"贵生"。他说："圣人深虑天下，莫贵于生。"在这里，杨朱提出了他的"贵生"思想。综观杨朱思想的文献记载，杨朱"贵生"养生哲学大旨可概括为两个层面的意义。第一，全身葆真是人生的最高境界，也是人生追求的终极目标。"全生葆真，不以物累形，杨子之所立也""道之真，以持身；其绪馀，以为国家；其土苴，以治天下。由此观之，帝王之功，圣人之馀事也，非所以完身养生之道也"。在杨朱看来，生命高于一切，人生的价值就是全身葆真，完身养生，尽享天年。其余像管理国家、统治天下只是圣人之"绪余"、"土苴"。帝王之功，只是圣人的余事，不能算是达到了圣人的境界。第二，心是自己的主宰，从心而动，从性而游。放纵自己

的心性，满足自身的欲望，才是贵生的主要手段。贵生就意味着"贵己"。"贵己"是一种人生价值，"贵己"意味着自己是自身的主宰。在杨朱看来，贵己是天赋之权利，不能为"刑赏所禁劝，名法之所进退"。只有摆脱物役，不为物累，冲破人为束缚，追求生活的真切自在，才能达到"贵生"的境界。

在《闲情偶寄·颐养部》开篇，李渔阐明了养生哲学的基本观点。李渔认为，造物生人一场，为时不满百岁，即使得以永年，亦非无限时光，使人徒有百岁之名而无享乐之实。故造物以死相劝，劝人及时行乐。这段论述与杨朱的言论何其相似。第一，他强调生命是短促的，应及时享乐。第二，人生是可贵的，享乐是人的基本权利，是至仁之事。这段论述完全可以看作李渔版的"贵生"宣言。

在孟孙阳与杨朱的一段关于生死和行乐的对话中，当孟孙阳问及关于贵生爱身可以不死久生的问题时，杨朱断然否定了他的说法，认为贵生养生"理无不死"，"理无久生"。养生的目的并非是求得久生不死。那么，正确的态度是：既生，则要"究其所欲，以俟于死"。将死，则要"究其所之，以放与尽"。这就是说，杨朱不认为有超越生死界限的东西存在，不承认世界的彼岸性。认为人在有生之年，要废而任之，尽情行乐，以至于死。如上所述，李渔也从自然与人的关系着眼，来探讨养生对于个体的"人"的重要性，又从生与死的关系来阐述享乐的紧迫性。他说"造物生人一场，为时不满百岁"，承认生死规律的不可逆转性。同时他又不相信未来世界的彼岸性。因此劝人以死为戒、顺应自然、及时行乐。这与《列子·杨朱》所崇尚的上古之人"从心而动，不违自然所好"，"从性而游，不逆万物所好"的养生原则没有太大的区别。他毫不讳言人的享乐权利，并把它作为终极、无条件、整体、永恒的价值和意义所在。"好色之心人皆同，不分男妇与雌雄"。这与杨朱《吕氏春秋·情欲》的"天生人而使有贪有欲"，"口之欲五味，目之欲五色，耳之欲五声，是人之常情"，"虽神农、黄帝，其与桀、纣同"，也没有什么不同。

在另一方面，杨朱与李渔都认识到杜情绝欲对人的危害。杨朱将人生分为四类，其中最下一类他谓之"迫生"。"所谓迫生者，六欲莫得其宜也，皆获其所甚恶者。服是也，辱是也。辱莫大于不义，故不义，迫生也。而迫生非独不义也，故曰迫生不若死"。李渔则谓："若杜情而绝欲，是天地皆春而我独秋，焉用此不情之物而作人中灾异乎！"在这个问题上，二者认识是如此的一致，他们对禁欲论者是如此的愤激以至于视若寇仇，可以看出他们对禁欲主义的激烈态度。因此，杨朱与李渔都特别关注个体现世的生存权利与享乐权利。他们高举享乐主义的大旗，著书立说，为"我"正名，为"享乐"正名，提倡人本主义的养生伦理，自然引起轩然大波，为道德主义者所不容。

和其他养生学说相比，杨朱学派与李渔养生哲学又一个共同的特征是漠视人与社会的关系，漠视个人社会道德的修养对养生的重要性，而特别关注人在自然之中的生物性特征问题，并将其哲学导入"行乐第一"享乐主义范畴。为享乐而享乐，把享乐作为人生的终极目标和价值体现，从隋唐至明清的千余年历史中，这种思想在养生家的著述中比较少见。这在杨朱学派，是确立一种新的道德观念，以与墨子为代表的先秦功利主义学说以及后来的道德主义倾向相对立，具有始创意义。而对明末清初的李渔来言，也是在借古以纠谬，未尝不是一种创新。

二、"圣人修节以止欲"，适欲与节欲

在后人看来，杨朱给人的印象有两点，一是极端的利己主义者，一是主张纵欲，追求肉体的快乐。如上所述，杨朱肯定人的情欲，肯定享乐主义，是一个典型享乐主义者。但杨朱并非主张一味地纵欲，他的情欲观中也有辩证的因素。

首先，他认为，人的欲望是与生俱来的，任何人都有。人一旦有了情欲，就要任从冲动，勿壅勿塞。"晏平仲问养生于管夷吾。管夷吾曰：肆之而已，勿壅勿阏。晏平仲曰：其目奈何？夷吾曰：恣耳之所欲听，恣目之所欲视，恣鼻之所欲抽，恣口之所欲言，恣体之所欲安，恣意之所欲行。"其次，他又认为欲望过多，纵情恣性，则会伤生。只有啬精止欲，才能寿长。圣人和得道者，多能修节以止欲，因而能够享受持久的快乐。"耳目鼻口不得擅行，必有所制。譬之若官职，不得擅为，必有所制。此贵生之术也"，"天生人而使有贪有欲。欲有情，情有节。圣人修节以止欲，故不过行其情也"，"论早定则知早啬，知早啬则精不竭。秋早寒则冬必暖矣，春多雨则夏必旱矣。天地不能两，而况于人类乎？"

李渔的观点是，既反对绝欲，又反对纵欲。养生中最有价值的是为情欲正名，肯定人的生物性特征。他说："京师之内，只有挂长寿匾额的平人，没有起百岁牌坊的内相。"另一方面，李渔认识到，若是不分时间场合

身体状况而纵欲，便是危道、杀人之道。正确的途径是适欲。不可太疏，亦不可太密，不可不好，亦不可酷好。在《肉蒲团》第一回中，他把男女之欲比作人参、附子，把房室之乐比作医药，这种适欲观既不是出于道德角度，又与后世养生术有明显区别。事实上，适欲是中国房室养生的精华。从《黄帝内经》《抱朴子》到《千金翼方》都提倡"节宣之和"。但古代房室理论，尤为注重房室交合的种种限制。明清时期的养生家们大多也是这样主张的。如《景岳全书》《遵生八笺》《达生篇》等等。他们往往从"术"的角度，从传统的阴阳五行、天人相应观念，或从礼教观念和宗教观念出发，为男女交合设置了许多限制，规定天忌、地忌、人忌等等。有些限制用现代眼光看来是毫无道理的，甚至走入了窒欲、绝欲的死胡同，徒失传统养生之自然特性，这是李渔所不满的。于是，李渔便有了"节色欲第四"。他列举了节欲的六种类型：快乐过情，忧患伤情，饥饱方殷，劳苦初停，新婚乍御，隆冬盛暑。其主要出发点是养精保气，以求常乐。这些原则汲取了古代道家化的杨朱学派和医家的养生思想之精华，摆脱了后世养生家们的术数，其内容与现代养生思想多所吻合。

三、"守名而累实"与"知足长乐"

杨朱在谈到三皇五帝历史时，慨叹曰："太古至于今日，年数固不可胜纪。但伏羲以来三十余万岁，贤愚、好丑、成败、是非，无不消灭，但迟速之间耳。矜一时之毁誉，以焦苦其神形，要死后数百年中余名，岂足润枯骨？何生之乐哉？"他认为，贵为帝王，争一时之毁誉、百年之余名而焦苦劳形，终成枯骨，实无意义，何如生之乐来得实在？杨朱此言虽仍在强调他的贵生哲学，但在这段话里，他又提出了一个哲学命题，即名与实的关系问题。在他看来，好名必然戕身害形，使人不能快乐。他也曾拿舜、禹、周、孔四圣与桀、纣对比，得出结论："彼四圣虽美之所归，苦以至终，亦同于死矣。彼二凶虽恶之所归，乐以至终，亦同归于死矣。"在这里，杨朱从他的享乐哲学出发，对桀纣的纵欲似乎有所肯定，认为桀纣正因为不贪功利，才能够享人之至乐，是有价值的。这是帝王的享乐，至于富人穷人的享乐，杨朱也有一段论述。他说"原宪窭于鲁，子贡殖于卫。原宪之窭损生，子贡之殖累身"，"然则窭亦不可，殖亦不可，其可焉在"，"可在乐生，可在逸身。故善乐生者不窭，善逸身者不殖"。杨朱认为，生民困苦劳顿，不得休息，主要是为寿、名、位、货四者，"守名而累实"，倘不为名利，便不会损生累身，便无是非贤愚的区分，自然可以从心所欲，为乐终身。

李渔养生标举"行乐第一"的主张，他说："兹论养生之法，而以行乐先之。"然而，社会上人有差等。贫富贵贱，享乐的条件与环境也不相同。如何使各阶层的人都能行乐？养生家李渔开列了一套养生处方，李渔谓之行乐之法。李渔说："此术非他，盖用吾家老子'退一步'法，以不如己者视己，则日见可乐；以胜己者视己，则时见可忧。"在"颐养部"中，他认为汉武帝好大喜功，李广耻不如人，必欲封侯，终至兵败身死，都是不善行乐者。而汉之文、景，唐之郭子仪，则知足常乐，是深得养生之道的人。这正可作为杨朱所谓"守名而累实"的很好注脚。解决的途径是用上述老子的"退一步"法。"故善行乐者必先知足。二疏云：知足不辱，知止不殆。不辱不殆，至乐在其中矣"。这是李渔心理养生的总原则。他还针对不同的情况开列不同的处方：帝王有帝王的行乐之法——思人间艳慕帝王者，求为片刻而不能，我之至劳，人之所谓至逸也。贵人有贵人的行乐之法——知足，富人有富人的行乐之法——分财消灾，贫贱者有贫贱者的行乐之法——和不如己者相比。总之，行乐的关键是乐天知命，知足长乐。这一养生心理原则是他养生方法中最富特色，也是自己最为看重的养生方法。这种方法历来被人诟病，是因为他消极主义的人生哲学。确实，李渔要人抛开名利，远离现实，堕入自欺欺人的心理幻影之中，以取得片刻的陶醉与快乐。这种养生心得，与道家哲学和后期有浓厚道家色彩的杨朱学派的养生哲学遥相呼应，两者之间有着割不断的联系。至于李渔通过何种途径接受杨朱学派学说以及李渔养生思想与晚明心学的关系问题，因限于篇幅，无法展开论述，容后另文再论。

张成全. 李渔养生思想与杨朱哲学. 河南师范大学学报（哲学社会科学版），2006，33（2）：116～118.

《老老恒言》对《内经》四时养生的发挥

《老老恒言》又称《养生随笔》，由清代著名养生学家、文学家曹庭栋著，是汇集清以前各家养生思想，并结合作者自己的切身体会总结编纂而成的养生学专著。其《晨兴》篇中，引用《内经》关于春、夏、秋、冬四时作息时间的论述："春宜夜卧早起，逆之则伤肝；夏同于春，逆之则伤心；秋宜早卧早起，逆之则伤肺；冬宜早卧晚起，逆之则伤肾。"《内经》从"四时"的角度阐释了作息所要遵循的规律。然而曹庭栋不赞同《内经》所言，转而提出"况乎日出而作，日入而息，昼动夜静，乃阴阳一定之理，似不得以四时分别"，认为仅从"昼夜"的角度论述足矣。现试对二者进行如下的比较分析。

一、《内经》重视"四时"

一年四时昼夜长短是逐渐变化的，以二十四节气中的冬至、春分、夏至和秋分为例。冬至昼最短、夜最长。冬至以后，白昼逐渐变长，黑夜逐渐变短。夏至昼最长、夜最短。夏至以后，白昼逐渐变短，黑夜逐渐变长。春分、秋分在夏至与冬至间，是白昼与黑夜等分的两个节气。如冬日昼短夜长，为了顺应四时昼夜长短的自然变化，则早卧晚起；而夏日昼长夜短，则夜卧早起，使之与自然和谐。

人作为大自然万千世界中的一分子，自然而然地顺应四时春生、夏长、秋收、冬藏的变化规律。所谓"人法地，地法天，天法道，道法自然"，《老子》主张效法大自然万事万物的变化，治国与治身亦如是。对于人体而言，《内经·四气调神大论》中明确指出："故阴阳四时者，万物之终始也，死生之本也，逆之则灾害生，从之则苛疾不起。"《内经》重视"四时"的变化，认为顺从四时阴阳为治未病之根本。

二、《老老恒言》重视"昼夜"

曹氏在《晨兴》篇提出"说见《内经》，养生家每引以为据"，不同意《内经》的观点，转而指出"愚谓倦欲卧而勿卧，醒欲起而勿起。勉强转多不适，况乎日出而作，日入而息，昼动夜静，乃阴阳一定之理，似不得以四时分别"，认为作息时间不必以春、夏、秋、冬四时区别对之，顺应"昼夜"动静、阴阳的变化即可。相比《内经》，曹氏更重视遵循的是随着每天太阳升起、落下而产生的昼夜变化规律。如《孟子》所云"颂其诗，读其书，不知其人，可乎？是以论其世也"，了解作者的生平，以全面理解其思想。曹庭栋为嘉善人，今属浙江省。众所周知，南方的四季没有北方分明，四季昼夜长短的差异也不似北方明显。曹氏认为"作息时间昼夜别之足矣，无需四时分别"的观点，一方面也由其长年在南方生活的背景所决定的。

三、《老老恒言》与《内经》似异而实同

《内经》认为，"因天时而调血气"，《八正神明论》篇中指出"月生无泻，月满无补，月郭空无治"，人体的气血随着月亮弦、望、晦、朔而变化。《内经》提出"得时而调之"，不仅指的是一月之中月郭的变化，一年之中四时及一日之中昼夜的变化亦如是。如现代科学提出的一系列节律变化：日节律、月节律、年节律等。一月之内，每日的昼夜变化即日节律构成月节律；一年之中，十二个月的月节律构成年节律。如《内经》"顺气一日分为四时"中所指出的"春生、夏长、秋收、冬藏，是气之常也，人亦应之。以一日分为四时，朝则为春，日中为夏，日入为秋，夜半为冬。朝则人气始生，病气衰，故旦慧；日中人气长，长则胜邪，故安；夕则人气始衰，邪气始生，故加；夜半人气入脏，邪气独居于身，故甚也"。由此可见，一日之中"朝"、"日中"、"夕"、"夜半"如同一年之中春、夏、秋、冬四时的变化；一日之中人气"始生"、"长"、"始衰"、"入脏"有如四时生、长、收、藏的变化规律。所以曹氏所言与《内经》看似矛盾其实不然，不过是分别从两个不同的层面阐释"晨兴"。曹氏遵循的是"昼夜"日节律变化；而《内经》遵循的正是以日节律为基础的"四时"年节律变化。如上所述，曹氏与《内经》的观点似异而实同。曹氏表面看似反驳《内经》，其实恰恰有力地证明了《内经》"四时晨兴"的理论。曹氏作为文学大家，饱读诗书，故《老老恒言》引用书目达 307 种。然而由于其知识背景所限，可能使曹氏误读了《内经》。所以读《老老恒言》时不妨与《内经》比较阅读，方能探知养生真谛。

季晓明.《老老恒言》对《内经》四时养生的发挥. 中国中医基础医学杂志，2010，16（4）：280～281.

参 考 文 献

1. 清·蒋廷锡等．古今图书集成·人事典．北京：中华书局，1934 年影印本．

2. 宋·李昉等．四部丛刊．北京：中华书局，1961.

3. 陈鼓应．老子注译及评价．北京：中华书局，2001.

4. 西汉·河上公．王卡点校．老子道德经河上公章句．北京：中华书局，1993.

5. 张继禹，蒋力生，王成亚主编．医道寿养精编．北京：华夏出版社，2009.

6. 蒋锡昌．老子校诂．上海：商务印书馆，1937.

7. 孙中堂主编．中医必读百部名著·养生卷．北京：华夏出版社，2008.

8. 清·郭庆藩．庄子集释．北京：中华书局，2008.

9. 子华子．北京：中华书局，1985.

10. 陈可冀，周文泉主编．中国传统老年医学文献精华．北京：科学技术文献出版社，1987.

11. 气功精选．北京：人民体育出版社，1981.

12. 道藏．文物出版社、上海书店、天津古籍出版社影印本，1988，第 4 册，第 18 册，第 23 册．

13. 唐·王冰注，鲁兆麟点校．黄帝内经素问·上古天真论．沈阳：辽宁科学技术出版社，1997.

14. 朱伯崑．周易知识通览．济南：齐鲁书社，1993.

15. 傅佩荣．《易经》的智慧．北京：北京理工大学出版社，2011.

16. 宋·朱熹．四书章句集注．济南：齐鲁书社，1992.

17. 西汉·董仲舒．春秋繁露．上海：上海古籍出版社，1989.

18. 三国魏·王肃撰．廖明清，邹新明点校．孔子家语．沈阳：辽宁教育出版社，1985.

19. 南北朝·颜之推．卜宪群编，颜氏家训．北京：燕山出版社，1991.

20. 唐·孙思邈．备急千金要方．北京：人民卫生出版社，1957.

21. 王仁湘．饮食与中国文化．北京：人民出版社，1994.

22. 明·高濂．遵生八笺．成都：巴蜀出版社，1988.

23. 清·纪昀．四库全书．上海：上海古籍出版社，1987.

24. 清·梁章钜．续修四库全书．上海：上海古籍出版社，1995～2002.

25. 王明．抱朴子内篇校释．北京：中华书局，1985.

26. 明·张介宾．类经．北京：人民卫生出版社，1965.

27. 清·俞樾．春在堂全书．南京：凤凰出版社，2010.

28. 钱穆．湖上闲思录．北京：生活·读书·新知三联书店，2000.

29. 赵守正．管子通解．北京：北京经济学院出版社，1989．

30. 杨柳桥．荀子诂译．济南：齐鲁书社，1985．

31. 清·王先谦．荀子集解．北京：中华书局，1988．

32. 吴炜华．荀子名言译评．北京：华文出版社，2002．

33. 唐·孙思邈．千金翼方．北京：人民卫生出版社，1955．

34. 刘康德．淮南子直解．上海：复旦大学出版社，2001．

35. 唐·王冰注解，（宋）林亿补注；孙国中，方向红点校．重广补注黄帝内经素问．北京：学苑出版社，2004．

36. 何任．金匮要略校注．北京：人民卫生出版社，1990．

37. 吕志杰．金匮要略注释．北京：中医古籍出版社，2003．

38. 元·朱震亨．格致余论．北京：人民卫生出版社，1956．

39. 晋·葛洪．抱朴子内篇．上海：上海古籍出版社，1990．

40. 金·刘完素．素问病机气宜保命集．北京：中华书局，1985．

41. [英]李约瑟．中国科学技术史·第2卷·中国思想史．科学出版社、上海古籍出版社，1990．

42. 宋·朱翌．猗觉寮杂记．北京：中华书局，1985．

43. 宋·苏轼，沈括．苏沈良方．北京：人民卫生出版社，1956．

44. 宋·苏辙．唐宋史料笔记丛刊·龙川略志．上海：中华书局，1982．

45. 金·刘完素．素问玄机原病式．北京：人民卫生出版社，1956影印．

46. 金·李杲．医学发明．北京：人民卫生出版社，1959．

47. 金·李杲．脾胃论．北京：人民卫生出版社，2005．

48. 王守仁．王阳明全集．上海：上海古籍出版社，1992．

49. 明·吕坤著．吴承学，李光摩校注．呻吟语．上海：上海古籍出版社，2000．

50. 龚信．古今医鉴．北京：商务印书馆，1958．

51. 龚廷贤．寿世保元．上海：上海科技出版社，1959．

52. 百子全书．杭州：浙江人民出版，1984，第6册，第8册．

53. 明·李念莪辑注．内经知要．北京：人民卫生出版社，1963．

54. 清·李渔；江巨荣，卢寿荣校注．闲情偶寄．上海：上海古籍出版社，2000．

55. 明·宋繻．古今药石．北京：中华书局，1985．

56. 明·解缙．永乐大典．北京：中华书局，1960．

57. 清·竹柏山房；江畲经选编．历代小说笔记选．上海：上海书店出版社，1983．

58. 清·朱锡绶．古今说部丛书．（民）国学扶轮社校辑，第6集．

59. 明·屈大均．嘉业堂丛书·翁山文外．北京：文物出版社，第2册．

60. 清·陆以湉．冷庐杂识．北京：中华书局，1984．